近代大阪の乳児死亡と
社会事業

樋上 惠美子

大阪大学出版会

目　次

人口用語の解説　　v

図・表・地図一覧　　vii

序　章

1. 労働と出産・子育ての両立　　1
2. α-インデックスと大阪の乳児死亡の特徴　　8
3. 母胎の状態の指標　　12
4. 先天的な死亡率と新生児死亡率　　17
5. 「大大阪」について　　20
6. テーマと各章の構成　　21

第1章　女工の結婚と出産

はじめに　　27

第1節　明治期の大阪の人口 ………………………………… 29
　　1. 大阪の人口の変化（29）　2. 出生率と死亡率の変化（31）

第2節　大阪の工業化 ………………………………………… 35
　　1. 大阪の工業化の始まり（35）　2. 大阪の紡績女工（38）
　　3. 重工業化と職工の増加（43）

第3節　職工の世帯形成 ……………………………………… 46
　　1. 貧民居住地域の生活実態（46）　2. 職工と女工の世帯形成（51）
　　3. 世帯形成の困難さ（54）　4. 泉尾愛児園と泉尾新田の工業化（60）

まとめ　　64

第2章　母胎の状態と先天的な死亡

はじめに　67

第1節　大正期の大阪市の女子有業者 …………………………………………… 68
　　1．女子労働の実態と既婚者の割合（68）　　2．女工の母性と疾患（72）

第2節　先天的な死亡 …………………………………………………………………… 75
　　1．大阪府の郡・市別乳児死亡率（75）
　　2．大阪市地域別の先天性弱質死亡率（76）　　3．「大大阪」の乳児死亡率（80）
　　4．先天性弱質と先天性梅毒（83）　　5．職工の妻と日雇労働者の妻（87）

第3節　妊産婦死亡とその対策 ………………………………………………………… 92
　　1．妊産婦死亡と大阪毎日新聞慈善団（92）　　2．大阪市立産院（96）
　　3．方面委員制度と無料・軽費医療（100）

まとめ　105

第3章　食生活の改善：脚気と脳膜炎

はじめに　109

第1節　脚気と乳児死亡 ……………………………………………………………… 110
　　1．明治期の脚気論と白米多食（110）　　2．乳児脚気とその母（114）
　　3．大正期の脚気（117）　　4．職工・日雇労働者居住地と脚気（119）

第2節　脳膜炎と「いわゆる脳膜炎」 ……………………………………………… 122
　　1．脳膜炎（122）　　2．「いわゆる脳膜炎」は鉛中毒（125）
　　3．名古屋と東京の乳児死亡率（127）

第3節　食生活の変化と生活水準の向上 …………………………………………… 129
　　1．女工の食生活と細民居住地域の食生活（129）
　　2．大阪市の地域別幼児死亡率（133）　　3．食生活の改善（138）

第4節　大阪市の乳児保護対策 ……………………………………………………… 141
　　1．大阪市立児童相談所と北市民館（141）　　2．大阪市立乳児院（144）

まとめ　147

第4章　乳児死亡の低減のために

はじめに　151

第1節　大阪の乳児死亡の地域格差 …………………………………………… 153
1. 「大大阪」11地域別下痢乳児死亡率（153）　2. 親の職業と乳児死亡率（155）
3. 関市長と「大大阪」の都市計画（159）

第2節　給料生活者の妻と主婦化 ……………………………………………… 162
1. 国勢調査にみる日本女性の就業率（162）　2. 妻の主婦化と大阪の女子教育（163）

第3節　母乳と紡績女工 ………………………………………………………… 166
1. 紡績工場内教育と女工の子育て（166）　2. 栄養転換の理由（168）
3. 鐘淵紡績の産婦保護（171）

第4節　母乳指導と牛乳配給 …………………………………………………… 175
1. 大阪府立保嬰館（175）　2. 大阪乳幼児保護協会（178）
3. 大阪乳幼児保護協会小児保健所（181）　4. 長柄小児保健所の牛乳配給（183）

まとめ　188

第5章　住宅の改善と社会事業

はじめに　193

第1節　大阪市の都市開発 ……………………………………………………… 195
1. 大阪市における労働者の住宅事情（195）
2. 新市における土地区画整理組合の開発と市営住宅（198）

第2節　住宅と呼吸器疾患による乳児死亡 …………………………………… 202
1. 乳児の生育環境──乳児の死亡調査（202）
2. 不良住宅地区と呼吸器疾患乳児死亡率（205）
3. 乳児発育健康調査（212）　4. 大阪乳幼児保護協会浪速小児保健所（217）

第3節　社会事業と無産者運動 ………………………………………………… 221
1. 大阪市の出生率と避妊（221）　2. 朝日新聞社会事業団公衆衛生訪問婦協会（224）
3. 大阪社会事業連盟婦人部会（229）　4. 優生相談所と産児制限相談所設置要求（232）
5. 無産者診療所と軽費医療（235）　6. 無産者産婆会と無産者病院（238）

まとめ　242

第6章　公衆衛生体制の成立と占領下の保健事業

はじめに　245

第1節　公衆衛生体制の成立 246
 1. 結核対策（246）　2. 大阪市立保健所（250）　3. 大阪市立育児相談所（252）

第2節　戦時下の保健事業 255
 1. 大阪府の乳児死亡率と乳幼児母親保健指導員（255）
 2. 保健婦大会と保健婦規則（258）　3. 産婆法制定運動（262）
 4. 人口増加策と体位向上施策（264）　5. 壮丁予備検査（268）

第3節　占領下の保健婦の活動 270
 1. 敗戦直後の大阪市民の栄養・衛生状態と保健婦（270）
 2. 結核の蔓延（273）　3. 優生保護法と母子保健（276）
 4. 保健婦助産婦看護婦法の成立（282）

まとめ　285

終　章

1. 女子労働の強度の変化　289
2. 栄養の偏在の改善と生活水準　291
3. 保健婦の誕生　293
4. 受診可能な医療　296
5. リプロダクティヴ・ヘルス＆ライツ　297
6. 女性の経済的地位：雇用労働と出産・子育ての両立　300

 乳児保護・食生活関連年表　304

 写真出典　320

 あとがき　322

 人名索引　329

 事項索引　331

人口用語の解説
（20世紀前半の日本）

出産数＝出生数＋死産数
出生児：生きて産まれた児
妊娠期間：280日40週
死産：妊娠満12週以降における死児の出産
後期死産：妊娠満28週間以降の死産

死産率＝$\dfrac{死産数}{出産数}\times 1{,}000$：ある年の出産1,000あたりの死産数

（千分比、パーミル‰）人口学では基本的に千分比を使用

乳児：出生後1年未満の0歳児

乳児死亡率＝$\dfrac{乳児死亡数}{出生数}\times 1{,}000$：ある年の出生1,000あたりの乳児死亡数

新生児：出生後4週間未満児、20世紀前半は1か月を代用

新生児死亡率＝$\dfrac{新生児死亡数}{出生数}\times 1{,}000$：ある年の出生1,000あたりの新生児死亡数

α（アルファ）-インデックス＝$\dfrac{乳児死亡数}{新生児死亡数}=\dfrac{乳児死亡率}{新生児死亡率}$

＊総死亡に占める乳児の割合＝$\dfrac{0歳死亡数}{全年齢死亡数}\times 100$（百分比、パーセント％）

死因別死亡は国際死因分類（ICD）死因統計、死因分類表の中分類を使用

死因別乳児死亡率＝$\dfrac{死因別乳児死亡数}{出生数}\times 1{,}000$：出生1,000あたりの死因乳児死亡数

下痢：下痢、胃の疾患の計
呼吸器疾患：急性気管支炎、慢性気管支炎、肺炎、気管支肺炎、その他の呼吸器疾患の計
先天性弱質：先天性弱質、先天性奇形、乳児固有の疾患の計
先天的な死亡＝先天性弱質＋早産＋先天性梅毒、他は後天的な疾病による死亡とする
死因統計は、1922年まで早産は不明に分類、1923年から早産は先天性弱質に分類

周産期死亡：出産の前の妊娠 28 週以降の後期死産と出生後 1 週間の早期新生児死亡の合計

早産：妊娠 40 週のうち満 28 週以降満 37 週未満の出産、生存可能な胎児

流産：満 28 週未満の出産、生存不可能な胎児

周産期死亡率 =
$$\frac{妊娠28週以降の後期死産と生後1週間の早期新生児死亡の合計}{後期死産数 + 出生数} \times 1,000$$

婚姻率 = $\frac{婚姻届出件数}{ある年の人口} \times 1,000$：ある年の人口 1,000 あたりの婚姻件数

出生率 = $\frac{出生数}{ある年の人口} \times 1,000$：ある年の人口 1,000 あたりの出生数

合計特殊出生率：女子の再生産年齢（15〜49 歳）におけるそれぞれの年齢別出生率を合計したもの、女子一人が一生に産む子どもの数

死亡率 = $\frac{死亡数}{ある年の人口} \times 1,000$：ある年の人口 1,000 あたりの死亡数、粗死亡率と同じ

幼児死亡率 = $\frac{満1歳〜5歳児の死亡数}{ある年の満1歳〜5歳児人口} \times 1,000$：ある年の満 1 歳〜5 歳児人口 1,000 あたりの満 1 歳〜5 歳児死亡率

妊産婦死亡率 = $\frac{妊産婦死亡数}{ある年の出産数} \times 100,000$：ある年の出産 100,000 あたりの妊産婦死亡数

死因別死亡率 = $\frac{疾病死因別全年齢死亡数}{ある年の人口} \times 100,000$：ある年の人口 100,000 あたりのある疾病による死亡率

人口自然増減 = ある年の（出生数 − 死亡数）

図・表・地図一覧

図序-1（3 頁）　新生児死亡率（1906 〜 1938 年）
図序-2（7 頁）　乳児死亡率（1906 〜 1938 年）
図序-3（10 頁）　各都市、全国の死因別乳児死亡率（1909 年・1912 年）
図序-4（13 頁）　妊娠 4 か月以降死産率（1899 〜 1936 年）
図序-5（13 頁）　先天性弱質死亡率（1899 〜 1936 年）
図序-6（16 頁）　周産期死亡率（1899 〜 1939 年）
図序-7（18 頁）　先天的な死亡率（1899 〜 1936 年）
図 1-1（28 頁）　「大大阪」の出生数と死亡数の差（1890 〜 1912 年）
図 1-2（32 頁）　「大大阪」地域別出生率（1899 〜 1915 年）
図 1-3（32 頁）　「大大阪」地域別死亡率（1899 〜 1915 年）
図 1-4（33 頁）　大阪市の死因別乳児死亡率（1906 〜 1915 年）
図 1-5（44 頁）　大阪市男女別職工数（1900 〜 1916 年）
図 1-6（45 頁）　東京、大阪、横浜、神戸の業種別・男女別職工数（1912 年）
図 1-7（52 頁）　大阪市の物価指数と賃金指数（1904 〜 1918 年）
図 1-8（54 頁）　死産における非嫡出子割合（1899 〜 1939 年）
図 1-9（57 頁）　大阪市の出生、乳児死亡、新生児死亡、死産に占める非嫡出子の割合（1906 〜 1926 年）
図 2-1（73 頁）　男女別結核死亡率（大阪市 1906 〜 1940 年、全国 1906 〜 1943 年）
図 2-2（78 頁）　地域別の死因別乳児死亡率（大阪市 1920 年、郡部 1916 年）
図 2-3（83 頁）　生後 5 日以内新生児死亡率（1906 〜 1939 年）
図 2-4（87 頁）　梅毒乳児死亡率（全国 1900 〜 1936 年、都市部 1906 〜 1936 年）
図 2-5（88 頁）　大阪市の建築工賃金、物価、家賃の指数比較（1910 〜 1922 年）
図 2-6（93 頁）　妊産婦死亡率（1899 〜 1938 年、都市部 1906 〜 1938 年）
図 3-1（110 頁）　脚気乳児死亡率（1899 〜 1938 年、都市部 1906 〜 1936 年）
図 3-2（117 頁）　脚気死亡率（大阪市 1906 〜 1938 年、全国・大阪府 1899 〜 1939 年）
図 3-3（124 頁）　都市別脳膜炎乳児死亡率（1906 〜 1936 年）
図 3-4（133 頁）　地域別・死因別幼児（1 〜 5 歳）死亡率（1920 年）
図 3-5（134 頁）　地域別・男女別幼児（1 〜 5 歳）死亡率（1920 年）
図 3-6（146 頁）　大阪市死因別乳児死亡率（1916 〜 1926 年）
図 4-1（152 頁）　下痢乳児死亡率（全国 1899 〜 1938 年、大阪市・東京市 1906 〜

vii

図 4-2	（153 頁）	「大大阪」11 地域別・死因別乳児死亡率（大阪市 1920 年、郡 1916 年）
図 5-1	（194 頁）	呼吸器疾患乳児死亡率（1899 〜 1936 年、都市部 1906 〜 1936 年）
図 5-2	（196 頁）	大阪市の家賃、建築工賃金、地代、建築材料価格の指数比較（1910 〜 1922 年）
図 5-3	（203 頁）	行政区ごとの死因別乳児死亡率（1935 年）
図 5-4	（222 頁）	出生率と死亡率（1914 〜 1941 年）
図 5-5	（241 頁）	大阪市死因別乳児死亡率（1925 〜 1936 年）
図 6-1	（254 頁）	大阪市法定伝染病罹患者数（1926 〜 1952 年）
図 6-2	（279 頁）	妊娠 3 か月以下の人工中絶数、人工死産数、自然死産数（1948 〜 1955 年）
図 6-3	（281 頁）	大阪市死因別乳児死亡率（1947 〜 1953 年）

表序-1	（9 頁）	α-インデックス（1906 〜 1939 年、7 年間平均）
表序-2	（10 頁）	大阪市死因別乳児死亡率（1922 年、1923 年の早産の比較）
表序-3	（20 頁）	女子人口に占める有業者数とその職業（1920 年）
表序-4	（22 頁）	「大大阪」の女子有業者の地域別・産業別割合（1920 年）
表 1-1	（41 頁）	紡績職工の男女別年齢割合（1900 年）
表 1-2	（42 頁）	職工（紡績ほか 13 業種 22 工場）の教育歴とその割合（1897 年）
表 1-3	（53 頁）	大阪市の婚姻届出件数と婚姻率（1905 〜 1910 年）
表 1-4	（55 頁）	大阪府の区・市・郡別死産に占める非嫡出子数とその割合、女工割合（1914 年）
表 2-1	（69 頁）	大阪市女子有業者の未婚、既婚、死別・離別数とその割合（1920 年）
表 2-2	（70 頁）	「大大阪」の従業員 100 人以上の 156 工場の女工の労働実態（1921 年）
表 2-3	（72 頁）	「大大阪」の従業員 100 人以上の繊維工場の女工の疾病状況（1919 年）
表 2-4	（74 頁）	大阪市の男女別結核死亡率と乳児死亡率の関係
表 2-5	（75 頁）	大阪府の郡・市別乳児死亡率（1914 〜 1918 年）
表 2-6	（77 頁）	大阪市地域別の死因別乳児死亡率（先天性弱質、梅毒）、乳児死亡率、新生児死亡率と α-インデックス（1920 年）
表 2-7	（80 頁）	居住地域別出生数・乳児死亡数・乳児死亡率（1920 年）
表 2-8	（84 頁）	先天性弱質死亡乳児の母親の妊娠時の職業の有無と早産の割合（1922 年）

図・表・地図一覧

表2-9（85頁）　　生後5日以内死亡児の母親の出産経歴と胎児・乳児の死亡（1922年）
表2-10（90頁）　　世帯を持つガラス工の月平均の収入と支出（1924年）
表2-11（94頁）　　産褥熱を除く妊産婦死亡率（1909〜1928年）
表2-12（95頁）　　大阪毎日新聞慈善団の無料助産利用者の住居（1926年）
表2-13（97頁）　　大阪市立本庄・天王寺・阿波堀産院における出産数と慈善団無料助産数
表3-1（111頁）　　脚気罹患率と脚気死亡率（1899〜1903年）
表3-2（115頁）　　乳児脚気治療の事例（1924年）
表3-3（119頁）　　大阪市の男女別脚気死亡率と乳児死亡率の関係
表3-4（120頁）　　地域別女子脚気死亡率（1913〜1924年）
表3-5（120頁）　　1913〜24年の間の地域別人口の増減
表3-6（121頁）　　「大大阪」地域別の死因別乳児死亡率（1920年）
表3-7（123頁）　　大阪市死因別乳児死亡月別一覧（1916〜1920年平均）
表3-8（130頁）　　ある紡績工場における1週間の副食献立（1911年）
表3-9（132頁）　　細民地域の平均的な献立とカロリー、蛋白質の摂取量（1920年）
表3-10（135頁）　大阪市地域別・死因別幼児死亡率（1920年）
表4-1（156頁）　　工業従事者・商業従事者の割合とその差、乳児死亡率、寄留割合（1930年）
表4-2（157頁）　　親の職業と乳児死亡率の関係
表4-3（158頁）　　大阪市の所得税非納税者割合（1925年）と行政区別労働者分布割合（1926年）
表4-4（169頁）　　九条の栄養転換の原因となった母親の疾病（1918〜1923年）
表4-5（172頁）　　鐘淵紡績淀川工場出産者名簿（1926年5月〜1931年3月）
表4-6（184頁）　　長柄小児保健所の登録乳児の父母の職業とその割合（1930年）
表4-7（185頁）　　長柄小児保健所の牛乳配給家庭一覧（1931年）
表4-8（188頁）　　行政区別下痢乳児死亡率と減少値（1920年、1935年）
表5-1（197頁）　　大阪市の中心部と周辺部の住宅・保健状況（1924年）
表5-2（201頁）　　大阪市営住宅の入居者の職業（1926年、1927年）
表5-3（204頁）　　乳児死亡率、呼吸器疾患乳児死亡率と減少値（1920年、1935年）
表5-4（207頁）　　衛生組合地域の不良住宅居住者率、乳児死亡率、死因別乳児死亡率、新生児死亡率、粗死亡率（1935年）
表5-5（212頁）　　不良住宅居住者率が乳児死亡率・死因別乳児死亡率（呼吸器疾患、先天性弱質、下痢）・新生児死亡率・粗死亡率に与える影響

ix

表 5-6（214 頁） 乳児発育調査の回収率、台所の共有割合、母乳率、平均出生数（1937 年）
表 5-7（214 頁） 母乳率が（呼吸器疾患・先天性弱質・下痢）乳児死亡率と乳児死亡率に与える影響
表 5-8（218 頁） 浪速小児保健所地域の乳児死亡率（1920 ～ 1935 年）
表 5-9（218 頁） 小児保健所地域の死因別乳児死亡率の比較（1929 年）
表 5-10（222 頁） 日本の合計特殊出生率（1924 ～ 1942 年）
表 5-11（236 頁） 実費診療所の受診者の男女性比と利用者の被扶養人割合（1927 ～ 1935 年）
表 5-12（236 頁） 行政区別粗死亡率（1925 年、1935 年）
表 6-1（247 頁） 疾病死亡に占める結核（年齢別内訳）の割合（1912 ～ 1932 年）
表 6-2（249 頁） 結核死亡の多い行政区の結核死亡数と結核死亡率（1937 年）
表 6-3（250 頁） 大阪市の年齢別結核死亡数とその割合（1937 年）
表 6-4（255 頁） 大阪市死因別乳児死亡率（1937 ～ 1941 年）
表 6-5（256 頁） 大阪府の郡・市別乳児死亡率（1938 年）
表 6-6（265 頁） 大阪市妊産婦健康診断の成績（1941 年）
表 6-7（276 頁） 大阪市行政区別結核罹患率、結核死亡率と粗死亡率（1952 年）
表 6-8（280 頁） 妊産婦死亡率（1949 ～ 1955 年）

地図 1（36 頁） 1897 年大阪市の第一次周辺町村編入と「大大阪」主要工場の分布
地図 2（47 頁） 大阪の街道筋と職工・細民集住地域
地図 3（81 頁） 「大大阪」地域別乳児死亡率（大阪市 1920 年・郡部 1914 ～ 1918 年）
地図 4（155 頁） 11 地域別乳児死亡率
地図 5（198 頁） 阪南土地区画整理組合の区画
地図 6（209 頁） 大阪市衛生組合別乳児死亡率（1935 年）

序　章

1. 労働と出産・子育ての両立

　江戸時代の農村では農家は主として直系家族によって小経営を営んでいた。跡取りである嫡男とその妻は、農産物などの生産と次の世代の出産・子育てである再生産を行った。農業経営ではこの生産と再生産の両立が家の存続には必須であった。妻は農作業はもとより機織りなどの副業を担い、家族経済を支えた。徳川政権成立期に、「主家」の屋敷地内に下人が独立し、世帯を持って暮らしはじめ、17世紀中に、屋敷地から出て本百姓として自立し、本百姓の「家」を成立させた。このような小経営の「家」の耕地は小規模で、嫡男の兄弟姉妹である傍系成員を排除しなければ維持できなかった[1]。そこで、「家」の経営を維持するために妻は、農作業の中の田植えを始め、春の田打ち、苗取り、夏の除草、秋の稲刈り作業の主力となって働かなければならなかった[2]。このような妻の農作業は東アジアにおいて一般的ではなく、日本以外では作男を雇用することが多かった[3]。

---

(1) 友部謙一『前工業化期日本の農家経済：主体均衡と市場経済』有斐閣、2007年、pp.33-46。
(2) 菅野則子「農村女性の労働と生活」女性史総合研究会編『日本女性史第3巻・近世』東京大学出版会、1982年、p.91。
(3) 中村哲「小農経営の比較史的検討―日本・韓国・台湾」堀和生・中村哲編『日本資本主義と台湾・朝鮮：帝国主義化の経済変動』京都大学学術出版会、2004年、pp.79-80。

鬼頭宏は19世紀中頃の常陸紅葉郡の宗門改帳と懐妊書上帳から次のように述べた。第一に、農繁期の重労働と栄養不足のため7月から9月にかけて死産が多かった。第二に、死産率（ある年の出生・死産の合計である出産1,000あたりの死産数。千分比、パーミルあるいは‰と表記）は75～95パーミルである。第三に、乳児死亡率（ある年の出生1,000あたりの1歳未満の乳児死亡数。千分比、パーミル‰）は158～176パーミルあり、死亡乳児のうち生後1か月未満の新生児[(4)]の死亡が64％も占めていた[(5)]。友部謙一は、18～19世紀の農村の妻の劣悪な労働環境や飢饉による栄養状態の悪化によって妻の妊孕力(にんようりょく)は低く、授乳による無排卵期を含め出産間隔が長いので、合計特殊出生率（再生産年齢の年齢別出生率の総和で、女性が一生に産む平均子ども数）の平均値を5.38と推定している。そのうち、1歳までに1.08人、5歳までに2.28人が死亡し、5歳時点では3.1人しか生き残れなかった。成人期まで生存する子どもは約2人であった。婚姻夫婦内では間引きや堕胎の余裕はなく、これらは非嫡出子の場合に行われた可能性が高いとした[(6)]。18世紀を通じて女性の労賃は男性の半分からおよそ3分の2に上昇した[(7)]。また、1750年からの100年間に日本の男子人口は5万人減少したのに対して、女子人口は93万人増加し、全国の男性の出生は女性出生100に対し106～115の自然状態に近くなった[(8)]。近世の女性は厳しい労働をより多く担うことによって、女児が生き残ることができ、女性の性比が上がるように変化させたことから、女性の経済的な地位を高めたことがわかる。

　夫婦による小経営と女性の厳しい農作業は、明治以後、納税が年貢から地

---

(4) 新生児とは生後4週間までの児。日本の戦前の統計資料は5の倍数で記されるため1か月未満の死亡数を適用。死産率も乳児死亡率も単位は千分比、パーミル‰であるが無表記が原則。
(5) 鬼頭宏「宗門改帳と懐妊書上帳―19世紀北関東農村の乳児死亡」速水融編『近代移行期の人口と歴史』ミネルヴァ書房、2002年、pp.86-93。乳児死亡数を新生児死亡数で割ったα-インデックスは1.56である。
(6) 友部謙一「徳川農村における〈出生力〉とその近接要因―〈間引き〉説の批判と近世から近代の農村母性をめぐる考察」速水融編（同上書）p.203、p.215。
(7) 菅野則子（前掲書）pp.82-87。主な資料は『会津風土記・風俗帳』
(8) 速水融「近世日本の人口構造と変動」『日本學士院紀要』62-3、2008年、p.299。

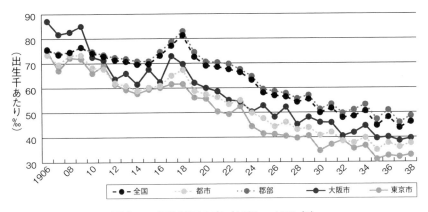

図序-1　新生児死亡率（1906～1938年）

（出所）内閣統計局『日本帝国人口動態統計』各年。
（備考）都市の数値は1922年までは5万人以上、1923年以降は10万人以上の都市の集計。郡部の数値は全国と都市の数値の差。東京市は1943年東京都となった。

租に替えられても続けられた。近代的土地所有が成立し、土地の貸借関係が保障され、農民は自己の農業経営を市場経済に対応させていった。中村哲は、1930年の「男子農耕労働力を100として、日本、朝鮮、台湾の女子農耕労働力を比較すると、日本82、朝鮮47、台湾35で、朝鮮では約半数、台湾では3分の1程度の女性しか農耕労働に従事しないが、日本の農家の女性はほとんどが農耕労働に従事した」ことを指摘した[9]。この厳しい労働ゆえに、農村（郡部）の新生児死亡率（出生1,000あたりの死亡した生後1か月未満児数。千分比、パーミル‰）は乳児死亡率の半分を占め、図序-1に示したように5万人未満の郡部（農村）の新生児死亡率は高い。新生児期の死亡は先天性奇形を含めて、疾病名のつかない生命力虚弱のために死亡する先天性弱質や早産によるものが多かった。新生児死亡の原因は、胎児に原因がなければ母胎の栄養不良や疾病あるいは母親の過剰な労働にあった。このように新生児死亡率は母胎の状態の影響を受けて虚弱となった先天的死因の比率を

---

(9) 中村哲（前掲書）p.80。

反映している。一方、新生児でない生後1～11か月の乳児の死亡の多くは、出生後に罹患した何らかの疾病を原因とする後天的死因が大半であった。

本書でとくに図表の資料とする『日本帝国人口動態統計』『日本帝国死因統計』は、内閣統計局が、道府県と全国の統計を1899年から、5万人以上の都市を1906年から集計した。図序1は、都市部とその他の郡部の新生児死亡率を比較したものである。1906年の日本の人口4,850万人のうち、5万人以上の都市人口は560万人で全人口の11.5％しかなく、1920年代に約17％、1932年以降に10万人以上の都市人口は20％を超え、それまでは日本の女性の8割以上は農村で暮らしていた。それゆえ、図序-1の全国の新生児死亡率は郡部の新生児死亡率よりもわずかに少ないだけである。郡部つまり農村の生産年齢の女性は、最も富裕な階層を除いて厳しい農作業を担い、とくに、農繁期には家事・育児よりも農作業が優先された。他方、明治期には都市部の新生児死亡率は郡部のそれとあまり差がなかったが、大正初めに10パーミル、1920年代になると15パーミル以上も低くなった。これは、「家」を基盤とする都市の商家の小経営における妻の労働は農作業ほど厳しくないことと、都市の雇用労働では結婚後働き続けにくく、育児・家事が雇用労働より優先され、夫の実質賃金の上昇もあって、退職して主婦となった女性が増えた結果、都市の多くの母親の労働量が農村よりも少なくなったからである。都市の新生児死亡率は1906～1938年に75パーミルから40パーミルに減少し、郡部では75パーミルから50パーミルに減少した。都市も郡部も女性の栄養状態がよくなったために新生児死亡率が低下したのである[10]。

この点について、斎藤修によれば、農村の女性は、春から秋にかけては平均6.7時間の農作業をし、年平均一日13時間の労働時間であった。この厳しい労働が母胎に影響して、出産可能年齢の女性の死亡率と、乳幼児の死亡率を高くした[11]。他方、斎藤は明治以降一人あたりの食物量が徐々に増え、死亡率の高い生後1か月の新生児期を死なずに残ったものは蛋白質と摂取カ

---

(10) Mosk,C. 1996. *Making Health Work: Human Growth in Modern Japan.* University of California Press. Berkeley. p.22.
(11) 斎藤修「農業の発展と女性労働」『経済研究』42-1、1991年、pp.37-39。

ロリーを増やすことで体位を向上させたと述べている[12]。

　しかし、都市についてみれば、図序-1の東京市の新生児死亡率は都市平均よりもさらに低い。東京市の新生児死亡率は、母親の労働量が少ないだけでなく、母体の栄養・生活状態がよく生活水準が高い、つまり、新生児死亡率は地域の所得の平均を反映しやすいことを示している。近代の日本の民法は女性の公民権を制限した。また、女性の労働と育児・出産の両立は人口の80％を占める農村では当然とされたにもかかわらず、都市においては、結婚後の女性は屋外の労働には参加しないことをよしとするように徐々に変化していった。明治期は優遇された上層部のほんの一部に過ぎなかった労働を行わない女性は、近代産業の順調な発展により徐々に増えていった。とくに富裕な階層が相対的に多い東京ではその比率は高かった。

　本書が対象とする大阪市は近代産業をいち早く取り入れた。工業化の過程で女性は労働と次の世代の再生産を同時に担うことを求められず、単に工業生産の労働力として扱われるだけであった。明治期、近畿圏において農業経営の破綻から、離村を余儀なくされて来阪した人々は、近世から続く大阪三郷の周辺部に居住した。彼らの生活は、家族全員働いても、工場が設立されるまでは悲惨なものであった。屑拾い、屑買い、その選別、清掃人夫、日雇手伝い、車引き、乞食などの仕事しかなく、残飯屋から購入した残飯を粥にうすめて食べていた[13]。まず、マッチ工場、ついで紡績工場がこの豊富な労働力の利用を見込んで創業された。当初の紡績職工は20歳以上が4割を占めていた。やがて、紡績工場は農村へ新たな女工を求めて募集人を派遣した。紡績女子労働者（以下女工と記す）だけでなく娼妓などの接客業、あるいは女中として大阪へ働きに出てきた女性の多くは、10代で離村した少女であった。

---

(12) 斎藤修「経済発展はmortality低下をもたらしたか？―欧米と日本における栄養・体位・平均余命」『経済研究』40-4、1989年、p.351。
(13) 鈴木梅四郎「大阪名護町貧民屈視察記」（復刻、西田長寿編『生活古典叢書第2巻　明治前期の都市下層社会』光生館、1970年）pp.134-156。

女工も女中も労働は長時間であった(14)。とくに、紡績の深夜労働は母体にかなりのダメージを与えたし、事実婚の紡績女工が12時間の雇用労働に縛られて、次の世代を再生産することはなかなか困難であった。労働力以外に何も持たずに大阪に来た男女の世帯形成は難しく、無理に結婚した場合、労働者（以下職工と記す）や日雇労働者の夫婦の胎児は死産が多かった。結局、出生数が死亡数を上まわることはなかった。これが1910年までの大阪市の新生児死亡率の高さの背景にある生活実態であった。

　それ故、大阪市の新生児死亡率は1910年まで全国平均よりも高く、それ以後も都市部平均よりも高かったのである。しかし、日露戦争から第一次大戦後にかけて職工の需要が増し、彼らの実質賃金は上昇した。これをきっかけに職工の世帯が形成され始め、妻となった女性は、出産を機に夫の収入の多いものから徐々に労働から退き、出産・育児期には内職の傍ら家事・育児に従事し始め、労働量を減らした。その結果、大阪市の新生児死亡率は下がり、出生数は死亡数を安定的に上まわることができるようになっていった。

　一方、図序-2からわかるように、乳児死亡率は大正末まで郡部よりも都市の方が高かった。しかし、大正末に大阪市の乳児死亡率が減り始めると、都市平均の乳児死亡率は郡部のそれと同程度となり、1930年以降は郡部より低くなった。それほど大阪市の乳児死亡率の影響力は大きかったのである。

　図序-2の1906〜1938年の都市部の乳児死亡総数は121万人、この間の東京市の乳児死亡数は28.6万余人で全都市部の23.6％を占め、大阪市の出生数は東京市の6割にもかかわらず、乳児死亡数は24万余人で全都市部の20％であった(15)。1914年、日本で初めて乳児死亡問題を論じた二階堂保則は、都市化の影響によって乳児死亡は上昇していると考えた(16)。都市では先天的な虚弱の新生児死亡は少なく、何らかの疾病で死亡する生後1〜11か月の

---

(14) 尾高煌之助「二重構造」中村隆英、尾高煌之助編『二重構造』（日本経済史6）岩波書店、1989年、p.175。
(15) 内閣統計局『日本帝国人口動態統計』（復刻、速水融監修『国勢調査以前日本人口統計集成』東洋書林、1993年）からこの間の各年・各地区を集計した。
(16) 二階堂保則「本邦の乳児死亡の特徴」『統計集誌』404号、1914年、p.477。

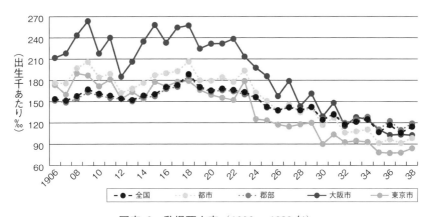

図序-2　乳児死亡率（1906〜1938年）
（出所）内閣統計局『日本帝国人口動態統計』各年。

乳児死亡が多かった。つまり、疾病に罹患しなければ生き続ける力を持っていた月齢の高い乳児が、後天的な生育条件や環境の悪い中で罹患して死亡した。大阪市ではその数がきわめて多く、都市平均の乳児死亡率を引き上げたが、東京市ではその数が比較的少なかった。後天的な乳児死亡の死因の多くは、下痢、呼吸器疾患、脚気、脳膜炎であった。郡部の疾病が都市より低い理由は、母乳哺育であるため下痢が少なく、住居が広く人口密度が少ないため肺炎など呼吸器疾患が少なく、雑穀米の主食が脚気を少なくしたからである。しかし、不衛生な生活環境は脳膜炎を増やした。

　大阪市の乳児死亡率は1924年にかろうじて200パーミルを切ったが、1906〜1923年の間は1912年を除いて乳児死亡率は200パーミルを超え、都市平均の乳児死亡率を引き上げていた。大阪市の疾病ごとの乳児死亡の理由について、第3章で脚気・脳膜炎、第4章で下痢、第5章で呼吸器疾患について詳細に述べる。

2. α-インデックスと大阪の乳児死亡の特徴

　丸山博は、乳児死亡率は乳児死亡の量を示すが、乳児死亡の質を示すものとして乳児死亡数を新生児死亡数で割ったα-インデックス（アルファ指数）を考案した[17]。丸山博は表序-1の全国平均のα-インデックスの変化を「日本の明治期は女子の労働強化が母胎・母体を貫いて先天的要因となり乳児死亡のうち半数近くが新生児期に先天性弱質、奇形、早産など生命力微弱のために死んでいた。乳児死亡率を新生児死亡率で割ったα-インデックスでみると2であったが、大正年間、乳児死亡率は新生児死亡率の低減率に追いつかずα-インデックスでは2.5となった」と述べた[18]。明治期にすこぶる厳しかった女子の労働が、大正期に徐々に改善され、疾病名のない生命力微弱のための先天的な新生児の死亡は減ったが、後天的な疾病による乳児死亡の減少率はそれに追いつかなかった。大正期は女子労働の大きな変化による母胎・母体の状態の改善の時期であり、乳児死亡に影響を与えた。

　一方、表序-1の大阪市の新生児死亡率の1906〜39年の平均は52.1パーミルで、全国平均の61.3パーミルより9.2パーミルも低い。しかも、明治期（1906〜1912年）は77.4パーミルと全国平均より3.5パーミルも高く、母胎・母体の状態は悪かったが、1910年に一挙に10パーミルも低減した。これは、母親の栄養と労働量が急速に改善されたことを表している。それにもかかわらず、乳児の多くが疾病に罹患し、死ななければならなかった。大阪市の新生児死亡率は明治末に急速に低下し、大正期には全国平均より低く、新生児でない乳児の死亡が増えた。そのため大正期から昭和の初めまでα-インデックスは3以上に上昇し、1922年には4.3という高さになった。生まれてすぐ死ぬ新生児ではなく、病気をしなければ生き続けられる新生児を

---

[17] 丸山博『乳幼児問題研究資料第一号　乳児死亡研究ノート其の一』大阪乳幼児保護協会、1940年、pp.180-182。乳児死亡率を新生児死亡率で割ってもα-インデックスは算出できる。
[18] 丸山博『乳児死亡Ⅱ　統計の研究』医学書院、1957年、p.93。

表序-1　α-インデックス（1906～1939年、7年間平均）

年	1906～12	1913～19	1920～26	1927～33	1934～39	平均
大阪市α-インデックス	2.9	3.6	3.8	3.1	2.7	3.2
乳児死亡率（‰）	226.0	238.6	201.5	142.6	108.8	166.8
新生児死亡率（‰）	77.4	66.0	53.5	45.5	40.5	52.1
全国平均α-インデックス	2.1	2.3	2.4	2.5	2.4	2.4
乳児死亡率（‰）	157.9	167.7	156.9	130.7	112.4	145.3
新生児死亡率（‰）	73.9	73.4	64.1	52.0	46.3	61.3

（出所）内閣統計局『日本帝国人口動態統計』各年。
（備考）1922年の大阪市の乳児死亡率238.3、新生児死亡率55.1、α-インデックス4.3が最高であった。

産む母親が多くなった。

そこで、1910年を挟んだ1909年と1912年の死因別乳児死亡率（出生1,000あたりの死因ごとの疾病別乳児死亡数。千分比、パーミル‰）図序-3をみてみよう。まず、六大都市のうち京都市、神戸市は近畿圏で大阪市と近い特徴を持ち、横浜市は関東圏で東京市と特徴を同じくするため、大阪市、東京市、名古屋市の三都市を比較した。全国平均の乳児死亡率と郡部の乳児死亡率はほとんど差がない。全国平均を郡部の比率の高い全国の基準値として使い、大阪市のまわりの農村部を含んだ大阪府の統計を大阪市との違いをみるために利用した。東京府・大阪府・全国を1905年までの動向をみるため使用することもある。

当時、国際統計において死因は、大分類、中分類、小分類がつくられ始めた。『日本帝国死因統計』は中分類を使用した。図序-3、表序-2の乳児の死因について、筆者は次のように分けた。

第一に、「下痢」は胃の疾患を含み、「呼吸器疾患」は急性気管支炎、慢性気管支炎、気管支肺炎、肺炎、その他の呼吸器疾患を含む。

第二に、「先天性弱質」は先天性奇形と乳児固有の疾患を含んでいる。その上『日本帝国死因統計』は、「不明」は1922年まで早産を含み、1923年

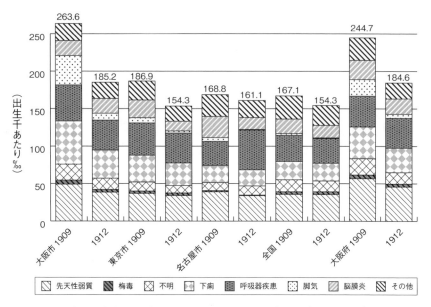

図序-3　各都市、全国の死因別乳児死亡率（1909年・1912年）
（出所）内閣統計局『日本帝国人口動態統計』各年。同『日本帝国死因統計』各年。

表序-2　大阪市死因別乳児死亡率（1922年、1923年の早産の比較）単位：パーミル

	先天性弱質	梅毒	不明	下痢	呼吸器疾患	脚気	脳膜炎	その他
1922年	34.1	2.8	16.6	55.7	38.6	34.2	30.1	26.3
1923年	45.2	2.5	4.4	44.3	38.5	25.9	28.9	23.7

（出所）内閣統計局『日本帝国人口動態統計』、同『日本帝国死因統計』各年。

から「先天性弱質」が早産を含むように変更された[19]。大阪市では表序-2のように1922年の先天性弱質は34.1パーミル、不明は16.6パーミルであったが、1923年の先天性弱質は45.2パーミル、不明は4.4パーミルとなっている。1922年の乳児の不明には早産と本来の不明があり、1923年から先天

---

[19] 内閣統計局『死因及び疾病分類要旨』1925年（復刻、注15と同じ《近代日本歴史統計資料》）p.43。

性弱質の中に早産 12.2 パーミルが入れられたため高くなっている[20]。

　第三に、早産での出生の後の死亡は生命力微弱による先天的な死亡である。乳児の梅毒は先天性梅毒である。先天的な死亡は乳児期の 1 か月以内、つまり新生児死亡がほとんどである。ゆえに、1922 年までの不明のなかの早産と梅毒と先天性弱質を合わせて先天的な死亡とする。早産と梅毒と先天性弱質のほかの死因は、生後罹患した疾病による後天的な死亡とする[21]。

　この後天的な疾病による死亡が非常に多いことが、大阪市の乳児死亡の特徴である。図序-3 は各地域の左が 1909 年の、その右が 1912 年の死因別乳児死亡率である。1909 年と 1912 年の乳児死亡率の差は大阪市が 79 パーミル、大阪府は 60 パーミルであったが、全国や名古屋市の両年には大きな差はなかった。東京市の両年の乳児死亡率は 34 パーミルの差があり、1909 年の 186.9 パーミルは 1908 年の 189.9 パーミル（図序-2）についで戦前期における 2 番目に高い乳児死亡率であった。一方、大阪市の乳児死亡率は 1906 年以降では 1909 年の 263.6 パーミルが最高であり、その死因は先天的な死亡が（先天性弱質 49.1‰、不明 21.4‰、先天性梅毒 5.4‰）75.9 パーミルと多かった上に、後天的な死因は下痢 57.5 パーミル、呼吸器疾患 48 パーミル、脳膜炎 20 パーミルなどの死亡が重なったために死亡率を高めたことがわかる。すでに、生後 1 〜 11 か月の乳児は、消化器や呼吸器の疾病に罹患し、死亡するケースが増え始めていたのである。先天的な死亡の影響力は強く、そのうえ後天的な疾病による死亡の増加も大阪市では始まっていた。とくに、脚気は 39.1 パーミルと高く、乳児死亡率を押し上げていた。

　母胎・母体を取り巻く生活環境と乳児死亡の関係は、生活水準と乳児死亡の関係であり、現在途上国でも先進国でも議論されている[22][23]。本書の目的

---

(20) 高口保明「本邦乳児死亡の研究第 1 篇」『民族生物学研究 1』金沢医科大学衛生学教室、1936 年、p.115。
(21) 以後の死因別乳児死亡率の図だけではなく、図・表の死因はこの原則で進める。
(22) Garrett, E. et al, 2007. *Infant mortality: A coutinuing social problem*, Hampshire. Ashgate. p.4.
(23) Glenister, P. 2009. *Infant mortality in England 1890-1913: A study of five urban areas*, VDM Verlag Dr. Müller. Saarbrücken Germany, pp.12-14.

は、生活水準・生活環境と乳児死亡の関係が工業化・都市化によってどのように変遷し、改善したかを、大阪市の事例で検証することである。とくに明治期の大阪市の母胎・母体の状態については第1章で検証する。

3. 母胎の状態の指標

スコットとダンカンは、妊婦が栄養不良の状態であれば、母胎と胎児が栄養を奪い合うことになり、胎児は勝つことができずに低栄養状態となって死産となる、とくに、妊娠期間満28週以降最後の3か月間の母胎の栄養状態は重要であると述べている[24]。ウッズも母胎外の生活が可能なほど胎児が成長できているかどうかは、出生時体重が2500gあるかどうかで左右され、胎児が十分な体重を確保できなければ死産になり、あるいは早産となって低体重で生まれると述べた[25]。妊娠満28週（8か月）[26]以降の死産を後期死産という。早産は満28週から37週未満の出産（死産＋出生）をいう。早産の場合、死産が多いが無事出生の場合もあり、条件がよければ生育可能である。妊娠28週未満の生育不可能な死産は流産あるいは前期死産という。

『日本帝国人口動態統計』では妊娠4か月（満12週）以降を死産として記録されている。図序-4はその死産率である。死産とは出産時に心音、呼吸がなく、死んでいる状態で分娩されることをいう。母胎の栄養状態の悪さが胎児を発育不全にし、妊娠8～9か月に死産として発現しやすい。死産の胎児による原因としては遺伝子異常があり、胎盤が原因の場合もあった。その他に逆子(さかご)などの分娩時の頭部圧迫による死産と妊娠中毒症[27]による死産、先天性梅毒によって、死亡した後もしばらく羊水内にとどまる湿潤児の死産

---

(24) Scott, S. & Duncan, C. J. 2002. *Demography and Nutrition: Evidence from historical and contemporary population* Ch.4, Blackwell Publishing. p.66.
(25) Woods, R. 2009. *Death before Birth*, Oxford University Press. Oxford. p.49.
(26) 妊娠期間280日40週、妊娠8か月は28～31週、9か月は32～35週をいう。
(27) 当時は腎臓炎と呼ばれ、昭和期になって妊娠中毒症、現在は妊娠高血圧症という。浮腫・蛋白尿・高血圧が主な症状、出産後産婦が子癇をおこし死亡の危険性が大きいため、結核とともに妊娠中絶が認められていた。以下妊娠中毒症と記す。

序章

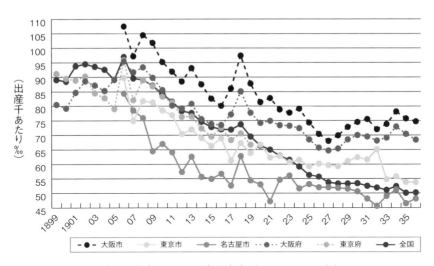

図序-4　妊娠4か月以降死産率（1899〜1936年）

（出所）内閣統計局『日本帝国人口動態統計』各年。
（備考）東京府は1920年から東京市と重なるので省いた。

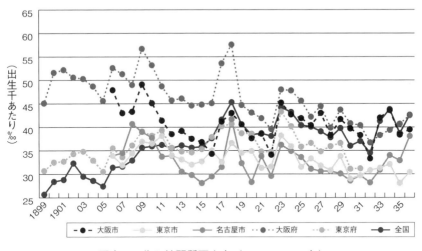

図序-5　先天性弱質死亡率（1899〜1936年）

（出所）内閣統計局『日本帝国人口動態統計』、『日本帝国死因統計』各年、*RekiShow Database of Cause-Specific Death Statistics in Japan*,（URL http://www.rekishow.org）
（備考）先天性弱質は0歳児のみなので乳児を省き、死亡率とし、東京府は1932年から東京市と重なるので省いた。

13

があった⁽²⁸⁾。図序-4 の死産率は大阪市、大阪府、全国、東京府、東京市、名古屋の順に低くなり、いずれの地域の死産率もこの間に約 35 パーミル低減した。これはこの間に母胎の状態が改善したことを表している。大阪の妊産婦の置かれた状態については第 2 章で、栄養の改善については、第 3 章で述べる。

斎藤修は、明治期については妊娠 28 週以降の後期死産と、産後すぐの死亡との区別は明確でなかったとしている⁽²⁹⁾。当時の人々にとって、生後 1 週間以内の先天性弱質や早産の死亡と死産の違いは、出生後産声を上げたか否かくらいで、同じものなのであった。しかし、乳児の死亡の届出は「墓地及埋火葬取締細則」によって大人と同じように医師の死亡届か検案書を必要としたが、死産であれば産婆の死産証でよかった。もし、出産当日の死亡であれば、産婆は出産の介助に来ていて手数料も安価である。死亡乳児の生存期間が長くなれば埋葬のため医師の死亡診断書を必要とするが、生存が短くて産婆の他は乳児の出生を知らなければ、親は産婆の死産証で済まそうとするだろう。中には、母親が授乳せず死亡させ、死産としたケースもあり得た⁽³⁰⁾。

図序-5 は、地域別の先天性弱質乳児死亡率（ある年の出生 1,000 あたりの先天性弱質で死亡した乳児数、千分比、パーミル‰、先天性弱質は 0 歳児のみなので先天性弱質死亡率と記す）を示したものである。東京市の先天性弱質死亡率がフラットな波形になり、全国や東京府の先天性弱質死亡率が 1918 年まで 10〜15 パーミルも徐々に上昇しているのは、母胎の栄養状態が悪くなったことを意味し、死産率の減少、あるいは新生児死亡率の減少傾向と符合しない。保育器もなく、栄養状態の悪い 1900 年代において、農村部が大部分を占める当時の全国の先天性弱質死亡率が 30 パーミル以下とい

(28) 岡田柔郎「本邦の死産に就て」『国民衛生』1 巻 8 号、1923 年、pp.38-39。
(29) 斎藤修「明治期の乳胎児死亡―北多摩農村の一事例」速水融編（前掲書）p.112。死産数と乳児死亡数の合計を出産数（出生数と死産数の合計）で割ったものを乳胎児死亡率（出産千に対する死亡乳胎児割合）として提案した。
(30) 落合恵美子「ある産婆の日本近代―ライフヒストリーから社会史へ」荻野美穂他編『制度としての〈女〉―性・産・家族の比較社会史』平凡社、1990 年、p.303。

う数字は低すぎる。もし、医師しか死産届が書けないのであれば、死産率は低く、先天性弱質死亡率の高さが顕著となっただろう。大阪府の「墓地及埋火葬取締細則」では、死産も医師のみが死産証を出すこととされたため、親は死亡届・検案書をごまかしにくかった[31]。1901年以降、大阪府では産婆の死産証明が認められたものの、その後も、医師が先天性弱質死亡の死亡届か検案書を書く割合が他府県よりも高かった。

　1900～1910年代における全国の先天性弱質死亡のかなりの部分が死産として届出されず、正確に出生後死亡と届出されていたならば、先天性弱質死亡数はもっと多かったし、同数の死産数が少なくなる。これらの数が是正されたならば、死産率は減少するが、同時に同率の先天性弱質死亡率は増加する[32]。そして、月齢でみれば新生児死亡率もほぼ同率増えることになろう。そこで、新生児死亡を死産と届出されたとしても、出産児に与える母胎の状態を明らかにする指標として、出産前の胎児と出産後の新生児の死亡を一つにした周産期死亡率が考え出された。村越一哲はこのような届出違いや無届が多かったので、1900年代の死産率の変動を検討できるほど死産統計の精度は高くないとして、死産統計は生後5日未満早期新生児死亡か新生児死亡を含めた周産期死亡率を用いる方がよいと述べている[33]。

　死産と出生直後の死亡を峻別することは不可能である。それだけでなく、世界では出生直後の死亡を死産と規定する国もあり、世界の死産の定義は統一されていなかった。両者が母胎の健康状態に強く影響を受けることから周産期死亡の概念がファンドラーによって1930年提唱された[34]。WHOはこの

---

(31) 村越一哲「明治・大正・昭和戦前期における死産統計の信頼性」『人口学研究』49号、2013年、pp.3-4。
(32) 平野正宣　佐藤健二「第Ⅱ部健康」『生活水準の歴史的推移』総合研究開発機構、1985年、p.62。1920年国勢調査以降、平均寿命が短くなる説明困難な動きに、その原因は明治期における出生と乳児死亡の脱漏により平均寿命が長くなる虚数を出したとの見方に賛同している。
(33) 村越一哲「20世紀初頭におけるわが国の死産統計」人口学会第62回大会、2010年、p.12。
(34) 水谷民子「周産期死亡率（Perinatal Death-rates）Ⅰ　死産率と新生児死亡率との相関について」『東京女子医科大学雑誌』28-10、1958年、p.45。

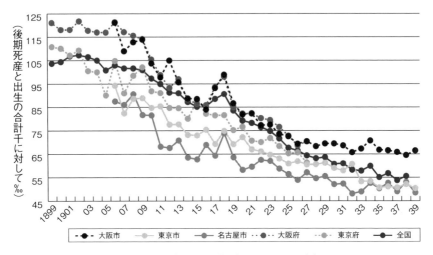

図序-6　周産期死亡率（1899～1939年）

（出所）内閣統計局『日本帝国人口動態統計』各年。
（備考）大阪府、東京府の数値は1928年から大阪市、東京市と重なるので省いた。

$$\frac{後期死産数+生後7日\left(生後5日+\dfrac{2}{6\sim10日}\right)の早期新生児死亡数}{後期死産数+出生数} \times 1,000$$

　周産期死亡率を「出生をめぐる死亡」の国際比較の基準として1950年採用した[35]。しかし、早産における生育可能の妊娠期間は年代あるいは各国の医学水準によって変わる。日本でも、厚生省は1980年以前には妊娠28週以降の出生児を生育可能と考え、妊娠満27週までの人工妊娠中絶を認めていたが、1980年以後は妊娠22週以降の出生児が生育可能となり、人工中絶期間も変えられた。1960年代、施設分娩の普及と胎盤機能の内分泌検査などの医療検査技術の向上によって、妊娠28週以降の後期死産が著しく減少した。これは、背景にある国民の生活水準の向上に伴う母子保健水準の向上に負うところが大きかった[36]。

　現在、WHOは死産の定義を出産時体重1,000g以上のものに限定し、そ

---

(35) 前田如矢、福西睦子『育児と小児保健』金芳堂、1993年、p.5。
(36) 津野清男、本田洋『母性保健学』南山堂、1978年、pp.168-169。

の死産数と生後7日未満児死亡数の合計を出生数で割る周産期死亡比を使用している。周産期死亡比は現在も母子衛生の指標とされている。母子保健水準の世界的な格差の解消については、国連のミレニアム開発目標として、乳幼児死亡率の低減と妊産婦死亡率の低減が取り組まれている[37]。

　図序-6は周産期死亡率のグラフである[38]。この図で言う周産期死亡率とは妊娠28週以降の後期死産数と生後7日までの早期新生児死亡数の合計を後期死産数と出生数の合計で割った千分比である。大阪市の死産率は大阪府よりも高かったが、大阪市の先天性弱質死亡率は大阪府より低かった。従って、大阪府の周産期死亡率と大阪市のそれはほぼ同率になっている。周産期死亡率は、母胎の状態を的確にわかりやすく示す指標である。周産期死亡率はいずれの地域も大きく低下しているが、大阪、全国、東京、名古屋の順位は変わらない。図序-6に示す全国平均の周産期死亡率は、40年間に54パーミルも減少した。

4. 先天的な死亡率と新生児死亡率

　伊藤繁は医師の乳児死亡診断書に基づく死因統計の問題点を、昭和期の斎藤潔とその医学生による死亡診断の再検討の研究[39]から次のように指摘している。第一に、親の同意を得やすいように病名の変更による死亡診断の誤謬や死因不明が多い。

　第二に、肺炎による死亡は過少になっている。

　第三に、先天性弱質には出生後死亡の早産が含まれるが、それが死産とし

---

(37) 国連事務局経済社会局『ミレニアム開発目標2005年報告』国連広報センター、2005年、p.2。
(38) 『日本帝国人口動態統計』の死産欄の後期死産数を出し、乳児死亡欄の5日までの数値に6〜10日までの数値を比例配分して2日分を出して足し7日の数値にした。
(39) 斎藤潔・谷口正弘・水野清司・河崎雪子「乳児の健康に影響すべき生物学的並びに生活環境因子に関する研究第3部　乳児死亡に関する研究」『衛生統計』4-4、1951年、pp.1-32。

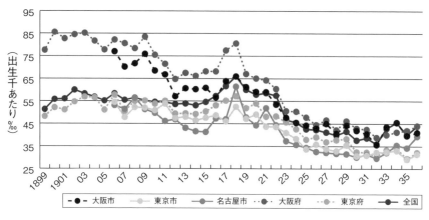

図序-7 先天的な死亡率（1899〜1936年）

（出所）内閣統計局『日本帝国人口動態統計』、同『日本帝国死因統計』各年、RekiShow Database of Cause-Specific Death Statistics in Japan,（URL http://www.rekishow.org）
（備考）1922年までの数値は先天性弱質と不明と梅毒。1923年以降は先天性弱質と梅毒の計。先天的な乳児死亡率は0歳児のみなので乳児死亡率の乳児を省いた。

て届けられて先天性弱質は過少に見積もられている。その上、不明の死因を考慮すると全国平均の先天性弱質死亡率の1923年までの上昇は疑わしく、むしろ、新生児死亡率と同じ動向であったのではないか[40]。伊藤は1923年までの不明の中に、早産が分類されていることを述べている。

図序-5が示すように、先天性弱質は1923年まで増えている地域が多い。死因統計が1922年まで早産を不明として分類していたからである。そこで、1922年までは先天性弱質と梅毒と不明を加え、1923年以降は先天性弱質と梅毒を合わせた先天的な死亡率を、図序-7で示した。図序-7の東京府、全国の先天的な死亡率では、1922年まで先天性弱質に早産と梅毒が加わったので、図序-5の上昇から横ばいに変化した。名古屋、東京市もスペイン風邪の1918年のピークの前後を除いてはなだらかに減少している。

先天性弱質とは、疾病と診断しえない状態で乳児が死亡した場合の死亡診

---

(40) 伊藤繁「戦前日本における乳児死亡問題とその対策」『社会経済史学』63-6、1997年、pp.7-8。

断書病名を集計したものである[41]。つまり、胎児に遺伝子の要因がある場合や母親の栄養状態が悪いとき、大半は流死産するものの、出生に至る一定数が存在し、出生時呼吸をしたとしても、その日、あるいは1週間以内の早期新生児期に先天性弱質で死亡するものが過半数なのである。水野清司は先天性弱質死亡のうち60％は妊娠37週未満の早産であると述べた[42]。

　丸山博は1938年に「死亡速度は生後時間が経過するに従って、減少する」とし、「死亡速度係数」の大小によって生まれて間もなく死亡数が激増する先天性死亡型と、生後1カ月以降に死亡数が激増する後天性死亡型から、α－インデックスを導いた[43]。1946年フランスのブルジョワ＝ピシャは生後日数を横軸に乳児の内生的な累積死亡率を縦軸に求める分析公式を考案した[44]。ウッズはこの分析方法による内生的な死亡率は新生児死亡率と強い相関があると述べた[45]。現在、母親の健康状態によって大きく左右される先天的（内生的）要因による胎児の死亡は死産率に、出生後の乳児の死亡は新生児死亡率に現れると考えられている[46]。いずれの説も先天的な死亡率と新生児死亡率は大きく違わないと述べ、保育器の利用が始まる1970年代以前の医学水準では成立すると考えられる。

　大阪市の新生児死亡率は、1909年85.0パーミルが、1910年に72.5パーミル（図序-1）となり、全国平均よりも低下するが、同期間の先天的な死亡率は75.9パーミル、68.5パーミルと、全国平均よりもはるかに高い。この数値を出発点とし、大正期以降も大阪市の先天的な死亡率は、なぜ他都市

---

[41] 斎藤潔『小児死亡原因の分析』（日本小児科全書第Ⅳ編）金原出版、1954年、p.49。
[42] 水野清司「乳児死亡対策より見たる病類別死因統計の価値（二）」『社会事業研究』24-6、1940年、pp.40-41。
[43] 丸山博（前掲書）1940、p.186。
[44] Bourgeois-Pichat, J. 1946. "De la mesure de la mortalité infantile", *Population* 1, pp.58-68. Biometric analysis of infant mortality $\log^3(n+1)$
[45] Woods, R. 2005. The measurement of historical trends in fetal mortality in England and Wales, *Population Studies* 59-2, pp.147-162.
[46] 白井泉「乳児死亡の構造と丸山博のアルファ・インデックス―新生児死亡＝母胎・母体を取り巻く生活環境指標の発見」『三田学会雑誌』99-3、2006年、p.128。

よりも高くなるのかを第2章で考察していきたい。

5.「大大阪」について

大阪市は1925年西成郡、東成郡を編入し、人口が東京市を上まわって日本で最も多い211万人の都市となり、「大大阪」と自称した。しかし、本書では1897年の大阪市の接続町村第一次編入から第二次編入の1925年までの間の大阪市、西成郡、東成郡を「大大阪」と表記する。1925年以降は大阪市とされたこの領域が、乳児死亡にとっては最も分析するべき対象である。たとえば、表序-3は「大大阪」の1920年の第一回国勢調査による女子有業者の産業別の就業数である。この国勢調査では多くの女子は有業者と本業なき従属者に分けられた。女子の有業者中の半数近くが工業従事者であり、「大大阪」は日本の先頭を切って工業の就業者が多数派となった地域であった。大阪の工業化を中心的に担い、乳児の母親となる女工（工業従事者）は大阪市が多いが、その人口に占める割合は西成郡が多い。

明治期末、女工は寄留者（「大大阪」を本籍とせず他地域から移入し、寄留届を「大大阪」のいずれかの役所に届け出た者）が多く、同じ寄留者の職工や日雇労働者と世帯を形成することが困難であり、統計上は非嫡出子の死産を増やした。胎児の死産は、同居している事実婚もあったが、同居に至らない状態も多かった。大正の15年間に、彼らの世帯は法律婚に代わり、そのような胎児も乳児として出生することができるようになった。ところが、

表序-3　女子人口に占める有業者数とその職業（1920年）　単位：人

	14-59歳の女子人口	14-24歳の女子人口	商業従事者	公務・自由業従事者	工業従事者	その他	有業者数
大阪市	385,677	150,977	35,363	13,655	35,456	5,124	89,598
西成郡	89,896	36,637	4,479	1,313	21,840	2,818	30,450
東成郡	69,715	26,571	4,337	5,080	10,334	2,025	17,776
「大大阪」	545,288	214,185	44,179	16,048	67,630	9,967	137,824

（出所）大阪市「人口」『大正13年大阪市統計書』1926年、pp.30-31。

死亡率の高い新生児期を生き残っても、表序-2で見られたように、下痢、脚気、呼吸器疾患などによる死亡が多かった。当時、4人～5人に一人（乳児死亡率は200パーミル以上）が初誕生を迎えることができず死亡していたが、昭和になると6人に一人、10年後には10人に一人、乳児死亡率は103パーミルに減少した。自らの労働力以外何ものも持たず来阪した寄留者が職工となり、その家族経済を成立させ、出生が許されなかった胎児を出生できるように変え、出生後に死亡する乳児を減少させた。大阪市と大阪市民は工業化を進めることで、当初は乳児死亡率を増やしたが、やがて乳児の居場所である家庭を保障することでその生存率を高めた。大阪市は乳児を生存し得る都市に変えたという意味において大きい、つまり「大大阪」を自称し得る都市となった。そして、その困難な家族経済の形成過程においても「大大阪」を使用する。

6. テーマと各章の構成

友部謙一は「近代日本の歴史的な生活水準を考察するときに、直系家族形成における女子の生活水準という分析視角は、伝統的な議論にはない新鮮な論点を提供することになる[47]」と、直系家族として生産と出産を担う農村の女子の生活水準の変化を分析視角とすることを主張している。この分析視角は、農村においては傍系成員として都市に追いやられた女子が、都市において出産とともに家族経済を成立させる場合の生活水準を考察するときにも適用されうるであろう。表序-4は女子14-59歳における有業者の地域別の職業の割合である。

1924年の工業の従事者の68.2%が25歳未満であるので、各地域の15～24歳に占める女子工業従事者割合を表序-4の最後の列に示した[48]。若年女

---

(47) 友部謙一「近代日本における平均初潮年齢の変遷と身体増加速度の分析、1870年代～1980年代—計量体格史からみた戦間期日本の生活水準再考」『社会経済史学』72-6、2007年、pp.53-54。
(48) 大阪市社会部調査課「大阪市労働年報」『労働調査報告第42号』1926年、p.13。

表序-4 「大大阪」の女子有業者の地域別・産業別割合（1920年）　単位：％

	14-59歳の女子に占める従事者の割合			14-24歳の女子に占める割合
	有業者	商業・公務・自由業従事者	工業従事者	工業従事者
大阪市	23.2（％）	12.7	9.2	16.0
西成郡	33.9	6.4	24.3	40.7
東成郡	25.5	7.8	14.8	26.5
「大大阪」	25.3	11.0	12.4	21.5

（出所）大阪市「人口」『大正13年大阪市統計書』1926年、pp.30-31。

子に占める工業従事者は西成郡が5人に二人、東成郡は4人に一人、大阪市が6人に一人である。その比率のあまりに高いことに驚かされる。つぎに、大阪市の就業者のうち死別・離別者を含めて既婚者は45％を占めていた（第2章、表2-1参照）。商業、公務・自由業の女性は比較的既婚者が多いので、14〜59歳（生産年齢）の人口に占める比率でみると12.7％であった。生産年齢人口に占める有業者の割合は、西成郡は33.9％と高いのであるが、大阪市が23.2％、「大大阪」は25.3％に過ぎず、大阪府は東京に次いで生産年齢人口に占める有業者率が低かった。これは、大阪市の未婚者や死別・離別者の就業率は全生産年齢にわたって80〜90％と高かったが、未婚の若年者以外は人数も少なく、大半を占める既婚者の有業率が低かったからである。大阪市はとくに農業従事者が少なく、商業の60％を占める物品販売の自営業においても35歳以下の子育て世代の母親は、有業者ではなく本業なき従属者とされた。工業・商業の雇用労働者の場合、20代後半に結婚・出産を機会に退職することが始まっていた。そして、その後の就業機会も少なく、生産年齢人口に占める既婚者の割合が高いため女性の有業者率が低くなるのである。この労働者家族は、直系家族として世代を継承することによって、日本の社会、とくに女性の地位にどのような影響を与えたであろうか。

　本書の目的は、以下の通りである。

　まず、都市へ追いやられた農村の傍系成員が、大阪の工業化の中で新たに

世帯を形成するのであるが、その女性の労働と出産・子育てはどのような変遷をたどるのか。その生活過程の中で胎児や乳児の生死がどのように変化するのか。その背景にある母胎・母体を取り巻く労働・栄養・生活環境・家族経済を分析し、これらを「大大阪」の乳児死亡と関連させて考察していく。つぎに、どのようにしてこれらの乳児の死亡が減少し、乳児が生き続けられるように変化したのか、その過程を考察する。つまり、生活水準の向上と相まって食生活が改善され、栄養状態がよくなったかについて述べる。そして、社会事業団体、大阪府・大阪市による対策がなされ、巡回産婆や訪問看護婦の活動によってそれまで死亡していた乳児の生存が可能となった経緯(いきさつ)を検証する。最後に、これらの動きの中、どのような親の下に生まれても乳児が生き続けることができるためのしくみである公衆衛生体制の確立を医療も含めて検討する。

　各章のねらいについて簡単に紹介する。

　第1章「女工の結婚と出産」では、以下の点を明らかにしたい。大阪は出生率の低い都市であり、死亡数を超える出生数を実現するのはなかなか困難な状況にあった。しかし、東京市より10年以上遅れた明治の終わりから大正にかけて、人口の自然増が見られるようになった。そこでは大阪市に流入した女子の多数を占めた紡績女工による世帯形成が大きく貢献した。本章では紡績業を中心とした大阪の工業化の進展の中で、紡績業における女工の労働実態と彼女らが出産し、子どもを育てる生活の場所、女工の胎児と乳児の生存の可否を決定づける彼らの世帯形成がどのようなものであったかを検証する。

　第2章「母胎の状態と先天的な死亡」では、とくに、生後5日までの早期新生児の先天性弱質死亡の分析を中心に、大正期の大阪市の女性の労働と疾病を含めて母体・母胎の状態について検討する。つぎに、大阪市の商業地域、工業地帯、細民居住地域などの乳児死亡率の格差について明らかにし、それぞれの地域における乳児死亡率の高低の原因を考察する。あわせて、妊産婦の状況の指標として、妊産婦死亡率も検証する。妊産婦死亡率とは、ある年の出産（出生＋死産）10万あたりの妊産婦死亡数である。そして、大阪毎

日新聞慈善団、大阪府方面委員の妊産婦保護対策の取り組みとその効果について述べる。

　第3章「食生活の改善：脚気と脳膜炎」では、脚気に罹患した母親の母乳にチアミン（ヴィタミンB_1）が少なく、母乳栄養の乳児が脚気になると、重症化し心不全などで死亡しやすかった事情を明らかにする。そこで、食生活も含めて、母胎・母体の栄養状態と労働者の健康状態、とくに母乳栄養が乳児脚気にどのような影響を与えたかを考察する。また、細菌・ウイルスによる致死率の高い脳膜炎と違い、母乳を原因とし、治癒しうる「いわゆる脳膜炎」を検討する。つぎに、1920年代の労働者の実質賃金上昇にともなう食生活を中心とする生活改善と、大阪市立乳児院の脚気・脳膜炎の乳児死亡低減対策を検討する。

　第4章「乳児死亡の低減のために」では、大阪市の乳児死亡の死因第1位は下痢であったが、ほとんどは栄養不良によって誘発された。この背景を考察する。大阪市には母乳が不足する母親が多く、彼女たちは人工栄養や混合栄養に代えたために乳児の多くは栄養不良になった。母乳分泌不足の背景には紡績工場など10代の前半に農村から大阪に働きに来た女性の労働が関係しているのではないか。母親になった時点では、すでにそれらの仕事を退職していても工場の労働が母乳不足に影響していたことを検証する。つぎに、大阪乳幼児保護協会の市民を巻き込んだ母乳哺育推進の乳幼児保護運動と、その小児保健所の栄養指導を中心とした乳児の下痢や呼吸器疾患死亡低減の取り組みを検討する。

　第5章「住宅の改善と社会事業」では、乳児を取り巻く生活環境の実態が呼吸器疾患の死亡に与える影響を検討する。1925年、大阪市は西成郡・東成郡を編入し、都市計画を立て、中心部を近代的な都市に造りかえた。編入された新市には住宅街が開発された。また、乳児の肺炎など呼吸器疾患の死亡は工場の煤煙や住宅の密集などの衛生状態と密接な関係があり、住宅の改善と乳児が利用しやすい医療機関の増設によらなければ乳児の死亡を減らすことは困難であると考えられていた。そこで、さまざまな運動がおこった。第一に、大阪府の社会事業の連絡統括のためにつくられた大阪社会事業連盟

とその婦人部会の動き、第二に、無産者の受診可能な医療として診療所建設、第三に、避妊の普及と避妊のための相談所設立の要求があった。これらの点に言及する。

第6章「公衆衛生体制の成立と占領下の保健事業」では、藤原九十郎大阪市保健部長が公衆衛生事業の確立のために、保健所における疾病予防事業を強力に推し進めたことと、この保健行政が市民の健康と乳児の呼吸器疾患死亡にどのような影響を与えたかを、保健婦の活動を中心に考察する。つぎに、保健婦の看護職における位置を比べる。1941年に保健婦規則が成立したが、占領下の1948年に新保健所体制が確立した。同じ1948年に保健婦助産婦看護婦法が成立し、当時女性の職業とされた看護系看護職の業務内容とその養成課程が新たに作成された。女性の職業自立の点から、これらを検討する。

終章では、乳児死亡と関連させて、まず、女子労働の強度の変化、つぎに、栄養の偏在の改善と生活水準について述べる。そして、虚弱となり、栄養法を知らないで主婦となった労働者などの妻の乳児の死亡低減の対策として、日本では大阪市において最も早く保健婦が誕生したこと、保健婦の訪問を受けた母親も乳児の生育のための受診可能な医療を求めただけでなく、自らの妊娠を調節し、出産による死亡を予防するリプロダクティヴ・ヘルス＆ライツの動きが拡がったことを述べる。最後に、女性の経済的地位：雇用労働と出産・子育ての両立で、近世と異なる近現代の日本の女性の地位についてまとめる。

第1章

女工の結婚と出産

はじめに

　母体・母胎のおかれている社会的な状況は出産にどのような影響を与えるのであろうか。日本の工業化を先導した大阪において紡績女子労働者（以下紡績女工と記す）の労働が母体・母胎と胎児、新生児にどのように影響したか。本章では、第一次大戦による好況前の1915年頃までの特徴を示し、検討する。

　「大大阪」の出生数と死亡数の差を比較すると、図1-1に示されるように、1898年を除いて死亡超過であった。その原因は、1893年は赤痢が流行し、1895〜1896年にコレラの流行があり、1899〜1900年にはペストが流行したからである。また、1905年にペストが再び流行した。1898年は大阪に本籍をおいた者のみの集計であり、伝染病の流行はなかったので出生超過になった。大阪市以外から移入した寄留者[1]（移動する者は本籍地役場から出寄留届を受取り、移住地の役場に入寄留届をする）も合わせた1898年以外の年は、1906年まで死亡超過になっていた。死亡者は寄留者に多いことがわかり、「大大阪」の出生数が死亡数を上まわることを難しくしていた。ようやく1906年に出生数が死亡数を上まわるようになった。

　また、大阪市の死産率（序章、図序-4参照）は全国平均と比べても10〜

---

(1) 移動のつど出・入寄留届は必要で、寄留をやめ、寄留先を本籍地に変えることもできた。

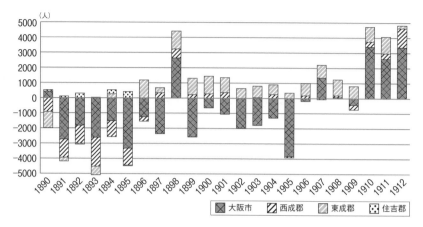

図 1-1 「大大阪」の出生数と死亡数の差（1890〜1912 年）

（出所）大阪府『大阪府統計書』各年。
（備考）住吉郡は 1896 年に東成郡に編入された。現在の JR 環状線の内側の西成郡・東成郡と西成郡の港湾地域が 1897 年に大阪市に編入された。

25 パーミル高かった[2]。死産率が高い原因は母胎の栄養状態が悪いこと、結核、妊娠中毒症[3]、脚気、性病の罹患率が高いこと、そして、妊娠 8〜9 か月の早産による死産が多かったのである。他方、大阪市の粗出生率（ある年の人口 1,000 あたりの出生数、パーミルと表記。以後、出生率と略記）は、全国平均よりも 8〜15 パーミル低かった。以上の 2 点から、大阪市は近世から引き続いて出生率の低い都市であり、死亡数を超える出生数を実現するのは困難な状況にあったということができる。しかし、東京市より 10 年以上遅れて、明治の終わりから大正の初めにかけて大阪でも人口の自然増が見られるようになる[4]。大阪市へ移入した女子のうち高い比率を占める紡績女工による世帯が徐々に形成されたことが自然増に貢献した。本章では、紡績女工

---

(2) 丸山博『社会医学研究 I　乳児死亡』医療図書出版、1976 年、p.393。
　　1942 年でも大阪府は他府県よりも死産率が 10 パーミルほど高かった。
(3) 一般に妊娠中毒症として知られる。現在は妊娠高血圧症という。当時は腎臓炎といわれた。
(4) 中川清『日本都市の生活変動』勁草書房、2000 年、p.307。

第 1 章　女工の結婚と出産

が出産し子どもを育てるための生活の場所を獲得していく過程について述べる。同様に農村から移入した職工をはじめとする男女の生活条件が厳しかったために、人口増が困難であったという仮説を検証したい。つまり、紡績業を中心とした大阪の産業化の進展の中で、胎児や乳児の生存を決定づける女工の世帯形成がどのようなものであったかを明らかにしたい。

第 1 節　明治期の大阪の人口

1．大阪の人口の変化

　大阪は上町台地の北端の天満で合流する淀川と大和川の沖積平野としてつくられている。16 世紀末、豊臣秀吉は天満の対岸に大坂城を築き、国の金融・商業の中心として、淀川と運河に囲まれた町人の町を大坂城の西に計画的に造成した。江戸時代も堂島に米市場、船場に米商人の両替商の店が集まり、その南に薬種などさまざまな商品の集散地が形成された。問屋・仲買商人が株仲間をつくる富裕な商人の町は北組、南組、天満組に分かれ、大坂三郷と呼ばれた。商人は、年少期に丁稚として商店に入り、店主として独立する、つまり暖簾分けをめざした。彼らは、店に住み込み、商いを覚え、30 代後半、番頭になって居宅が認められると結婚することができた。女性の平均結婚年齢は 26 歳と高く、また、結婚できない者も多く、大坂の出生率を低下させた[5]。

　南の南船場から島之内では鍛冶、畳や襖（ふすま）などの住宅備品、木材、道具類、呉服、木綿などの商店が業種ごとにまとまっていた。天満にあった銅仲買、大工、船大工も仲間をつくり、大川沿いには天満青物卸売市場があった[6]。また、西横堀川を渡った西船場の京町堀北側には生魚卸売市場の雑喉場（ざこば）があった。堀江には銅吹屋があり、銅の精錬を行う銅吹屋仲間の筆頭はのちに住

---

(5)　斎藤修『江戸と大阪―近代日本の都市起源』NTT 出版、2002 年、p.154、pp.121-122。
(6)　松本四郎「近世後期の都市と民衆」『岩波講座日本歴史 12　近世 4』岩波書店、1976 年、pp.118-119。

友家となる泉屋であった。公用の普請・新築・修繕を差配する御大工の山村与助が御用聞職人として建築関連の棟梁・職人頭を統制した。それ以外の平職人は問屋商人の注文を受け、商人に従属して商品を生産し、労働時間は朝7時から夕5時までであった⁽⁷⁾。平職人は11～13歳ころから10年の年季奉公で親方の下で徒弟修業をし、年期があけると鑑札を貰って一人前になった⁽⁸⁾。

明治以降も北船場の商人の丁稚制度は続いた。しかし、手代止まりの商人はいくらかの資金があれば人口の流入地帯で小売商を始めることもできるようになった。また、職人は職工と呼ばれるようになり、徒弟修業の後、一定の技術を修得すると新たな職場に「渡り」として修業を続け、一人前になって親方として独立するか、自分の工場を起業することが多かった⁽⁹⁾。商人も職工も独立と同時に結婚することが一般的であった。しかし、独立できる男性が少なく、工業化初期には職工の賃金は低く、結婚は容易ではなかった。そのために女子の結婚も遅くなった⁽¹⁰⁾。1899年の女子の平均結婚年齢は東北6県が22.8歳であるのにたいし、近畿2府4県は23.8歳であった⁽¹¹⁾。大阪の女性はその中でも妊孕力(にんようりょく)の高い20代前半の結婚を遅らせ、出産数を減らしたのである。

大阪の人口は明和年間（1764-1771年）の40万人台をピークに、その後、減少傾向が続き、明治維新の混乱期の1873年には、約27万人に減少し、近世の大坂三郷は廃止された。1879（明治12）年に東区、西区、南区、北区に編成されると、各区役所と区会が設置され、区役所が行政的な実務を担うようになった。この四区を合わせた人口は1883年に約35万人、1901年に

---

(7) 隅谷三喜男『日本賃労働史論』東京大学出版会、1955年、p.50。
(8) 宮本又次『日本歴史新書 大阪』至文堂、1957年、pp.136-143。
(9) 西山夘三『安治川物語』日本経済評論社、1997年、pp.310-312。
(10) 尾高煌之助「余剰の捌け口―戦前期女中の経済分析序説」『社会科学研究』47-1、1995年、p.268。
(11) 伊藤繁「人口・都市化・就業構造」西川俊作編『産業化の時代 下』（日本経済史5）岩波書店、1990年、p.231。

約40万人となり、以後40万人を超えることはなかった[12]。1889年、大阪市は市制を敷いた。そして1897年、大阪市は接続28町村の第一次編入を実施した。西成郡を南の西成と北の淀川に分断して港湾地域を西区に、北野村、川崎村などと都島村の一部と東野田村を北区に、現在のJR環状線の内側の東成郡の玉造町を東区に、天王寺村の一部と西成郡の難波村、西浜町の全部と木津村、今宮村の一部を南区に編入した。人口は75万人に増加した（36頁地図1参照）。

2．出生率と死亡率の変化

1905年、大阪市の人口は100万人を超え、1907年にはじめて出生数が死亡数を上まわった。大阪市の粗死亡率（ある年の人口1,000あたりの死亡数。死亡率と略記）は全国平均に近かったが、出生率が低いために死亡率が長期に亘って上まわっていたのである。図1-1に示したように、「大大阪」の人口は1906年に大阪市よりも1年早く自然増に転化した。これは西成郡の高い死亡率を超える東成郡の農村部の出生率の高さによるものである。なぜ丙午の1906年に出生数が増えたのであろうか。

1899年からの出生率と死亡率の変化をみてみよう。このころ、大阪市ではペストの流行が続いていた。ペストの原因は紡績会社が細番手の綿糸を製造する目的で材料の原綿を国産からインド綿に転換したことによって、原綿の中にまぎれたインドの鼠によって広まったとされている[13]。その最大の罹患被害地域が貧民居住地域を持つ南区であった。図1-2、図1-3から地域ごとにみていくと、南区は死亡率が高く、人口が増加に転じるのが最も遅れている。東区は死亡率が低く、早期に人口は増加に転じた。北区、西区はきわめて高い死亡率を示す西成郡の工業地帯を1897年に編入していた。西区のこの間の出生率・死亡率平均は20パーミルと拮抗していた。西区に編入さ

---

(12) 水内俊雄「工業化過程におけるインナーシティの形成と発展―大阪の分析を通じて」『人文地理』34-5、1982年、p.5。
(13) 坂口誠「近代大阪のペスト流行1905-1910年」『三田学会雑誌』97-4、2005年、p.113。

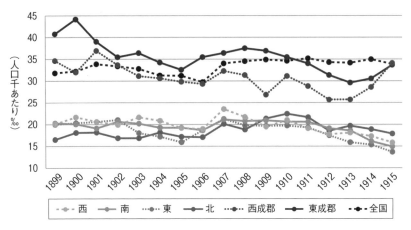

図 1-2 「大大阪」地域別出生率（1899 〜 1915 年）

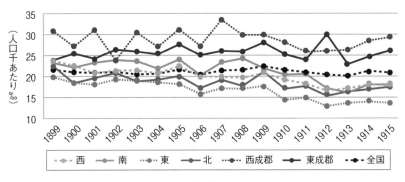

図 1-3 「大大阪」地域別死亡率（同）

（出所）内閣統計局『日本帝国人口動態統計』、大阪市『大阪市統計書』、大阪府『大阪府統計書』各年。
（備考）移入者の中には再度の移動時に出寄留届をせず、新たに移転する役所に入寄留届のみの二重登録者が多く、その人数が実際の人口より多くなった。それぞれの比率計算式の分母が膨張しているため、実際の出生率と死亡率は 1920 年第 1 回国勢調査までもう少し高い。出生率・死亡率の差は変わらない。

れた西成郡地域は農村が残存し、その出生率の高さで死亡率を相殺し得たが、北区の編入地は商業・工業地域のため出生率平均は死亡率平均より 1.2 パーミル低かった。西成郡の死亡率・出生率の平均は約 30 パーミルと拮抗して

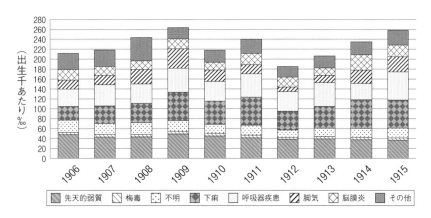

図1-4　大阪市の死因別乳児死亡率（1906〜1915年）
（出所）内閣統計局『日本帝国人口動態統計』、同『日本帝国死因統計』各年。

いた。東成郡は農村が多く残り、1910年まで出生率は全国平均よりも高く、死亡率との差が10パーミル以上あったが、工業化が進むにつれてその差は徐々に縮小していった。全体に出生率は徐々に低下しているが、大阪市は1907〜1911年間にピークがある。西成郡・東成郡の死亡率は全国平均よりも高く、変化がない。しかし、南区の死亡率が1909年に全国平均を下回ったように、大阪市の死亡率は低下傾向にあった。

　図1-3の1906〜1915年の大阪市4区の全年齢死亡である死亡率の波形は、つぎに示す図1-4の死因別乳児死亡率の頂点の波形とほぼ同じである。乳児死亡の動向が、全年齢死亡の死亡率に与える影響は大きい。この間の総死亡（全年齢死亡）に占める乳児死亡の割合（乳児死亡数÷総死亡数×100、％）はおよそ25％であったが、1909年は乳児の死亡がとくに多く、30％を占め、乳児死亡率は263.6パーミルと高かった[14]。図1-4に示したように、この間、先天性弱質、梅毒、不明（早産）を合わせた先天的な死亡が一番多く、第2位は1908年までは呼吸器疾患で、1909年から下痢が呼吸器疾患よりも多く

---

[14]内閣統計局『日本帝国死因統計』1906〜1918年、大阪市の頁。死因統計は男女別・年齢別・死因別に集計されている。

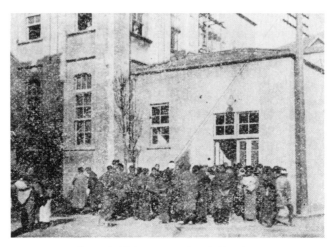

唯一の無料診療、大阪府医学校の玄関

なった。1909年は脚気死亡率が高いが、脚気の高い年は下痢を増やし乳児死亡率を高くしていた。また脳膜炎も1906年、1911〜1912年、1914年は脚気よりも多かった。1914〜1918年までの大阪市の総死亡に占める乳児の割合は26.5％であったが、西成郡は33.8％と高く、東成郡は30.6％である[15]。東成郡も同様であるが、とくに図1-3の西成郡の死亡率の高い原因は乳児死亡の多さにあった。

1899〜1905年の間に大阪市の医師は従来の漢方医が300名減り129人に、西洋の新技術を学んだ医師が200人増え682人となり、医療は次第に西洋医学に変わりつつあった[16]。

とくに、旧大阪三郷の中心部は富裕者も多く、1883年に私立病院規則が制定され、病院が整い始め、人々は貯えがあれば新しい治療を受けることが

---

(15) 大久保直穆、三杉義利『乳幼児保護指針』大阪乳幼児保護協会、1928年、pp.55-56の東成郡213パーミル、西成郡254パーミルの乳児死亡率と、大阪府『大阪府統計書大正3年』〜『同大正7年』の出生数から乳児死亡数を計算し、全年齢死亡数で割って算出した。
(16) 大阪市『第6回大阪市統計書-明治38年』1907年、p.35。

できた。しかし、貯えのない者は治療費が新たな借財のきっかけとなることから、多くは危篤になってから死亡診断書のために医師を利用した。このような状態の下で大阪の無料診療は、1869年開校の大阪府医学校が医師の養成と臨床医学研究のための学用無料診療を行ったことに始まる[17]。

　医学校は1876年から産婆に産科の講習を行って鑑札を与え、1893年に付属産婆養成所を、1898年に付属看護婦養成所を設置し、産婆、看護婦の養成を始めた[18]。1903年に大阪府立高等医学校と改称され、1906年には貧困患者を対象とする施療救恤部を設立した。1906～1915年に付属病院産科は、無料で極貧産婦の入院分娩と95件の往診分娩を介助した[19]。また、1873年から聖バルナバ病院では、治療費を支払えない患者を無料で治療した[20]。次いで、1888年に行き倒れ者などの救療を目的として大阪慈恵病院が粉川町に設立された。

第2節　大阪の工業化

1．大阪の工業化の始まり

　大阪の出生率・死亡率が地域によって何故大きく違うのかを、大阪の工業化の過程に関連させて検討したい。江戸幕府の崩壊によって株仲間は特権を失い、大名貸で大損をした大阪商人は新たな産業投資によって、失われた地盤の回復を図ろうとした。1871年、硬貨を製造する造幣局が西成郡川崎村に開業した。硬貨の製造のためには硫酸による洗浄が必要であった。造幣局は硫酸を製造し、余りを販売してソーダも製造した。造幣局は大阪の化学工

---

(17) 救済事業研究会『大阪慈恵事業の栞』大阪府、1917年、p.94。1888年から施療病室50床を設置した。
(18) 1902年、大阪府は「看護婦規則」を制定、「公衆の医に応じ傷病者又は褥婦の看護の業務を為す女子を謂う」。本養成所は日本赤十字社大阪支部病院の1909年開院に当たり、看護婦養成の支援をした。
(19) 木村武夫『大阪府社会事業史』大阪府社会福祉協議会、1958年、pp.218-219。
(20) 救済事業研究会（前掲書）1917年、pp.122-124。

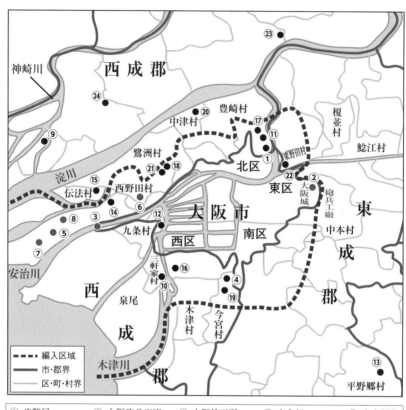

地図1　1897年大阪市の第一次周辺町村編入と「大大阪」主要工場の分布

(出所)「第1次市域拡張図」『西淀川区史』1996年、p.63より筆者作成。

(備考) 1897年は中津川が流れていたが、1898-1910年に淀川が開削され、地図のように流れが変わった。

業の礎となった[21]。職工の住居は造幣局の敷地内にあったが、職工が増えた

---

(21) 大蔵省造幣局『造幣局八十年史』1953年、pp.93-98。

ため残りは天満に住んでいた。これらの製造法を学んだ職工・技師はのちに独立して、天満のすぐ北の本庄村から西成郡の豊崎村、中津村、鷺洲村において、ガラス製造業、燐酸アンモニアを製造する肥料産業、晒粉(さらしこ)を使う友禅などの染色業と、化学工業の発展を担った。

　1870年、兵部省は大阪城の東に造兵司(のちの大阪砲兵工廠、砲兵工廠と記す)を設置し、主に火砲、大砲、砲弾を製造した。また、民需の鉄製品も生産した。当初、職工は親方に率いられて長崎造船所から連れてこられた。砲兵工廠のすぐ東の東成郡の鯰江(なまずえ)村、榎並村、中本村の鍛冶工や堺の鉄砲鍛冶職人も職工となった[22]。これらの村に1900年ころから機械・金属工業とガラスなど化学工業が興っているのは、日清戦争・日露戦争後に砲兵工廠の職工が起業したことによる[23]。砲兵工廠の職工数は軍需によって増減し、日露戦争のころには2万人を超えた。職工は砲兵工廠の南の玉造に多くが住んでいた[24]。大阪城には大阪鎮台が置かれ、上町には陸軍の施設がつくられ、各種工作機械類の商店が軒を並べた。

　淀川河口の安治川、中津川、伝法川、木津川に挟まれたデルタ地帯は、江戸時代に干拓された新田であった。1881年、イギリス人ハンターは安治川の北岸に大阪鉄工所を創業した。造船所であったが、需要に応じてモーターなどの機械類も生産していた。大阪鉄工所は1,672人の職工数を雇用する屈指の民間大企業であった。雇用機会を求めて地元や西日本の各地からやってきた10代の少年が、造幣局、砲兵工廠、造船所、鉄工所の職人的徒弟制度の親方の家に住み込み、徒弟として作業の習得に励んだ[25]。これら徒弟もやがて職工となり、技術を磨くためさまざまな工場を渡って修業した後、独立

---

(22) 三宅宏司『大阪砲兵工廠の研究』思文閣出版、1993年、pp.27-28。
(23) 木村寿「明治―大正期の大阪市域拡張と接続町村の変貌」大阪歴史学会編『近代大阪の歴史的展開』吉川弘文館、1976年、pp.262-263。
(24) 久保在久編「大阪砲兵工廠衛生調査報告書」(稿本、『大阪砲兵工廠資料集下』日本経済評論社、1987年) pp.232-235。
(25) 隅谷三喜男・兵藤釗他『日本資本主義と労働問題』東京大学出版会、1967年、p.49。

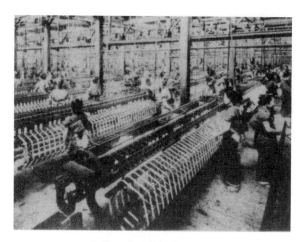

初期の大阪紡績会社内部

して西成郡の九条、西九条、西野田に機械・金属工場を創業した[26]。機械・金属の民間の工場が西成郡、東成郡に多くつくられるのは、地価が低いことに加えて、1877年、大阪府が鋼折(はがねかじ)・鍛冶・湯屋三業取締規則を布達したからである[27]。これら三業事業場を敷設する場合には、四方5間を空地にし、30間以内の人家と協議し、了解をとらなければならないと条件を付けたため、人家の密集した旧大阪三郷では創業しにくかったのである。しかし、1897年の第一次大阪市の周辺市町村の編入により、地図1にみられるようにその主要工場の多くは西区に取りこまれた。

2．大阪の紡績女工

大阪紡績は西成郡の三軒家で1883年操業を開始した（地図1⑩）。男工の日当は米2升分の価格を基準にして初給12銭、女工の日当は男工の58％の

---

(26) 西山夘三（前掲書）1997年、pp.300-302。職工だけでなく工場の技師の創業者も多い。大阪鉄工所は1899年、桜島に移転し、1943年日立造船と社名変更した。
(27) 小田康徳『近代大阪の工業化と都市形成』明石書店、2011年、pp.26-27。

初給7銭と決められ、貧民居住地域の子女を職工に採用した(28)。幼年工もいたが、既婚女性も含め20歳以上が4割を占めた(29)。1万500錘の大工場の株は、松方蔵相の緊縮財政政策にもかかわらず高配当を実現した。大阪紡績はその配当を維持し、機械が陳腐化する以前に償却を実行するために、開業の翌月から日勤だけでなく深夜勤を始めた(30)。その後、三軒家工場の拡張が続き、労働力が不足したため、1889年、紀伊田辺の水害地の被災者を職工として採用した。夕方6時〜朝6時の夜・昼2交代制の下で働く労働力の供給地が通勤圏内にあることは、紡績工場の立地要件として重要であった(31)。

　大阪紡績の成功に促されて1887年、東成郡平野郷村に小作農の子女を職工とする平野紡績が創業した(⑬)。この年、本庄に天満紡績(⑪、朝日紡績とともに1900年に合同紡績を結成)、松島に大阪織布(⑫)、1888年、四貫島に金巾製織(⑭)、1889年、伝法に浪華紡績(⑮)、木津に摂津紡績(⑯)と会社設立が続き、1890年に天満織物(⑰)、1892年、福島に福島紡績(⑱)、今宮に朝日紡績(⑲)、1893年、中津に明治紡織(32)(⑳)、福島に日本紡績(㉑)、東野田に野田紡績(㉒、1898年平野紡績に吸収される)、1899年、柴島に鐘淵紡績(㉓)と、19世紀だけでも大阪市、西成郡に多くの紡績工場がつくられた(33)。これらの紡績工場は、亀岡街道の本庄・長柄や紀州街道の今宮・長町・下寺町の仕事を求めて大阪に移入した貧民居住地域の人だけでなく、山陽道に通じる大阪への入り口に当たる福島・西野田や京街道の天満・東野田に移入してきた者を雇用した。家族ぐるみで来阪したため既婚者も多く、乳児を持つ母親のために工場内の保育所で乳児を預かり、母親が授乳で

---

(28) 水内俊雄（前掲書）1982年、p.6。
(29) 鈴木良隆「企業組織」佐々木聰・中林真幸編『組織と戦略の時代』（講座日本経営史3）ミネルヴァ書房、2010年、p.25。
(30) 東洋紡績株式会社社史編集室『百年史―東洋紡（上）』1985年、p.31。技師岡村勝正の談話、賃金についても岡村がp.29で談話している。
(31) 大阪市市役所商工課『大阪市及其附近の工場分布状態』1917年、p.37。
(32) 大阪市史編纂所『大阪市史史料第9輯』1983年、pp.146-147。明治紡織は、1月に大阪細糸紡績として創業、9月明治紡織に改称し、1895年織機部をやめ、明治紡績となった。
(33) 阿部武司『近代大阪経済史』大阪大学出版会、2006年、pp.108-109。

きるようにした紡績工場もあった。

　開業当時、大阪紡績では男工と女工が組になって操作するミュール紡績機を使用していたが、女工1人で操作ができるリング紡績機に徐々に変更され、1892年の火災で逃げ場がないために95名が犠牲になった後は、最新式リング紡績機に替えられた。後発の紡績会社もリング紡績機を採用した。そのため、1887年に60％を占めていた女工の割合は1900年代中頃には80％に増加した。更に、不況時に余った綿糸を活用するために織布部門を新設した紡績工場は、千人を超える大工場が多く、女工の労働力市場は逼迫した。1890年代になると、新しく工場を開設する会社は男工や就労1年以上の女工を求め、先発の紡績工場から職工を争奪した。これを機会として、職工の中には賃金の上昇、待遇の改善を求めて移動する者もいた[34]。

　女工の不足に対して、1892年ころには、いずれの紡績会社も募集人に依頼して遠隔地の府県から女工を募集し、工場内に寄宿舎をつくり、女工を住まわせるようになった。1900年の女工の住居は、寄宿舎住いが50.4％で、社宅は12.9％、通勤者は33.1％であったが、明治の終わりごろに通勤者は17.8％に減り、寄宿舎への入寮者が増加した[35]。

　1900年ごろには西日本のほとんどの府県において、紡績会社ごとに募集圏が形成されていた[36]。例えば、大阪紡績は大分・三重・香川・和歌山・広島・福井・石川・富山などの農家の娘の親と3年年季で契約し、娘は来阪して寄宿舎に入寮した。女工一人当たりの募集経費は3円であり、女工賃金の約20日分になった[37]。募集費が10円近い紡績会社もあった。会社の支払う女工の経費と賃金を合わせた額は、労働生産性と比べて決して低くはなかった[38]。寄宿舎にいても女工の離職率は高く、いずれの紡績工場も1年間に雇い入れた人数と同じくらいの退職者があり、年季を修める女工の3倍以上の

---

(34) 岡本幸雄『明治期紡績労働関係史』九州大学出版会、1993年、p.17。
(35) 農商務省商工局編『職工事情　上』岩波文庫復刻、1998年、pp.194-195。
(36) 農商務省商工局編（前掲書）1998年、p.83。
(37) 東洋紡績株式会社社史編集室（前掲書）1985年、p.137。
(38) 藤野正三郎他『繊維工業』大川一司編（長期経済統計11）東洋経済新報社、1979年、pp.31-33。募集人と雇用契約するのは本人ではなく親であった。

第 1 章　女工の結婚と出産

表 1-1　紡績職工の男女別年齢割合（1900 年）　　　単位：%

	12 歳未満	～14 歳未満	～20 歳未満	～25 歳未満	～60 歳未満	60 歳以上	計
男工	1.7（%）	0.6	4.9	5.4	9.5	0.3	22.4（%）
女工	5.9	3.4	36.7	19.4	12.0	0.2	77.6
計	7.6	4.0	41.6	24.8	21.5	0.5	100.0

（出所）農商務省「工場調査要領」（復刻）『日本労働運動史料 第 1 巻』中央公論事業出版、1962 年、p.224。

　退職者を出していた[39]。退職者の中には帰郷する者もいたが、再び来阪して紡績工場を替えて働く者や、勤務先の工場をつぎつぎと替える者もいた[40]。これら農村出身者の 6 割は大阪に残り[41]、やがて職工や日雇労働者の妻となった[42]。

　表 1-1 は、1900 年に大阪府がペスト予防接種のおりの、日本紡績、大阪紡績、鐘淵紡績中島工場、福島紡績、摂津紡績、平野紡績野田工場、合同紡績天満工場の職工の年齢別調査である。全職工のうち 9.3% が 14 歳未満の少女、14～20 歳未満の女性が 36.7%、20～25 歳未満が 19.4%、既婚者の比率の高い 25 歳以上の女性が 12% であった。思春期あるいは初潮の前から働き始めた少女が、12 時間労働に従事し、しかも隔週に深夜の労働であった。それだけでなく、人手の少ない工場では 12 時間の労働の後、続いて 6 時間の居残りをし、6 時間早出した者と交代する、つまり休憩時間を含め拘束 18 時間の労働をすることが間々あった。そのため、月経の周期が不安定な 10 代には月経不足症、無月経症になるものが多かった[43]。

---

(39) 藤林敬三「明治 20 年代におけるわが国紡績労働者の移動現象について」『明治前期の労働問題』御茶ノ水書房、1960 年、p.169。
(40) 農商務省「工場調査要領」（復刻、『日本労働運動史料 第 1 巻』中央公論事業出版、1962 年）p.217。
(41) 石原修「女工と結核」（復刻、篭山京編『生活古典叢書 第 5 巻　女工と結核』光生館、1970 年）p.187。
(42) 中村隆英『戦前期日本の経済の分析』岩波書店、1971 年、p.111。
(43) 大阪朝日新聞「紡績工女（九）」1907 年 3 月 30 日刊。（復刻、『日本労働運動史料 第 1 巻』中央公論事業出版、1962 年）pp.293-295。

表1-2 職工（紡績ほか13業種22工場）の教育歴とその割合（1897年）

	男工		女工		計	
無教育	1,327 (人)	27.2(%)	4,653 (人)	43.1(%)	5,980 (人)	38.1(%)
尋常小学校中退	2,509	51.4	5,262	48.7	7,771	49.6
尋常小学校卒業	1,042	21.4	887	8.2	1,929	12.3
計	4,878	100.0	10,802	100.0	15,680	100.0

（出所）私立大阪教育会「府下の職工教育」（復刻）『日本労働運動史料 第1巻』中央公論事業出版、1962年、p.249。

　農商務省は少年少女の深夜業がいかに健康を害するかについて諸外国の例を「工場調査要領」で報告し、年少者と女子の労働制限と年少者の就学保障を主張した。更に、女工が余りにも長時間に亘って労働するために、炊事、洗濯、家事に関することは一切できないだけでなく、子どもを育てる知識を欠くという事実を指摘した[44]。この予告は的中した。子育ての見聞の欠如と知識の不足は、女工が工場を出て結婚し、夫以外に知人のいない孤立した生活を始めると、育児の困難さとして露呈してくることになる。

　表1-2は1897年、私立大阪教育会が、紡績、綿布織物、毛布織物、刷毛、薬品や綿繰など13業種22工場の職工男子4,878名、女子10,802名の教育歴を調査したものである。その大半は紡績職工であった。表には出ていないが、14歳以上が73％を占め、27％を占める14歳未満の男女職工はマッチ業、紡績と硝子業の3業種に集中していた。1897年の大阪市の入学時就学率は81％であった。女工の91.8％は無教育か、4年間の尋常小学校教育を中退していた。中退者も男女に差があった。1900年に小学校が無償になるまで、授業料が払えないため退学した者も多く、とくに、女子の通学期間は短かった[45]。

---

(44) 農商務省（注40と同じ）「工場調査要領」1962年、中央公論事業出版、p.213、p.218。
(45) 私立大阪教育会「府下の職工教育」（復刻、『日本労働運動史料 第1巻』中央公論事業出版、1962年）p.249。

栄養面でみると、紡績女工の頻繁な職場移動が食事改善を余儀なくさせたのであろうか、寄宿舎における副食は、朝は漬物、昼あるいは深夜は煮豆、野菜料理、棒鱈、夜は味噌汁と煮物などが一般的で、当時の女工の故郷の食事と比べてもそれほど悪くはなかった[46]。しかし、動物性蛋白質と脂質の不足が著しく、カロリー源である主食の米の質が極めて悪く、炊き方も粗雑でおいしくなかった[47]。そのうえ、農村と違い麦を入れない献立内容では、脚気の蔓延が予測された。会社は希望者には麦飯を準備したのだが、女工の多くは、経費を節減するために麦を食べさせようとしているのだと考え、希望者は少なかったのである[48]。

3．重工業化と職工の増加

　大阪市は1892年から上水道の工事を始め、1895年に完成させた。1900～1901年には新たに編入した市域に配水鉄管の敷設工事が行われた。鉄管を製造する小規模な鉄工所は、コレラの予防のためと防火のための上水道配管という大きな需要に助けられた。日清戦争から明治末までは景気の変動はあるものの、大阪市の重工業化が進展した。大阪市の機械器具生産は全国第1位であり、紡績機械、工作機械、印刷機械をはじめとして、生産額は1900年の160万円から1907年には720万円に増加した[49]。この間、生産量はほぼ順調に拡大を続け、日露戦争期と戦後はとくに大きく増加した。職工数も図1-5のように、生産額が落ちた1901、03、11年を除いて、ほとんどの年で増加し続けた。大正期になると繊維女工数は2万人を超えた。1917年には機械工業の職工数が繊維工業の職工数を超えた[50]。

　一方、日清戦争後に一部の大企業は、徒弟制度を廃止し見習工制度を導入して、若年職工が単身で生活が可能な賃金を支給し、3～5年かけて熟練工

---

(46) 大豆生田稔「産業革命期の民衆の食生活―日清・日露戦後の米食の普及」『歴史評論』620、2001年、p.21。
(47) 農商務省（注40と同じ）「工場調査要領」1962年、p.211。
(48) 宇野利右衛門『職工問題資料』工業教育会出版、1912年、pp.610-611。
(49) 大阪市『明治大正大阪市史 第二巻 経済上』清文堂出版、1933年、p.503。
(50) 大阪市労働調査課「労働組合運動」『労働調査報告 第22号』1924年、p.18。

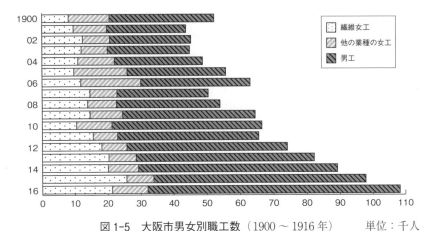

図1-5 大阪市男女別職工数(1900〜1916年)　　単位：千人

(出所)大阪市労働調査課「大阪市職工人口静態調査」『労働調査報告第1輯』1919年、p.37, pp.90-91。
(備考)従業員5人以下の工場も含むが、1911年以外は官立工場を含まない。

を養成しようとした[51]。大阪では1896年、島屋町に汽車製造、1897年、西野田に住友伸銅場、1901年、春日出に住友鋳鋼場が創業された。いずれも職工数は200人前後で、熟練工の需要が急速に高まった。労働力需要の増加に応じて、職工は流動的に職場を変え、賃金が上昇した。1901年、砲兵工廠も含め6000人余の大企業の職工数は8年後には倍増した[52]。

　大阪市は1902年、大阪港の防波堤と海陸連絡設備として大桟橋の工事にかかり、1903年これを完成させた[53]。しかし、大量に土砂を運ぶ安治川、中津川を放置しておくと大阪港は浅くなる。また、中津川流域の西成郡は洪水の多発地帯であった(地図1参照)。1896年、河川法とともに淀川改修工事の予算が国会で可決された[54]。そこで、国の土木局は第4区(大阪)土木監督署長沖野忠雄を中心に、1898年から新淀川と名付けた淀川放水路を開削

---

(51)隅谷三喜男・兵藤釗他(前掲書)1967年、p.107。
(52)水内俊雄(前掲書)1982年、p.7。
(53)大阪市港湾局『大阪港史 第一巻』共成社、1959年、p.58。
(54)阿部武司(前掲書)大阪大学出版会、2006年、pp.76-77。

第1章　女工の結婚と出産

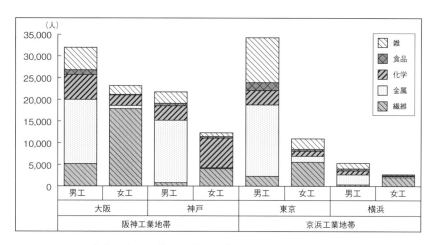

図1-6　東京、大阪、横浜、神戸の業種別・男女別職工数（1912年）
（出所）大阪市市役所商工課『大阪市及其附近の工場分布状態』1918年、巻末。
（備考）職工10人以上の工場、六大都市各市統計書より大阪市が作成した表から筆者作成。

するために多くの土方・日雇人夫を雇い、淀川の流れを変える大工事に取りかかり、1910年に完成させた[55]。大阪港築港も新淀川開削も総工費1千万円を超える大工事であった。西成郡は神崎川を越えると尼崎、神戸であり、阪神工業地帯の中間という地の利もあって、野里に小津細糸紡績（㉔）、大野に大阪アルカリ、大和田に大日本人造肥料などが操業していたが、1916年、福（西淀川区）に伊藤硫曹、歌島に日本紡織など、その後も順調に工場が増加していった[56]。

図1-6で1912年の東京・横浜と大阪・神戸の職工数を比べてみると、大阪の女工数は東京の2倍以上、大阪の繊維女工数は東京の3倍以上もあった[57]。大阪における紡績女工がいかに多いかがわかる。男工数については東

---

[55] 建設省近畿地方建設局『淀川百年史』1974年、p.300。
[56] 西淀川区制70周年記念事業実行委員会『西淀川区史』1996年、pp.349-350。
[57] 大阪市役所商工課『第一回六大都市比較統計』1918年、p.418。繊維女工に占める紡績女工数は東京が67.4％、神戸が99.2％、大阪が68.5％、横浜は不明、名古屋が23％、京都は6％で、紡績以外は織物女工が多かった。

京のほうが約 2,300 人多いが、阪神工業地帯、京浜工業地帯の職工数の比較でみれば、金属、化学、繊維産業いずれも阪神工業地帯の優位が明らかである。

第 3 節　職工の世帯形成

1．貧民居住地域の生活実態

　江戸時代、紀州街道へ通じる堺筋には、日本橋の南に傘商の多い長町（名護町）があった。その南に米搗き、酒造り、油絞りの季節出稼ぎ人のための木賃宿が設けられたが、やがて、遊芸者や無宿者、乞食も木賃宿を利用した。明治になると維新で没落した人々が流入し、日払い家賃を払って木賃宿で生活した。木賃宿は日雇いの口入れの場でもあった[58]。この界隈は日本橋筋 3 丁目〜5 丁目と改称されたが、細長く突き出た町筋は、当時長町と呼ばれ、貧民が集住する場所となった。1886 年のコレラの大流行で大阪市は 2 万人の死者を出した。長町の住民は 18 人に 1 人の割で患者を出し、その 9 割が死亡した[59]。1886 年、大阪府の宿屋取締規則によって、大阪市内において木賃宿設置が禁止された。その結果、西成郡の北の長柄と南の今宮に木賃宿が単身者とともに移動したが、長町の貧民居住地域は拡大した。東の東成郡天王寺村下寺町に日払い家賃の裏長屋が多く建設され、地租が払えずに家族ぐるみで離村した人々が近畿一円から流入してきた。1889 年の長町の出産数は 231 人、死亡数は 492 人であった。1890 年の長町の住民の平均的な生計をみると、屑拾いなど一日の収入 4.8 銭、南京米 4 合など最低限の生活費が 5.3 銭であり、0.5 銭の赤字であった[60]。

　1887 年ころ下寺町に、児童労働を主とするマッチ工場がつくられた。西

---

(58) 佐賀朝『近代大阪の都市社会構造』日本経済評論社、2007 年、pp.82-83。
(59) 鈴木梅四郎「大阪名護町貧民屈視察記」（復刻、西田長寿編『生活古典叢書 第 2 巻　明治前期の都市下層社会』光生館、1970 年）p.144。
(60) 大我居士「貧天地饑寒屈探検記」（復刻）西田長寿編（同上書）光生館、1970 年、pp.111-113。

第 1 章　女工の結婚と出産

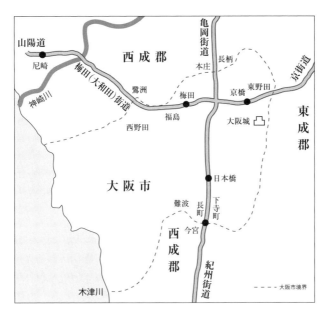

地図 2　大阪の街道筋と職工・細民集住地域
（出所）大阪市史編纂所『新修大阪市史 第 10 巻』より筆者作成

の西成郡難波村、南の今宮村にはマッチ、硝子、ホーロー、人力車、鋳物、鉄工などの零細工場と、1,000 人の職工を持つ軍靴製造の大倉組があり、木津には 100 人規模の製革工場が 3 か所あった[61]。最初の工場の職工は、都市の貧民居住地域の貧困層が多くを占めた。周辺地域の工業化により貧民居住地域の住民は職を得て、生活水準は以前よりも向上した。

　1912 年、内務省地方局は難波警察署管内の難波、日本橋、今宮、木津、西浜の 7,550 名の細民調査を実施した。その調査から、職工を含めた住民の生活をみておこう。彼らの出身地は大阪市 22.0％、市外の大阪府 48.6％、奈良 7.6％、和歌山 6.5％、兵庫 5％、滋賀、徳島と続き、家族あるいは親族とともに大阪に来た者が 33.1％、単身者は 44.5％であった。15 歳以下の

(61) 大阪府『大阪府統計書　明治 27 年』1895 年、pp.204-220。

女子はマッチ、たばこ、あるいは紡績工場で、男子は高津から難波にかけての印刷や洋傘製造、日本橋、木津の皮革、鋳物、製鉄などの零細工場で働いた。15歳から男子は、これらの職工の他に大工などの職人や小商店の丁稚として住み込み、女子は娼妓・芸妓などの貸座敷、料理店、飲食店の従業員として流出したので、この管内の15歳から20代後半までの人口が著しく減少した。また、8歳以下の非嫡出子（嫡出子でない私生子・庶子をいう）の割合は47％であり、住民の半数は内縁関係の夫婦であった。調査対象の有業者は男子1,972名、女子1,555名である。母親の多くも下駄・草履製造、革製品、飲食料品、木工、窯業などの工場で働いていた。月平均24.7日働いているにもかかわらず、母親や子どもの平均月収は5円未満であった。一方、父親の職業は金属職工などの職工が14.4％（平均の月収10.51円-以下同じ）、革製品製造が9.7％（10.18円）、下駄・草履製造が14.9％（9.33円）、人力車夫が11.7％（14.01円）、日雇が8.5％（10.18円）、荷車挽きが5.4％（12.93円）、廃品などの商いが10.9％である。

　一家総働き家庭の月収は平均15円ほど、家賃3円～4円の2階建て家屋の6～10畳で生活した。男性世帯主が死亡あるいは疾病や後遺症などで働けない女性世帯主の家庭は極貧層であり、およそ家賃1.5円以下、3畳一室の平屋暮らしであった。炊事場の専用は40％、トイレの専用は16％で、残りは共同で使用していた[62]。

　調査当時何らかの疾病に罹患していた者427名のうち、薬で治療している者が43名で男子が多かった。女子のうち「治療していない」者が233名と最も多く、勤務する工場の診療所で治療している者が114名、ほとんどが紡績女工である。1912年の大阪市の入学時の就学率は96％であったが、難波・日本橋・今宮・木津・西浜の6～15歳の学齢児のうち6割しか就学していなかった。それでも、学齢児の識字率は15歳以上の有業者、つまり親の世代の水準と比較すると大いに改善されていた。3,527名の有業者のうち文字

---

(62) 内務省地方局編『都市改良参考資料』1915年、p.58。東京の本所と深川も同時に調査。東京の深川の細民調査のトイレの専用84％、共同16％で、大阪と反対に専用が多かった。

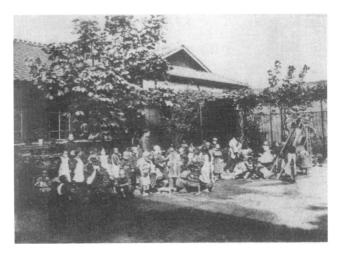

石井記念愛染園愛染幼稚園

が読めない者の割合は約半分であり、女性の有業者の68.1％は文字が読めなかった。

長町の結婚について後に実費診療所を創設し、当時ジャーナリストであった鈴木梅四郎は、「米国風の所謂(いわゆる)自由派で儀式作法の欠けているもの」とし、

> 名護町貧民の子女其年頃に達したる者、或は紙屑拾あるいは興行もの、遊藝其他種の職業上にて相識となり、朝稼ぎに出掛くるの前、夕歸寓晩飯を濟ましたる後等一二回男女相接して談話すれば早く已(すでに)に互に慇懃(いんぎん)を通じて一雙の夫婦となるものなり。

と、述べている[63]。このような慣習を、長町から通勤する紡績女工が同僚の女工に語り、寄宿舎住まいの紡績女工の恋愛観に、少なからず影響したと思われる。

1890年の長町の死亡数は出生数の2倍もあったが、1912年には長町が拡

---

(63) 鈴木梅四郎（前掲書）（復刻）1970年、p.139。

大した地域の人口の半分が 15 歳以下となった。乳幼児の生存率が以前より高まったからである[64]。長町の母親は子どもが乳児の間は背負い、あるいは職場のかごに入れて働いていたが、子どもが歩き出して普通食の幼児になると放置していた。岡山孤児院の石井十次は、親から子を離す孤児院では互いの愛情を育むことを阻害しがちになるため、親と子が愛情を育み、子の育ちとともに親が人として成長できる保育所を、岡山孤児院の出張所として大阪につくることを決めた。1909 年、石井が愛染橋保育所を下寺町に開設すると、開所後 1 週間で 20 名の乳幼児が入所した[65]。さらに、夜には、昼働いている不就学児童のための愛染橋夜学校を開設した。同様に開所早々 30 名の児童が入学した。これらの乳幼児・児童には日を決めて医師の検診を受けさせ、眼病・皮膚病の手当てをした。夜学校の授業料は無料、保育所では給食（乳児は牛乳）が与えられ一人一日 1 銭であった。

　1914 年石井が没すると、倉敷紡績大原孫三郎が岡山孤児院の園長となり、1916 年財団法人石井記念愛染園を創立し、老朽化した長屋から園庭のある木造 2 階建ての石井記念愛染園を 1918 年に竣工させ、開園させた。愛染園は冨田象吉が園長となり、3 歳児以下の愛染托児所、3 歳以上の愛染幼稚園、夜学校を引き継ぐ愛染小学校だけでなく、救済事業研究室と図書室を設置した[66]。これは後の大原社会問題研究所の母胎である。象吉の妻のエイが托児所・幼稚園の主任として園の中心となって働いた。次いで、1913 年に弘済会が今宮と木津に保育所を開設した。翌年、下寺町にも弘済会の保育所が設置され、今宮保育所に嘱託医と薬局が配置される保育部が設置された[67]。医師は弘済会の各保育所を巡回し、保育児を観察し、診察を行った。弘済会は 1909 年の北の大火に寄せられた義捐金の残金を資金に、大阪市が中心とな

---

(64) 内務省地方局編（前掲書）1915 年、p.56。長町の 1920 年の乳児死亡率は 308 パーミル。
(65) 石井記念愛染園『石井記念愛染園三十五年小史』1953 年、p.30、pp.32-33。
(66) 石井記念愛染園の理事は大原のほかに、毎日新聞社本山彦一、朝日新聞社上野理一、病院長石神亨、大阪府顧問小河滋次郎である。大阪市民生局『保育所のあゆみ（1906～1945）』（民生局報告 140 号）1967 年、p.40。
(67) 救済事業研究会（前掲書）1917 年、pp.220-222。

2．職工と女工の世帯形成

　1905年、砲兵工廠の見習工あるいは地方から来た職工の衛生調査が実施された。見習工や職工は、6畳に2～3人相部屋の下宿を1畳1か月25銭の家賃で借り、朝は漬物、昼は干物魚と梅干の弁当、夜は魚煮付けと味噌汁を副食とする食事に月6円を支払った。朝7時から夕方7時までの労働時間であったが、日露戦争中で夜業が頻繁にあるため、この食事では栄養不足となった[68]。賃金は職種によって決められた。砲兵工廠の職工の賃金のみを収入として世帯を持った者は、所得税を払うこともなかった。しかし、貧民居住地域の職工のように食費に収入の大半を費やし、一室の間借り暮しとなった[69]。

　1906年、砲兵工廠では人員削減に対してストライキの動きがあったが、未然に中心人物が拘束されて争議は失敗した。翌年に9,000人以上が解雇され、男工は10,900人、女工は650人に削減された[70]。女工のほとんどが解雇され、砲兵工廠から軍需品の下請け生産を行っていた中小工場にもその余波が広がった。図1-5から、1907年には、男工数とともに繊維業以外の女工数も減少したことがわかる。しかし、1907年の男子の賃金は、図1-7からもわかるように上昇している。これは人員削減を経験した熟練工が独立し、新しく工場を経営し始めたからであると考えられる[71]。男女とも物価よりも賃金上昇率が高いが、男子の賃金は1910年のみ下降している。1910年の賃金の下げ幅を産業別にみると、大きく下げたのは不況の影響を受けた機械器具産業であり、食品、化学産業の賃金は上昇していた。しかし、男子の職工の半数以上が機械器具工であるため平均値は下がったのである。

---

(68) 久保在久編（稿本）（注24と同じ）1987年、pp.231-233。食事は品数が増える6.5円、7円コースもあったが、大半の職工はこの最廉価の6円を選択した。
(69) 久保在久編（稿本）（注24と同じ）1987年、p.231。
(70) 大前眞「資料解説（1）大阪砲兵工廠衛生調査報告書」（注24と同じ）1987年、p.871。
(71) 木村寿（前掲書）1976年、p.262。

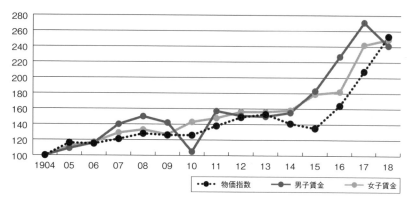

図1-7　大阪市の物価指数と賃金指数（1904～1918年）
（出所）大阪市労働調査係「賃金に関する調査並に賃金、生活費及一般経済界の相関関係」『労働調査報告第4輯』1920年、pp.73-74。

　一方、女子の賃金は、繊維産業が不況であるにもかかわらず、女工募集の困難さゆえ、操業が短縮されただけで低下していない。女子賃金の平均値は上昇している。日露戦争後の電気の普及に伴って、1911年、住友伸銅場は電気配線用の電線生産のため住友電線製造所を新設し、熟練工の待遇を良くして職工を募集した。中小工場の職工が応募していった[72]。1913年を起点にすると、第一次世界大戦の好景気の影響で、1917年まで賃金は物価の1.3～1.4倍の上昇率を示した。しかし、1918年の米を中心とする物価の高騰で実質賃金は以前の水準を下回ってしまった（図1-7）。この実質賃金の下落に直面して、職工や日雇労働者は米騒動を起こした。その後、1920年の春まで好況が続いた。
　大阪市の婚姻届出件数は1887年以降毎年3,000組ほどであったが、1897年の第1次大阪市拡張後は5,000組に増加し、1900年ころから6,000組前後で推移した。1907年以降、表1-3に示すように婚姻率（ある年の人口1,000あたりの婚姻届件数）が8.8‰、9.3‰と増加している。これは出生率

---

(72) 大阪市調査係「常傭労働者の生活」『労働調査報告 第16号』1922年、p.30。

表1-3 大阪市の婚姻届出件数と婚姻率（1905〜1910年）単位：組、‰

	1905	06	07	08	09	10
大阪市婚姻届出件数（組）	6,382	7,125	7,905	8,620	7,186	7,959
大阪市　婚姻率（‰）	7.3	7.2	8.8	9.3	8.7	8.7
全国平均　婚姻率（‰）	7.4	7.3	8.9	9.4	8.8	8.7

（出所）大阪市『明治大正大阪市史第二巻経済上』清文堂出版、1933年、p.136。
（備考）婚姻率：人口1,000あたりの婚姻届出件数、‰。

のピークと一致している。結婚組数が増え始めた要因は、職工の他に職人や小売商人の世帯形成が始まったからであった。しかし、このような職種には流入した寄留者（大阪が本籍でない者）が多く、寄留者同士の結婚が増加し、直接故郷の本籍地に婚姻を届けるか、届出をしない内縁の夫婦が増加した。従って、大阪市に届出されていない婚姻件数を考慮に入れれば、実際の大阪市の婚姻率は全国平均より高かった[73]。大阪の外から来た職工、職人などと世帯を形成したのは、同じように西日本一帯から大阪に働きに来た女工や女中などであった。昭和期になっても職工の2割、女工の3割は内縁だったという調査がある。内縁の理由は、文字の読めない者や名前しか書けない者が婚姻届を出すには代書を頼まねばならず、その費用が彼らには高額だったからである[74]。

　工場と職工が増えることで、寄宿舎や下宿だけでなく世帯向けの住居の需要も増加し[75]、大工など職人の労賃が上昇した。また、日用生活品、生鮮食料品などの小売商、サービス業の営業が可能となった。20世紀初頭の西成郡では、町村ごとに農家や漁師が収穫物を売る場所を決められ、そこで毎日市が立っていた[76]。大阪市では青物の天満市場、難波市場や、鮮魚の雑喉場（ざこば）など卸売市場が発達し、そこから仲買が、大きな商家や工場の下宿、寄宿舎、

---

[73] 大阪市『明治大正大阪市史第二巻　経済上』清文堂出版、1933年、pp.135-137。
[74] 二宮周平『事実婚の現代的課題』日本評論社、1990年、p.5。
[75] 水内俊雄（前掲書）1982年、p.6。
[76] 西成郡役所『西成郡誌』名著出版、1972年、pp.565-567。

大衆食堂などの大量の賄いの商品を配達した。それ以外の消費者は小売商あるいは行商をする生産者から購入した。それが1907〜1911年には、主婦による日々の食料品の買い出しのための小売市場へと変化した。この間、私設の市場が6か所出現している[77]。これは職工世帯の出現と軌を一にする。新婚の夫婦による小売商の開店も多かった。

3．世帯形成の困難さ

　女工の世帯形成がいかに困難であったかについて触れたい。図1-8は20世紀前半の全国と各都市の死産における非嫡出子の割合を示したものである。非嫡出子とは母のみの私生子、あるいは父が認知しても嫡出子とはしない庶子をいい、大半が私生子である。いずれの都市、府とも非嫡出子割合は減少しているが、明治末から大正年間の大阪市の死産に占める非嫡出子の割合は51〜45％と非常に高い。以下、大阪市の死産における非嫡出子の多い理由を考えたい。

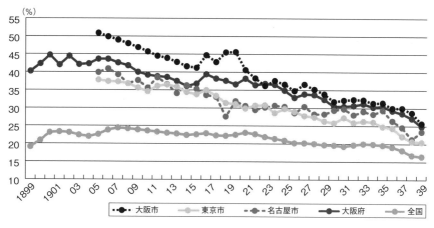

図1-8　死産における非嫡出子割合（1899〜1939年）

（出所）内閣統計局『日本帝国人口動態統計』各年。

---

(77) 大阪市史編纂所編『新修大阪市史第6巻』1994年、p.300。

第1章　女工の結婚と出産

表1-4　大阪府の区・市・郡別死産に占める非嫡出子数とその割合、女工割合（1914年）単位：%

区,市,郡	西区	南区	東区	北区	西成郡	東成郡	堺市	三島郡	豊能郡	泉北郡	泉南郡	南河内郡	中河内郡	北河内郡	大阪府
死産数	710	845	407	586	438	334	147	179	134	392	351	302	307	204	5,336
死産非嫡出子数	312	403	150	226	193	133	67	33	38	134	115	94	102	42	2,042
非嫡出子割合（%）	43.9	47.7	36.9	38.6	44.1	39.8	45.6	18.4	28.4	34.2	32.8	31.1	33.2	20.6	38.3
女工割合（%）	19.05	8.05	1.24	16.43	21.76	2.83	4.68	0.37	0.01	7.79	12.67	1.20	1.82	2.10	100.0

（出所）大阪府『大阪府統計書　大正三年』1916年、pp.86-87、pp.260-261。
（備考）非嫡出子は各地域の死産に占める割合。女工は大阪府の女工総数に占める割合。

　非嫡出子の母親は事実婚の者のほか、住込みの女中や女工と考えられていた。女子人口に占める住込みの家事使用人の割合は大阪市5.3%、東京市7.2%であった[78]。東京と違って勤め人など新中間層の少ない大阪では、女中の多く働く地域は大店の商家が多い東区であった。表1-4が示すように1914年の大阪府下の死産における非嫡出の割合を地域別にみると、東区の36.9%は大阪府の38.3%よりも低く、大阪府の死産に占める非嫡出子の割合の高さは、女中の割合とはそれほど関係がなかった。死産に占める非嫡出子の割合が高いのは細民居住地域の集中した南区であり[79]、三島郡や北河内郡の農村地域は低い。南区のつぎに高い堺市には堺紡績や岸和田紡績堺工場があり、西成郡、西区のように紡績工場の多い地域が、40%を超える高い非嫡出子割合を示していた。女工の多い地域には内縁関係や別居婚が多く、非嫡出子の死産が多かった。

　大阪府の区・市・郡別女工割合を説明変数に、区・市・郡別死産に占める非嫡子割合を目的変数として最小2乗法で回帰分析すると、偏回帰係数が0.665、t値が2.3255、決定係数が0.3107と5%水準で正に有意となった。

---

(78) 内閣統計局『大正九年国勢調査報告全国の部　第二巻（職業）』1929年、p.4。東京市71,586人、大阪市30,465人であった。
(79) 杉原薫・玉井金五編『大正／大阪／スラム―もうひとつの日本近代史』（第2刷）新評論、1987年、p.24。

女工が多い地域は死産に占める非嫡出子割合が高くなる。つまり大阪の死産に占める非嫡出子の割合が東京より約10％も高いのは、女工の不安定な男女関係による比重が大きかったからである。農商務省商工局編『職工事情 上』の中の「女工の風紀」には女工の恋愛を次のように記している[80]。

「寄宿舎にいる者で亭主もちがあるか」――「亭主のある者はたいてい外にて一緒に家を持つ、中には寄宿にいるものもある」
「腹が大きくなり（寄宿舎の）外へ出る者は沢山あるか」――「随分ある」
「工女には大抵男があるか」――「男のある者が多い」

このような状況は大正期にも見られた。寄宿舎住まいの女工は出来高払賃金月3～4円を自由に使うことができた。紡績女工の仕事が休みの日には、この手持ち金と恋愛相手を獲得しようとして、他の工場の職工、小売商の雇人、日雇手伝、石工・大工・左官の職人などが、外出する女工を工場付近で待ち構えていた[81]。誘いにのった女工は他の工場へ誘拐されることがあった。また、誘惑され、妊娠させられる危険があった。妊娠しても同居できない不安定な状態の下での彼らの関係は破綻しやすかった。結果、女工の死産は増加した。図1-9は大阪市の出生、乳児死亡、新生児死亡、死産それぞれにおける非嫡出子割合を示したものである。

たとえば、1906年、大阪市の非嫡出子の割合は、死産では50.9％であるが、新生児死亡38.8％、乳児死亡では30.2％、出生に占める割合は20.6％である。非嫡出子の新生児死亡率は164パーミルであるが嫡出子は67パーミルであり、非嫡出子の死産率は235パーミルであるが嫡出子は69パーミルである。非嫡出子は、新生児死亡では嫡出子の2.4倍、死産では3.4倍も高かった[82]。

---

(80) 農商務省商工局編（前掲書）1998年、pp.211-214。夫は職工が多い。また、女工の中には娼婦や娼妓になる者もいた。
(81) 宇野利右衛門『職工優遇論総論第壱』工業教育会出版、1916年、p.173。
(82) 内閣統計局『日本帝国人口動態統計』。1906年の非嫡出子の乳児死亡率は嫡出子の1.7倍、非嫡出子の乳児死亡率は311パーミルで嫡出子のそれは186パーミルである。

第1章　女工の結婚と出産

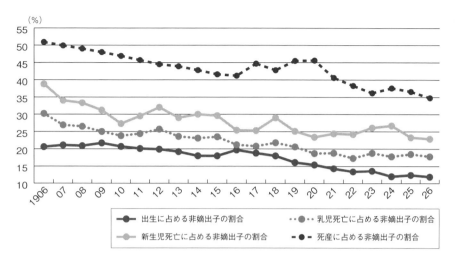

図1-9　大阪市の出生、乳児死亡、新生児死亡、死産に占める非嫡出子の割合
　　　（1906～1926年）
（出所）内閣統計局『日本帝国人口動態統計』各年。

　非嫡出子は、なぜ出生前後にこのように多く死んでいくのであろうか。図1-8、図1-9の大阪市の死産の非嫡出子割合は死産届が出された結果の数値である。死産届を出せるのは産婆か医師だけであるから、妊婦自身による堕胎であっても、産婆か医師が死産届を出さなければ統計上死産数には含まれない。また、1907年に改正刑法において現行の堕胎罪が成立した[83]。従って、若干の堕胎はあり得るが、母胎の栄養不良、あるいは過重労働を原因とする、早産による自然死産が大半を占めたのであろう。大阪市の非嫡出子の死産・新生児死亡の多さは、女工の世帯形成の困難さを示している。1913年の紡績女工のうち、9.7％が既婚者、11.2％が死別・離別者であり、未婚者は79.1％を占めた[84]。1913年の大阪府の妊娠8か月の死産に占める非嫡出子割合は45.5％であったが、14歳から25歳の女性の人口の4割が女工である西成郡（序章、表序-2参照）の死産に占める非嫡出子割合は63.0％と、き

---
(83) 藤目ゆき『性の歴史学』不二出版、1997年、p.122。
(84) 宇野利右衛門（前掲書）1916年、pp.74-75。

わめて高かった[85]。女工が妊娠7〜8か月になると、未婚者用が建前の寄宿舎を出なければならなかったから、妊娠した紡績女工は深夜業と長時間の立ち仕事をより厳しく働き、生きて産まれないようにした。

　妊娠が9か月以上経過すると、生存出産の可能性が高くなる。1905年、出生直後の女児の遺体が隆平橋の入川において発見され、男児の遺体が築港運河で発見された。こうしたことは毎日1〜2件あった[86]。女工が未婚のまま出生した乳児の多くは、おそらく里子に出されるか孤児院に預けられたと考えられる。すでに大阪市は市制を敷いた1889年に棄児養育規則を定め、棄児が満13歳になるまで1日10銭以内を給するとした。この年以降、博愛社[87]、愛育社、大阪汎愛拓殖会が設立され、棄児・孤児を引き取っていた[88]。この規則の適用を受けた棄児数は、年平均で1890年代前半において約250人、後半で約200人、1900年代には150人を前後し、1911年は183人、1912年は161人であった[89]。

　1909年、国費恤救(じゅっきゅう)が廃止されて以降はすべて市費で負担した[90]。そして、1912年に弘済会が成立した。その翌年、大阪汎愛拓殖会は、成長した孤児による殖民活動のため東洋拓殖会社の援助を受け、朝鮮の大邱へ移転した。弘済会は大阪汎愛拓殖会の生野の建物と田畑などの土地を買収し、大阪市が委託していた大阪汎愛拓殖会だけでなく、博愛社、愛育社の孤児・棄児・貧児136人を引き取って弘済会育児部を発足させた。更に、弘済会は弘済小学校も開校させ、乳児を北河内郡交野村付近に里子として委託し、専任保母を巡回させた[91]。

　一方、女工が男性と一緒に暮らす場合、相手が紡績工場の男工であれば社

---

(85) 大阪府『大阪府統計書　大正二年』1915年、pp.64-65。
(86) 大阪朝日新聞「嬰児の死骸について」1905年4月16日刊。
(87) 博愛社『博愛社が来た道』2010年、pp.46-47。乳児は和歌山県の農村に里子に出された。
(88) 大阪市史編纂所編『大阪市史史料　第9輯』1983年、pp.88-89。
(89) 大正期の大阪府警察統計書によると棄児のうち約半数近くが発見時には死亡していた。また、若年女子の自殺者のかなりの割合が妊娠していた。
(90) 大阪市役所社会部『大正12年　大阪市社会事業概要』1924年、p.2。
(91) 澤賢次『弘済院六十年の歩み』1974年、p.47、pp.57-58。

第1章　女工の結婚と出産

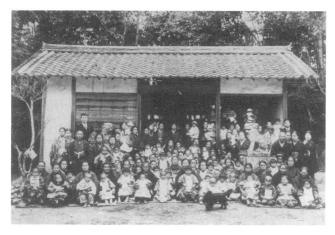

高野山麓の博愛社里子村（大正2年頃）

宅での同居が認められた。そうでなければ、彼らは男性の職場の近くの借間か借家で同居することになった。反対に男性が女性の職場の近くに転居することもあった。しかし、女性は徒歩圏内の工場で子どもを産むまで働いた[92]。死産の場合は短期間の休養のあと再び働いた。1916年の工場法によって有給保障のない5週間の産後休暇が実施されるまでは、出産休暇はなかった。いつ仕事をやめ、出産後にいつ仕事に戻るかは、配偶者の所得、つぎに女性の手取り賃金が勘案されて決められた。第一次大戦の好況が始まるまでは女性も働かざるを得ないことが多かった[93]。大阪にはマッチ箱、紙函、洋傘、玉簾(たますだれ)など内職が多々あり[94]、子育てをしながらの内職の手間賃と、賃金から子守への手当を差し引いた額を比較して、彼女たちは内職か工場勤務かのいずれかを決定した。

---

(92) 宇野利右衛門（前掲書）1916年、p.77、pp.142-145。
(93) Uno, K. 1993. Domestic activities of urban lower-class women. Janet Hunter *Japanese women working*, Routledge. London. pp.60-61.
(94) 横山源之助「大阪工場めぐり」『内地雑居後之日本』岩波文庫復刻、1954年、p.166。

共働きの職工世帯に必要な保育所の出現は細民地域よりも遅れて現れた。弘済会は職工の多い地域の幼児を対象に、1913年に九条・天満、1915年に小橋・四貫島に保育所を開設した。同じころ、北区兎我野町の不動寺の住職、三好賢照は、仏教系の不動寺保育園を1913年に開園した。翌年、母の仏教への帰依に感化された田中藤三郎は、弟の藤太郎とともに大阪紡績のある三軒家の隣の泉尾に泉尾愛児園を設立した[95]。更に、職工の多い西野田地域では、保育所設立の要望も強かった[96]。1917年、西野田の芦分倉庫が起こした爆発の見舞金を分配して受け取った被災者は、その残額を寄付して保育所の建設に充て、1919年、西野田保育所が設立された。この保育所は大阪市に寄贈されたが、大阪市は弘済会に運営を移管した。

4．泉尾愛児園と泉尾新田の工業化

　流入した寄留者の子どもが貧困の連鎖を断ち切る力を持つように援助し、その方法を試行錯誤した社会事業家の代表として田中藤太郎を取り上げる。田中藤三郎、藤太郎兄弟が泉尾愛児園を始めた1914年は、大阪紡績が三重紡績と合併して東洋紡績になった年である。木津川の対岸には摂津紡績、尼崎紡績津守工場があり、この地域は紡績女工が大阪で最も多かった[97]（地図1参照）。職工と港で働く沖仲士の多い街でもあった[98]。泉尾愛児園は、入園希望児の親が働かざるを得ない事情を厳しく審査した[99]。必要度が最も高いのは母子家庭で、その中には未婚で出産した子どもを一人で育てようとする

---

(95) 大阪市民生局（前掲書）1967年、pp.68-74。
(96) 島田克彦「近代大阪の都市形成―福島・野田の街並み」『歴史科学』203、2011年、p.25。
(97)「大大阪」の紡績女工19,798人中この三工場で8,280人42％を占めた。大阪府『大阪府統計書　大正元年』1914年、p.122。
(98) 島田克彦「一九二〇―三〇年代の都市における労働供給請負業者」『ヒストリア』175、2001年、pp.45-49。表1-1の紡績会社の男工が多く利用する指定下宿は三軒家にあって、仲士も多く利用していた。
(99) 社会事業連盟「泉尾愛児園の第8回記念會」『社会事業研究』10-6、1922年、p.87。1914年は園児1日1人に付き13銭の経費であったが、1921年は21銭となった。

母親もいた。愛児園の入所対象は幼児を原則としていたが、事情のある場合は乳児も受け入れた。愛児園は園児の登園時に保育料3銭を持参させた。それを貯蓄して、卒園時に親に渡し、貯蓄の大切さを教えた。愛児園は園児の沐浴や健康診断を実施し、親の生活についての相談にのり、親の会で衛生指導をした[100]。弘済会保育所の昼食は給食で、1919年に鶴町の市営住宅内に設置された大阪市立託児所の昼食は弁当であった。愛児園は給食を実施した。1918年、田中藤太郎は寡婦や夫に遺棄された女性、未婚の母親とその乳幼児のための収容施設、泉尾節婦館を愛児園に併設した。こうした母子寮は、基督教婦人矯風会の中ノ島大阪婦人ホームについで、泉尾節婦館が全国でも2番目に古いものであった[101]。節婦館の仕事を持つ母親に対して、田中は賃金の一部を貯蓄させ自立の準備をさせた[102]。園長の田中藤太郎は、愛児園だけでなく節婦館の経費も、家業の農業と貸家業で支えた。これらの背景について簡単に触れておこう。

　西区、西成郡と東成郡では工場の拡大によって、農地は工場用地や宅地に切り替えられた。それまで米や蔬菜、棉などを生産し、集約的な農業を行っていた農民は、それぞれの土地の権益に応じて得られる収入を期待していた[103]。農民の中には保有する土地を工場や住宅会社に売り、あるいは貸すことによって得た地代を投資にまわす土地所有者や、職工向けの安普請の長屋や下宿を建て、売ることによって地代を取る者、家主として貸家経営をする者、流入者を対象とする小売店を建て、店主となる者などがいた。また、農地を売らずに値上がりを待つ兼業農家の多い地域もあった。資産を持つ者や経営する者は、西成郡と東成郡では地租、所得税などの国税と、地価割、営業割、家屋割の地方税を払った。そして、町会、村会の構成員として選挙権

---

(100) 救済事業研究会（前掲書）1917年、pp.230-232。
(101) 石月静恵『戦間期の女性運動』東方出版、1996年、p.202、p.212。娼妓の自由廃業など救済を求める女性を保護し、女中を中心に女性の職業紹介の事業をした。しかし、女工についての実績はあまりなかった。
(102) 田中藤太郎「悲惨な寡婦生活」『社会事業研究』24-1、1936年、p.67。
(103) 島田克彦「工業化初期における大都市周辺の地域社会と近代都市地主」広川禎秀編『近代大阪の地域と社会変動』部落問題研究所、2009年、p.148。

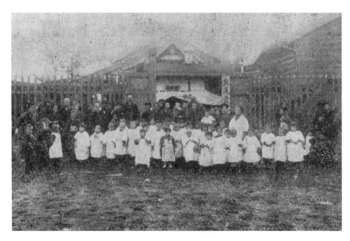

泉尾愛児園

を持った。1889 年大阪市制が始まり、この他に国税、地方税に付加した額を市税として払い[104]、納税額に応じて 3 級に分かれた大阪市会の選挙権を持った。もちろん、職工も一定水準以上の収入があれば、所得税を払わなければならなかった。

　泉尾新田の場合、1897 年の西成郡から西区への編入地域 18 か村の大半の小作人が、大阪築港事業によって地価が高騰し始めたのをきっかけに、1899 年、一致して永小作権確認の提訴を行ったが、1900 年に敗訴した[105]。泉尾新田の訴訟の中心人物は、のちに貸家王といわれた大井伊助であった。泉尾新田は元禄期に泉州踞尾村(つくのお)の豪農、北村六右衛門が干拓した新田で、尻無川と木津川に挟まれた三角州であった。1900 年、地主の北村六右衛門が経営する北村銀行が支払い停止となり、翌年破産した。北村家が所有する泉尾新田の土地は泉尾土地会社に移り、1904 年にその土地が売りに出されたとき、

---

(104) 大阪市史編纂所編『大阪市史史料 第 9 輯』1983 年、p.59。その後、税制は手直しされる。

(105) 大阪市史編纂所編『新修大阪市史第 5 巻』1991 年、p.300。1896 年の西成郡の小作地率は 65.4％であった。

小作人は資金が許す限り先祖伝来の耕作地を購入した[106]。田中藤三郎もそのひとりで、小作地を購入して自作農になった。耕地は畔のある井路川に沿って地割され、棉と米が主な産物であった。舟が農民の移動手段で、農民には井路川から木津川に出て、木津か難波の青果市場に蔬菜を売りに行く豊かな小作人が多かった。泉尾は農村のままであったが、隣の三軒家には大阪紡績が創業された。木津川の川筋には木造の川船の造船所があり、その一つが1885年開業の藤永田造船所であった[107]。

　三軒家の人口1万人の中には、船の金具類の製造業者として日用品の金物を生産する者もいた。田中藤三郎は泉尾を代表し、三軒家の代表とともに三泉共同市場を1911年に開業した。三泉共同市場は日用品の金物と近隣の農家の蔬菜と、漁業権を持つ村からの魚介類を揃えて賑わいを増し、泉尾の市街地化に貢献した[108]。1914年から尻無川は改修され、船舶の需要に応じて3倍以上の川幅に広げられ、大阪ガスのある岩崎の南に運河が開削された結果、1920年に道頓堀川とつながった。船舶の運航を重視したこの計画の通りであれば、尻無川の橋がなくなり、泉尾と三軒家は渡船のみの陸の孤島となる。これを避けるために田中藤三郎は大阪ガスの片岡直方と対立しながらも、木津川にアーチ型の橋を架橋するように尽力した。結局、大阪市長植村俊平の後押しを得て、1915年大正橋が完成した[109]。一方、尻無川の堤防は工場や造船業の操業、製材業の運搬を容易にするため以前よりも低くされた[110]。尻無川の堤防上に住んでいた田中藤三郎、藤太郎は転居し、近くに泉尾愛児園を建設した。

　1917年、泉尾中通の近くに桑畑電機製作所が開業し、1918年、木本鐵工

---

(106) 大阪府立泉尾高等女学校『泉尾史』1941年、pp.74-75。
(107) 大阪鉄工所、藤永田造船所、住友伸銅所、汽車製造、住友鋳鋼所、住友電線製造所の6企業を西六社と呼び、当時の大阪を代表する大企業であった。
(108) 大阪府立泉尾高等女学校（前掲書）1941年、pp.42-44。
(109) 大阪都市協会『大正区史』1983年、p.67。1937年、大正区が港区から分離するとき、田中藤太郎が市民にアンケートを取り、この橋にちなんで大正区と名づけられた。
(110) 大正区役所『わが大正区』1953年、p.213。堤防の高度による安全性は大阪府が判断した。しかし、1934年、室戸台風の高潮によって大正区は全域浸水した。

所が豊田織機に買収されて豊田織機大阪工場となった。第一次大戦の造船ブーム時には、木津川に多くのドックがつくられていたが、大戦後はほとんどが閉鎖された[111]。しかし、造船や発動機の技術は汽車車輛製造、電気機械、水道用鋳鉄管などの土木建材、農業用機械器具に転用された。泉尾にも機械部品製造の家内工業の小工場が増え始め、織機をはじめ金属工業の中小工場が次々と創業し、第一次大戦後も発展をつづけた[112]。

まとめ

　大阪は近代都市として再生しようと工業化を推進した。その中心となった紡績女工の生活・労働実態を述べ、「大大阪」の人口が死亡数より出生数が上まわり、都市の居住空間が女工にとって子どもを育て生活し得る場所となる過程を検討した。

　第一に、大阪市の１年間の婚姻届出件数は1897年の接続町村の第一次編入で5,000組に増加した。日露戦争とその後の好況期には労働力需要が高まり、届け出た7,000～8,000組の結婚だけでなく、寄留者同士の届け出のない結婚も増え、「大大阪」の出生数は1906年に、大阪市は1907年に、死亡数より上まわることになった。

　第二に、明治維新で零落した者や、松方蔵相の財政政策で納税できず家族で大阪へ仕事を求めて流入した者は、日雇いの口入れを兼ねる木賃宿のある長町にまず逗留した。その他にも、大阪三郷と京街道の接点の天満、長柄や、山陽道に通じる梅田街道の接点にある西野田、福島も、移入者の居住地となっていった。大阪紡績は長町や木津川対岸の西浜の子女を雇用するため三軒家に工場を設立した。それは深夜業であっても通勤できる距離に、千人前後の労働力を見込めるからであった。後発の紡績工場もほとんど同じ理由で街道筋にある移入者の居住地の近くに設置された。

---

(111) 沢井実『近代大阪の産業発展―集積と多様性が育んだもの』有斐閣、2013年、pp.61-64。
(112) 大阪府立泉尾高等女学校（前掲書）1941年、pp.77-78。

第三に、紡績会社は紡績機をミュールからリングに替え、織布工程も導入した結果、女工の比重が高まり、女工の争奪戦が始まった。結局、西日本一帯の農村では紡績会社ごとの募集の地域分けがなされ、募集人によって集められた農村の少女は工場内の寄宿舎に入居して働くこととなった。募集費には女工の 20 日分から 70 日分位の日当が払われた。深夜業には欠勤者が多く、生産性は低下した。また、深夜業が嫌われ、毎年採用人数と同じくらいの女工がやめるため、会社は不況の時も女工の賃金を下げずに操業短縮で切り抜けていた。寄宿舎における副食は当時の女工たちの故郷の食事と比べてもそれほど悪くはなかった。しかし、動物性蛋白質と脂質の不足が著しく、農村のように主食の米に麦を入れなければ、脚気が蔓延する献立内容であった。

　第四に、寄宿女工は未婚者のみであり、休日は外出自由であって、男女関係も本人の自覚に任された。他の工場の男工、小売商の雇人、石工・大工・左官などの職人が外出する女工を工場の外で待ち構えていた。女工が妊娠した時、一緒に暮らすことで責任を取る男ばかりではなかった。1906 年の大阪市の出生に占める非嫡出子割合は 20.6％しかないにもかかわらず、死産に占める非嫡出子割合は 51％もあった。また、1913 年の大阪府の妊娠 8 か月の女性の死産に占める非嫡出子割合は 45.5 ％であったにもかかわらず、14 歳から 25 歳の女性の人口の 4 割が女工である西成郡のそれは 63.0%と極めて高かった。これは、死産届に基づく数値であるから人工中絶ではなく、母胎の栄養不良、あるいは過重労働のための早産による自然死産なのであろう。

　一方、多くの男性は責任を取って同居し、世帯を形成した。女性は住居から徒歩圏内の工場で子どもを産むまで働いた。死産であれば、少し休んでからまた働いた。出産後は子育てをしながら内職をするか、子守を雇っても採算の合う工場で働くかが勘案されたが、その決断は最終的には配偶者の所得次第であった。おそらく、第一次大戦の好景気が始まるまでは、女性も働かざるを得ない場合が多かった。

　第五に、1914 年、田中藤三郎は弟の藤太郎とともに、大阪紡績のある三軒家の隣の泉尾に泉尾愛児園を設立した。愛児園は入園希望児の親の働かざるを得ない事情を厳しく審査した。必要度の最も高いものは母子家庭であっ

たが、愛児園は事情のある場合は乳児も受け入れた。1918年、田中藤太郎は、乳幼児を持つ寡婦や未婚の母のための母子寮である節婦館を愛児園に併設した。それまで非嫡出子を出産した母の多くは、子どもを里子に出し、あるいは孤児院に預け、自ら育てることは困難なため少なかったが、未婚の母の子育てを泉尾愛児園・節婦館は支援したのである。

第 2 章

母胎の状態と先天的な死亡

はじめに

　日本で乳児死亡率が問題にされはじめたのは、1914 年、内閣統計局調査官の二階堂保則が『本邦小児死亡の特徴』において、欧米諸国の乳児死亡率が減少しているにもかかわらず、日本は増加傾向にあることを指摘したのがきっかけである[1]。ついで、1916 年に陸軍軍医学校の稲葉良太郎が『日本壮丁に関する医学的観察』において、徴兵合格率は乳児死亡と反比例することを発表した[2]。この年、内務省は青壮年の死亡率も乳児と同様に欧米と比べて著しく高いことから「国運を伸張し国力を充実する」ために、保健衛生調査会を設置した[3]。そして、1920 年 9 月、保健衛生調査会は「児童及び妊産婦の保健増進に関する件」を決議した。その内容は、

① 貧困な産婦を収容するための産院を設置し、妊婦の相談・健康診断を行い、巡回産婆・巡回看護婦に往診させる。
② 育児相談所を設置し、来所させて乳児の育児相談・健康診断を行い、家庭訪問をして母へ育児上の指導を行う。必要に応じて育児用牛乳

---

[1] 二階堂保則「本邦小児死亡の特徴」『統計集誌』412 号、1915 年、pp.292-300。
[2] 稲葉良太郎「日本壮丁に関する医学的観察」『国家医学会雑誌』351、1916 年、pp.203-244。
[3] 毛利子来『現代日本小児保健史』ドメス出版、1972 年、p.26、p.106。

配給所を設置する。
③ 保育を必要とする乳児のための乳児保育所を設置する。
④ 産婆のいない地方には公設産婆を置く[4]。

などが主なもので、①～③は都市中心の、④が農村での対策であった。

大阪市の乳児死亡率の高さが顕著であるだけでなく、大阪市の母胎の状態の悪いことは、序章で述べたように周産期死亡（後期死産と生後1週間児死亡の合計）率の高さにも表れていた。周産期死亡率は、一般的には都市部よりも農村部の方が高いが、大阪市は農村部よりも高かった（16頁、図序-6）。大阪市の周産期死亡率はなぜこのように高いのか。10代からの母親の労働が母体・母胎に影響して、先天性弱質死亡率（出生1,000あたりの先天性弱質乳児死亡数、零歳児のみの死因なので死亡率とした）を上げ、乳児は先天的な生命力虚弱で死んでいることが疑われる。この点を検討するために、周産期死亡のうちの出生後5日間の先天性弱質死亡の分析を中心に、1915年以降の大正期の大阪市の女性の就労と母胎の状態について明らかにしたい。つぎに、出産の状態の指標として、妊産婦死亡率（出産10万あたりの妊産婦死亡数）もあわせて検証し、大阪市において「児童及び妊産婦の保健増進に関する件」に示された妊産婦保護対策が、どのように取り組まれたかを検討したい。

第1節 大正期の大阪市の女子有業者

1．女子労働の実態と既婚者の割合

第1回国勢調査は1920年に実施された。就職者を有業者、そうでないものを本業なき従属者と分類し、有業者を業主、職員、労務者に分けている。大阪市の女子有業者は、業主が13％、職員7％、労務者80％に分かれた。表2-1は、国勢調査に基づいて大阪市の女子有業者の未婚、既婚、死別・離

---

(4) 内務省衛生局編『児童保健問題』1921年、p.1。

第 2 章　母胎の状態と先天的な死亡

表2-1　大阪市女子有業者の未婚、既婚、死別・離別数とその割合（1920年）

	有業者数	割合	主な職種
	（人）	（％）	
未婚	49,243	55.0	紡績、織物、煙草専売、電話交換手、料理・席貸業、看護婦
既婚	21,623	24.1	物品販売、古物商、学校勤務、産婆
死別・離別	18,732	21.9	和服裁縫、日雇
計	89,598	100.0	

（出所）内閣統計局『国勢調査報告府県の部第三巻（大阪府）』1926年、pp.xxi-xxiii。

別数とその主な職種を示したものである。家事の傍ら働くことのできる物品販売の場合、40〜44歳は業主、35〜39歳は労務者、34歳までは本業なき従属者と記載される傾向があり、女子の業主は物品販売が多かった。つぎに、職員は公務員が多数で、教員が多く、教員、産婆など専門職は自由業を含め13,655人であった（20頁、表序-3）。専門職は既婚の割合も高かったが、母親の仕事中の子どもの保育は祖父母など親族の世話によることが多かった。工場で雇用されている労務者（女工）の4分の3は繊維工場で働いていた。工業の労務者の場合、死別・離別も含めて既婚の女子は全体の2割しかなく、商業の雇用労務者は店員、事務員、交換手などで、死別・離別者も含めて既婚者は5％で、残りは未婚者であった[5]。職業を詳細に分けた小分類において、女子就業の多い順に1位は料理店・飲食店・席貸業（芸妓・娼妓など）の16,543人、2位は綿糸紡績業の11,839人であり、3位の和服裁縫は5,129人で、死別・離別者が大半であった[6]。

　1921年に大阪市は「工場労働雇用関係」に関して、大阪市、西成郡、東成郡の従業員100人以上の156工場の男女雇用実態調査を行い、女工の労働実態を示した（表2-2）。勤務時間は男女共通であり、男工は賃金のみ記載

---

(5) 中央職業紹介事務局『東京大阪両市における職業婦人調査』1927年、p.222。
(6) 内閣統計局『国勢調査報告府県の部第三巻（大阪府）』1926年、p.v、p.xv、p.xxi。大阪市の住み込みの女中（家事使用人）30,465人は本業なき従属者とされ、通勤者のみが有業者とされたため、有業者の女中は僅か498人であった。

表 2-2 「大大阪」の従業員 100 人以上の 156 工場の女工の労働実態（1921 年）

	女工数	平均年令	賃金（日給）		勤務時間	通勤	寄宿舎	社宅
			女	男				
	(人)	(歳)	(円)	(円)		(人)	(人)	(人)
繊維	30,656	21	1.14	1.70	11.04	2,524	22,128	2,435
機械	2,103	30	1.15	2.60	9.19	2,021	―	24
化学	2,979	25	1.01	2.13	9.37	2,725	42	14
食品	3,375	16	1.07	1.93	10.08	2,838	7	―
特種	168	46	1.24	2.59	9.38	161	―	―
雑	2,181	25	1.78	2.47	9.48	1,552	4	―
計	41,462	―	―	―	―	11,821	22,181	2,473
平均	―	24	1.16	2.24	10.08	―	―	―

（出所）大阪市社会部調査課「工場労働雇用関係」『労働調査報告第 22 号』1923 年。

した。機械、化学、特種工業や雑工業の男子中心の工場で、女工は検査など不熟練工の作業を朝 7 時から夕方 5 時まで行っていた。その中に少なからず既婚者がいたと思われる[7]。繊維工場の大半は紡績工場で、その女工 30,656 人のうち、寄宿舎に 72% の 22,128 人が暮らしていた。社宅には 2,435 人が暮らし、彼女たちの夫か父親が同じ工場で働いていた。とくに、紡績工場では食堂や社宅が低廉であったため多く利用された。それでも勤務時間が長い割に賃金は低かった。男性の賃金も 1 円 70 銭と女性の賃金に引き寄せられるように低く、夫婦ともに働いている可能性が高かった。

　紡績工場の社宅の一角に保育所があれば、朝 6 時からの昼間勤務者は託児できた。しかし、保育所がない場合や深夜勤務者は別に預けるところを必要とした。紡績工場の既婚者は女工の 10% ほど、死別・離婚の女工も同じ 10% であった。食品工場の女工は平均年齢も 16 歳と低く未婚者が多い。平均勤務時間が 10 時間 8 分と長いのは、女工の割合が高いためである。賃金は時間外手当を含めた手取り（可処分所得）で、女性の賃金は平均で男性の

---

(7) 久保在久編「大阪砲兵工廠衛生調査報告書」（稿本、『大阪砲兵工廠資料集下』日本経済評論社、1987 年）pp.236-244。

第 2 章　母胎の状態と先天的な死亡

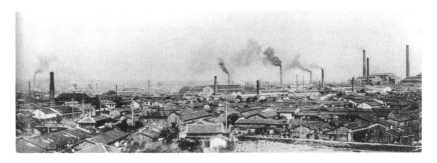

煙を上げる工場と職工住居が混在する市街地

51.8％であった。紡績女工は出来高払いの賃金のため、産前に可能な限り長く働く傾向が強く[8]、深夜勤と長時間の立ち仕事は早産のリスクを高めた。その結果、早産率は21.74％と高かった[9]。出産後5週間の休暇を規定する工場法が1916年から施行されたが、有給保障がなく、女工は5週間では体力が戻らず、さらに数週間長く欠勤しなければならなかった[10]。1905年、鐘淵紡績の共済組合が成立し、従業員福利を始めると、徐々に他の会社も共済組合を設置し、摂津紡績の共済組合は3週間のみ賃金の半分を支給した[11][12]。深夜業の禁止など工場法の改正が議論される1920年代になると、産前1週間・産後5週間の休暇と、その間の賃金の半分を支給する共済組合が大半となった[13]。

---

(8) ジャネット・ハンター著、阿部武司・谷本雅之監訳『日本の工業化と女性労働―戦前期の繊維産業』有斐閣、2008年、p.168。
(9) 小川惟煕「婦人労働者の発育に関する研究（その1）」『労働科学研究』5-3、1928年、p.110。倉敷労働科学研究所の1927年の出産調査。女工の1,058件の妊産婦のうち230件が早産で早産率は21.74％であった。
(10) 大阪府工場課「工場労働の妊産婦に及ぼす影響」『産業福利』3-5、1928年、pp.60-64。工場法改正以後の調査であるが、産後5週間以下で仕事に復帰した女工は10.5％しかいない。
(11) 救済事業研究会『大阪慈恵事業の栞』（第一版）1914年、p.636。
(12) 富士製紙株式会社共済会も同様の規定、大阪市労働調査課「繊維工業工場以外の各種工業工場における福祉増進施設調査」『労働調査報告第5号』1920年、p.152。
(13) 大阪市社会部調査課「工場労働雇用関係」『労働調査報告第22号』1923年、pp.288-292。

2．女工の母性と疾患

女工は、深夜業の上、蛋白質、脂質の不足した食事、寄生虫や長時間労働のストレスによって長く働くほど貧血が増える[14]。その上、思春期の女工には発育不良から、少量月経になる者も多く、生理不順だけでなく無月経となる者が20％もいた[15]。以下は、1919年に大阪市社会部が実施した「職工保健に関する調査」に示された共働き紡績女工の出産と子育てのようすである[16]。

> 職工生活を久しくなすものは母体は漸次衰弱し終に貧血症に陥り母乳は欠乏するに至るを免れぬから幼児の営養に不足を来すことになるであらう。託児所の設備のあるところでは昼間は之に託すことができるが夜はかかる機関がないために幼児は悲惨な状態に陥るであらう。又徹夜

表2-3 「大大阪」の従業員100人以上の繊維工場の女工の疾病状況（1919年）

	呼吸器疾患	感冒	胃腸病	脚気	その他	女工計	男工計
	（人）	（人）	（人）	（人）	（人）	（人）	（人）
治癒者	455	1,365	740	263	1,024	3,847	4,028
死亡者	45	22	17	6	14	104	64
解雇者	26	25	12	16	17	96	137
不明者	13	131	27	3	55	229	372
計	539	1,543	796	288	1,110	4,276	4,601
従業員総数	—	—	—	—	—	10,233	28,568
罹患割合	(5.3%)	(15.1%)	(7.8%)	(2.8%)	(10.8%)	(41.8%)	(16.1%)

（出所）大阪市役所調査課「職工保健に関する調査」『労働調査報告第13号』1922年、pp.16-18、p.153。

---

[14] 小西與一「婦人労働者の貧血 其の原因について」『労働科学研究』5-4、1928年、p.90。
[15] 梶川嘉四郎「女工ノ月経ニ就テ」『日本婦人科学会雑誌』26-5、1931年、p.19。
[16] 大阪市社会部調査課「職工保健に関する調査」『労働調査報告第13号』1922年、p.51。

第 2 章　母胎の状態と先天的な死亡

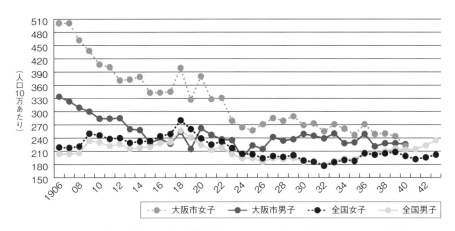

図2-1　男女別結核死亡率（大阪市1906～1940年　全国1906～1943年）
（出所）内閣統計局『日本帝国人口動態統計』各年。

業に従事する女工中には早産が非常に多い。幸いにして月満ちて安産することを得ても小児の死亡率はきはめて高いという有様である……

　同じ「職工保健に関する調査」の100名以上雇用する繊維工場における、3日以上の欠勤原因となる疾病を調べた結果を示したものが表2-3である。女工10,233名の罹患疾病の一位は感冒で、これはスペイン風邪といわれたインフルエンザである。二位は胃腸病、三位は呼吸器疾患（肺炎、気管支炎、肺結核など呼吸器疾患全般）である。調査した女工の罹患割合は41.8％、疾病の内訳は呼吸器539名、感冒1,543名、胃腸病796名、脚気288名であった。死亡者104名、解雇者96名、不明者229人であった。比較のため最後の列に100人以上雇用する工場の男工28,568人のうち死亡64名、解雇137名、不明者372名を示した。その罹患割合は16.1％で、繊維女工の罹患割合は男工の2.5倍を超えた。繊維工場では結核を感冒と報告する場合もあり、解雇され帰省させられた呼吸器疾患の26名と感冒の25名の中にも結核

表 2-4　大阪市の男女別結核死亡率と乳児死亡率の関係

Y：乳児死亡率

	男子	女子
結核死亡率	0.722*	0.563**
t値	2.5287	6.6534
決定係数	0.1623	0.5729

（備考）＊5％水準で有意、＊＊1％水準で有意（最小2乗法）n = 35。

患者は多数含まれていたと考えられる[17]。

　大阪市の女子の死亡ではとくに、結核死亡率（人口10万あたりの結核死亡数）の高さが際立っていた。図2-1に示すように、1910年代の結核死亡率は350～400もあり、全国女子の平均の死亡率と比べても100ポイントほど高かった。肺結核死亡率だけでも全国の平均値を超え、更に腸結核なども多かったのである。また、大阪市の男子の結核死亡率も250～300と全国平均よりも高く、1924年に死亡率は195まで低下したが、その後反転している。当時結核の治療法はなく、唯一の予防法は蛋白質を十分に取ることだけであった。にもかかわらず、女工たちの食事は動物性蛋白質が不足していた。大阪市の35年間の男子結核死亡率・女子結核死亡率のそれぞれを説明変数に、乳児死亡率を目的変数にして回帰分析すると、表2-4のような結果となり、女子の結核死亡率は1％水準で、男子も5％水準で正に有意であった。とくに、女子の結核死亡率の高さは、同時に結核罹患の多さを示し、母胎・母体の状態の悪い人を増やした。そして乳児死亡率に悪影響を及ぼしていた。

---

(17) Hanashima, M. & Tomobe, K. 2012. Urbanization, Industrialization and Mortality in Modern Japan: A Spatio-temporal Perspective, *Annals of GIS 18.1*, pp.57-70.

第2節　先天的な死亡

1．大阪府の郡・市別乳児死亡率

　内務省衛生局は大阪府の乳児死亡率が非常に高いので、1917年その原因を明らかにする調査を大阪府に命じた[18]。大阪府警察部衛生課（以下大阪府衛生課と記す）は技師国澤武雄を中心に、1914年から1918年まで府下全域の埋葬認許證下附簿より資料を集約し、1920年に『大阪府衛生資料第一集』を作成した。しかし、『大阪府衛生資料第一集』は現存せず、日本赤十字社大阪支部病院の大久保直穆が『乳幼児保護指針』の資料として使用した表2-5の大阪府下の郡・市別の乳児死亡率だけが残っている。

　表2-5の堺市の5年平均の乳児死亡率は278パーミルで、大阪府の最高位である。5年平均の乳児死亡率を死因別にみていくと、先天性弱質が64.5パーミル、梅毒が7.3パーミルで、下痢が46.6パーミル、呼吸器疾患54.5パーミル、脳膜炎が33.0パーミルである。1920年大阪府において死亡数が出生数を上回ったのは堺市のみであった[19]。堺市社会課は1917〜1925年の乳児死亡の調査を実施した。それによると、9年間平均の死因別乳児死亡率

表2-5　大阪府の郡・市別乳児死亡率（1914〜1918年）単位：パーミル

	堺市	西成郡	東成郡	三島郡	豊能郡	泉北郡	泉南郡	南河内郡	中河内郡	北河内郡
1914	320	286	209	205	203	168	175	135	153	163
1915	237	263	193	237	209	186	188	144	209	171
1916	247	234	184	183	195	156	202	141	160	144
1917	294	243	247	226	202	177	201	161	187	180
1918	294	243	235	226	200	209	232	166	195	148
平均	278	254	213	215	202	179	201	150	181	161

（出所）大久保直穆、三杉義利『乳幼児保護指針』大阪乳幼児保護協会、1928年、pp.55-56。

---

[18] 内務省衛生局「（四）大阪府」『各地方に於ける保健衛生調査概状』1917年。
[19] 内閣統計局『日本帝国死因統計』1914〜1918年の堺市の統計から計算した。

は先天的な死亡が91.4パーミル、脳膜炎は32.3パーミルである。同期間平均の大阪府の先天的な死亡は61.5パーミル、脳膜炎は21.6パーミルなので、堺市はいずれもきわめて高い[20]。堺市は人口8万人であるが、椴通(だんつう)など織物業の児童少女労働が盛んであり、母胎・母体の状態や乳児の生育条件が悪かった。更に、両親の性病、酒害、結核、その他の疾病によるものが多数を占めたことが、早産を含めた先天性弱質と梅毒、つまり先天的な死亡率を高くした。

泉南郡は繊維工業地帯であるため、やや高い。泉北郡、河内の各郡は農村地域であり、乳児死亡率は比較的低い。同じ農村地域でも三島郡や豊能郡の乳児死亡率は、比較的高い。三島郡や豊能郡の京都府に近い山村は大阪府の中では寒冷であるため、乳児死亡率を高くしたと国澤の内務省への報告書『乳幼児保護に関する報告』は述べている[21]。

2．大阪市地域別の先天性弱質死亡率

大阪府衛生課は、1916年から1920年までの大阪市の死体検案簿から、慣例的なまとまりの25地域ごとに、死因、月齢、性別の乳児死亡の実態を調査し、1924年に『大阪府衛生資料第二集』を発表したが、出生数の表示はなかった。翌年、1917年から1920年までの25地域ごとの幼児死亡の集計『大阪府衛生資料第三集』を発表し、その中に1920年の25地域別人口の掲載があった。この人口と大阪府統計書の各区の出生率を基に1920年の25地域の出生数を推定し、乳児死亡率を乳児死亡数と推計出生数から算出した[22]。表2-6は1920年の大阪市地域別の先天性弱質死亡率、梅毒乳児死亡率、乳児

---

(20) 齊藤眞文「堺市乳児死亡ニ関スル調査」『児科雑誌』360号、1929年、pp.33-36、p.39。堺市社会課は死亡診断書で調査し、齊藤眞文がまとめた。
(21) 国澤健雄『乳幼児保護に関する報告』内務省衛生局、1926年、p.15。三島郡はケシの栽培が盛んでその毒性の母胎への影響も考えられる。
(22)『大阪府衛生資料第三集』に記載された人口と『大阪府統計書』の行政区別の人口数・出生数を使い出生率を計算した。ただし、25地域が行政区と無関係に決められているので誤差が生じる。大阪府下では『大阪府統計書』に郡・市別の出生数はわかるが、その乳児死亡数の記載がないため『乳幼児保護指針』（表2-5）に記載された以外では、地図3の各郡部の町村別乳児死亡率のみである。

第2章 母胎の状態と先天的な死亡

表2-6 大阪市地域別の死因別乳児死亡率（先天性弱質、梅毒）、乳児死亡率、新生児死亡率とα-インデックス（1920年）　　単位：パーミル

		死因別乳児死亡率		乳児死亡率	新生児死亡率	α-インデックス
		先天性弱質	梅毒			
		(‰)	(‰)	(‰)	(‰)	
南区	天王寺	39.0	1.6	165.8	52.1	3.18
	日本橋	62.4	8.1	308.4	74.9	4.12
	木津	68.9	9.6	363.8	75.8	4.80
	今宮	48.4	5.8	215.1	51.9	4.14
	難波	64.3	3.7	241.9	67.3	3.61
	島之内	21.5	1.9	130.1	36.4	3.78
	千日前	35.4	1.1	165.5	36.3	4.56
	高津	46.4	3.9	205.2	57.4	3.57
東区	玉造	57.7	4.4	259.5	73.9	3.51
	上町	43.2	1.5	186.1	56.1	3.32
	船場	16.0	1.1	94.1	26.2	3.59
西区	三軒家	46.5	5.9	222.5	78.1	2.85
	築港	52.6	4.6	236.2	60.5	3.90
	九条	40.0	1.7	199.4	67.0	2.98
	靱	31.1	0	116.2	44.4	2.62
	新町	41.1	0	136.3	54.1	2.52
	堀江	26.1	1.4	139.5	40.3	3.46
	西九条	75.4	4.0	268.0	74.9	3.58
北区	西野田	64.7	0	277.2	75.6	3.67
	福島	28.2	3.5	154.0	52.8	2.92
	本庄	48.2	2.6	297.7	64.6	4.61
	梅田	45.9	2.9	187.8	50.0	3.75
	中之島	40.8	0	147.4	29.0	5.08
	天満	43.9	0.5	176.2	55.4	3.18
	東野田	53.2	1.4	274.2	64.9	4.22
大阪市平均		47.7	2.9	218.5	60.5	3.61

（出所）大阪府衛生課『大阪府衛生資料第二集』1924年、p.28、pp.100-124。
（備考）病院死亡240名、市外死亡本籍地者59名は市平均のみに含む。早産の項目はない。

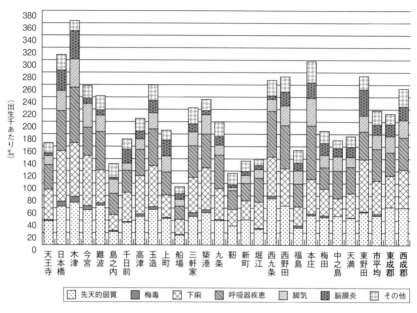

図 2-2　地域別の死因別乳児死亡率（大阪市 1920 年、郡部 1916 年）

（出所）　大阪府警察部衛生課『大阪府衛生資料第二集』1924 年、pp.20-29、p.90。

死亡率、新生児死亡率、α-インデックス（乳児死亡率÷新生児死亡率）を示し、「大大阪」の地域別死因別の乳児死亡率を図 2-2 に示した。大阪府衛生課の調査では先天性弱質の中に早産を含んでいる。

　1920 年の大阪市の平均の先天性弱質死亡率は 47.7 パーミル、乳児死亡率は 218.5 パーミル、新生児死亡率は 60.5 パーミル、α-インデックス 3.61 である[23]。大阪市民の平均的な収入は全国平均より高いにもかかわらず、その分配は不均質であり、大阪市の乳児死亡率が最高値の木津 363.8 パーミルは、最低値の船場 94.1 パーミルの 4 倍に近かった。船場のα-インデックスは 3.59、新生児死亡率は 26.2 パーミルで、母胎の栄養や労働の状態も良い

---

[23] 1920 年の内閣統計局『死因統計』における大阪市の先天性弱質死亡率 37.6 パーミル、乳児死亡率 231.5 パーミル、新生児死亡率 60.0 パーミル、α-インデックス 3.86 である（第 3 章、図 3-6）。

ことを示した。対照的なのは三軒家である。新生児死亡率が 78.1 パーミルと船場の約 3 倍と高く、乳児死亡率は 222.5 パーミルと大阪市の平均に近い。しかも、α-インデックスは 2.85 と生活水準の低かった明治期の大阪の数値に近く、母胎の状態は芳しくなかったのであろう。築港は三軒家よりも新生児死亡率は低いが、先天性弱質死亡率 52.6 パーミル、乳児死亡率は 236.2 パーミルと高い。砲兵工廠の職工の多い玉造は、先天性弱質死亡率 57.7 パーミル、乳児死亡率 259.5 パーミルと築港より高く、新生児死亡率は 73.9 パーミルである。

　しかし、最も母胎の状態が悪いのは、新生児死亡率 74.9 パーミルと先天性弱質死亡率 75.4 パーミルの西九条であろうか。東隣の西野田の先天性弱質死亡率 64.7 パーミル、新生児死亡率は 75.6 パーミルと、西九条よりも若干低いが、乳児死亡率は 277.6 パーミルと西九条よりも高かった。もし、北隣の伝法や福と、西野田の北隣の鷺洲から豊崎までの西成郡に調査が及んでいたならば、地図 3（81 頁）が示すように、西成郡はほぼ西九条、西野田と同程度の新生児死亡率を示し、工業地帯における母胎の状態の悪さをより鮮明に示したであろう。乳児死亡率と α-インデックスは、木津の 363.8 パーミルと 4.8、日本橋の 308.4 パーミルと 4.12、本庄の 297.7 パーミルと 4.61 のように細民居住地域が高値を示し、乳児の生育条件や衛生状態が悪いことを示している。しかし、α-インデックスの第 3 位は、職工居住区の東野田の 4.22 であり、東野田の乳児死亡率は 274.2 パーミルと工業地帯の中でも第 2 位で、乳児の生育環境も細民居住地域とあまり変わらない水準にあり、新生児死亡率は 64.9 パーミルと母胎の状態も悪い。細民居住地域に隣接し、商業・工業混成地域である難波は、先天性弱質死亡率 64.3 パーミル、新生児死亡率 67.3 パーミルと高い。

　これらの地域を、乳児死亡率、α-インデックス、梅毒死亡率による 3 項目を勘案して比較すれば、旧長町近辺の細民居住地域の木津や日本橋が高く、衛生状態と乳児の生育環境が最悪である。他方、先天性弱質死亡は 1 か月以内の新生児期に起こりやすいが、出生後 1 か月以内に肺疾患などに罹患し死亡する新生児もいる。1 か月以降の先天性弱質死亡もあるため新生児死亡率

と先天性弱質死亡率は一致しない。そこで、母胎の状態を先天性弱質死亡率に新生児死亡率を重ねて比較すると、西九条が最悪である。次に悪いのが木津、西野田、日本橋、玉造、難波、三軒家、東野田、築港、本庄と続いた。職工居住地域の母胎の状態は細民居住地域の母胎の状態よりも良いとはいえなかった。第3章で女工の食事と細民居住地域の食事を比較する。

3.「大大阪」の乳児死亡率

　図2-2の最後の三列、大阪市平均と東成郡はほぼ同じ乳児死亡率であるが、西成郡が最も高い。ここでは、表2-7、地図3と合わせて、「大大阪」で乳児死亡率を検討する。大阪府衛生課は、出生1,000あたりの乳児死亡率ではなく、総死亡に占める乳児死亡割合（乳児死亡数÷総死亡数×100、％）を発表した。木津の総死亡に占める乳児死亡の割合は35.58％で、船場の18.39％の2倍に近かった。この木津と船場の数値は、木津の乳児死亡率が船場の4倍になるほど大きくはない（表2-6）。それでも、細井和喜蔵は『女工哀史』において、総死亡に占める乳児割合の高い地域には紡績工場が必ず存在することを論じている[24]。総死亡に占める乳児の割合が30％を超えるのは、1897年に西成郡から大阪市に編入した三軒家、築港、西九条、西野田

表2-7　居住地域別出生数・乳児死亡数・乳児死亡率（1920年）

	商業地域	細民地域	1. 大阪市工業地域	2. 西成郡	3. 東成郡	1＋2＋3
	（人）	（人）	（人）	（人）	（人）	（人）
出生数	18,020	4,192	14,448	10,485	8,362	33,327
乳児死亡数	3,010	1,325	3,376	2,663	1,781	7,820
乳児死亡率	(167.0‰)	(316.1‰)	(233.7‰)	(254.0‰)	(213.0‰)	(234.6‰)

（出所）大阪府衛生課『大阪府衛生資料第二集』1924年、大阪府『大阪府統計書大正9年版』。

---

(24) 細井和喜蔵『女工哀史』岩波文庫復刻、1954年、pp.325-327。『女工哀史』の初版本は1925年に発刊された。細井は1920年9月「大阪毎日新聞」から乳児死亡割合の地図を入手した。

第 2 章　母胎の状態と先天的な死亡

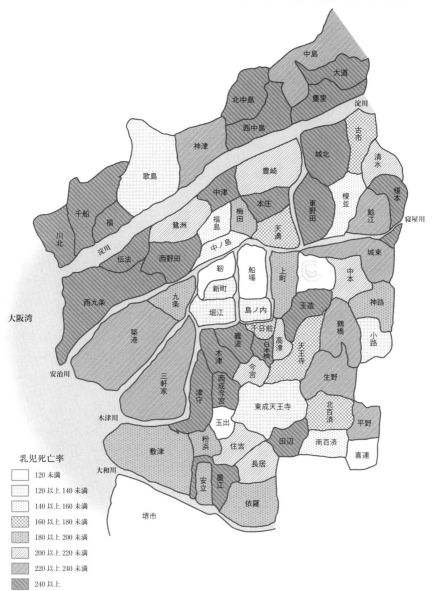

地図 3　「大大阪」地域別乳児死亡率（大阪市 1920 年、郡部 1914 〜 1918 年）

（出所）大阪府衛生課『大阪府衛生資料第二集』1924 年、pp.100-124、p.28。国澤健雄「大阪府各市町村別乳児死亡図」14-15 頁間の地図より筆者作成。『乳幼児保護に関する報告』内務省衛生局、1926 年。

の機械・金属工業が発展した地域[25]と、西成郡の伝法、津守、東成郡の城北、鯰江、城東であり[26]、これらの地域には細井のいうとおり東洋紡績、鐘淵紡績、大日本紡績などの大工場、その他の中小の紡績工場があった。図2-2に示した、東成郡の死因別の内訳をみると、先天性弱質が61.7パーミル、下痢が51.1パーミル、呼吸器疾患が、37.7パーミル、脚気が26.4パーミル、脳膜炎が18.7パーミルであり、西成郡の先天性弱質が60.5パーミル、下痢が61.7パーミル、呼吸器疾患は工場の煤煙のためか高く52.6パーミル、脚気が28.0パーミル、脳膜炎が22.1パーミルで、乳児死亡率は254パーミルと高く[27]、総死亡に占める乳児の割合についても、中津を除いて豊崎から稗島まですべて30％を超えていた。豊崎、中津、西成今宮は第一次大戦期に急速な人口増加を経験し、「大大阪」の中でも最も人口密度の高く、居住条件の悪い機械・金属、化学の工業地帯であり、西成今宮は貧民居住地化しつつあった[28]。

表2-7の商業地域の乳児死亡率は、先天性弱質死亡率の低い船場をはじめとする商業地と、それに隣接した福島、九条、梅田、天満、上町、高津で、167.0パーミルである。細民居住地域の乳児死亡率は316.1パーミルである。その外側の三軒家、築港、西九条、西野田、東野田、玉造の「1. 工業地域」の乳児死亡率は233.7パーミルである[29]。淀川沿いの川北から大道、伝法から豊崎までと津守、西成今宮の「2. 西成郡」の乳児死亡率が254パーミルであり、城北から東成天王寺までの「3. 東成郡」の乳児死亡率が213パー

---

(25) 沢井実『近代大阪の産業発展—集積と多様性が育んだもの』有斐閣、2013年、p.62。
(26) 国澤健雄「大阪市及隣続町村の乳児死亡状況図」(前掲書)内務省衛生局、1926年。
(27) 大阪府衛生課『大阪府衛生資料第二集』1924年、p.90。東成郡、西成郡の死因別の内訳は1916年、乳児死亡率は表2-5の1914〜1918年の平均を使用した。
(28) 天王寺村、今宮村は1897年の第一次大阪市の接続町村編入時に現在のJR環状線のインナー地域のみ部分編入した。1925年の第二次の編入までは郡部は東成天王寺、西成今宮と区別する。東成郡の南部は農村がまだ多かった。
(29) 大阪府衛生課『大阪府衛生資料第二集』1924年、pp.100-124。大阪府『大阪府統計書大正9年版』1922年、p.46、p.86。

ミルであって、大阪市の周りを工業地帯が取り囲んでいた[30]。「大大阪」の工業地帯の合計の乳児死亡数は7,820人、乳児死亡率は234.6パーミルで、「大大阪」の乳児死亡数の64.3%を占め、「大大阪」の乳児死亡率を高率にする影響力が最も大きかった。

4．先天性弱質と先天性梅毒

　図2-3は生後5日以内の新生児死亡率（出生1,000あたりの生後5日以内新生児死亡数）である。1920年、大阪市の5日以内新生児の死亡が、新生児死亡に占める割合は『日本帝国人口動態統計』によると40.7%、東京市40.4%、全国43.8%であった。当時、全国の人口は農村部の割合が8割を超え、農村の妊娠・出産を担う生産年齢にある女性の厳しい労働が、生後5日間の新生児死亡率を高くしていた。すでに序章でふれたように、明治・大正初期は、新生児死亡のかなりが死産として届出されたため除き、1920年以降で比べてみると、入れ替えはあるものの高い順に大阪府、大阪市、全国、名古屋市、東京市であった。

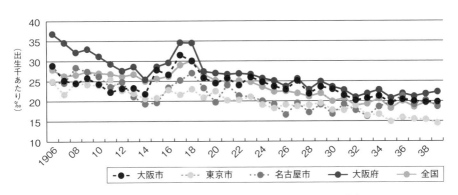

図2-3　生後5日以内新生児死亡率（1906〜1939年）
　　　（出所）内閣統計局『日本帝国人口動態統計』各年。

---

(30) 大久保直穆、三杉義利『乳幼児保護指針』大阪乳幼児保護協会、1928年、pp.55-56。1920年の郡部の出生数に乳児死亡率を掛けて乳児死亡数を算出した。

表2-8 先天性弱質死亡乳児の母親の妊娠時の職業の有無と早産の割合（1922年）

	職業なし	職業あり				計
		家庭内で仕事	工場勤務	その他	計	
早産児の母	(人)234	(人)70	(人)8	(人)11	(人)89	(人)323
熟産児の母	130	42	2	9	53	183
早産の割合	(64.3%)	(62.5%)	(80.0%)	(55.0%)	(62.7%)	(63.8%)
職業の有無	(71.9)	(22.1)	(6.0)	(6.0)	(28.1)	(100.0)

（出所）国澤健雄『乳幼児保護に関する報告』内務省衛生局、1926年、pp.205-206。
（備考）家庭内有業者の労働時間は3時間〜17時間、家庭外の有業者は10〜12時間が多い。

　大阪市は都市部の中で5日以内新生児死亡率がなぜ高いのであろうか。これまで、紡績女工の深夜労働などが先天性弱質を増やした要因としてみてきたが、それに加えて梅毒乳児死亡率（出生1,000あたりの乳児の梅毒死亡数）の影響を考えたい。

　1918年、大阪府衛生課は、大阪市の乳児死亡率の高い日本橋、木津、今宮と、職工の居住率の高い難波、三軒家、築港、西九条、西野田の死亡乳児2,500余名の家庭を戸別訪問し、死因、生前の栄養、哺育状態などを聞き取り調査した[31]。この調査によると、先天性弱質死亡1,012名のうち、早産は654名で64.6%を占めた。早産の内訳は妊娠7か月出産が65名（6.4%）、8か月出産が242名（23.9%）、9か月出産が347名（34.3%）であり、熟産は358名で35.4%しかなかった。

　先天性弱質による5日以内の死亡乳児は527名で、6日〜1か月以内は330名、1年以内が155名であった[32]。5日以内の死亡乳児の527名の母親のうち340名は早産であった。この527名の母親について詳しく述べる。

　表2-8は5日以内に死亡させた母親の中で、妊娠時における職業の有無を回答した506名の早産の有無を示したものである。職業のない母親の割合が

(31)国澤健雄（前掲書）1926年、p.100。
(32)国澤健雄（前掲書）1926年、pp.176-178。

第 2 章　母胎の状態と先天的な死亡

表 2-9　生後 5 日以内死亡児の母親の出産経歴と胎児・乳児の死亡（1922 年）

	母親数	早産数	早産割合	以前と併せて	出産数	死・流産数	乳児死亡数	死亡割合
今回	（人）527	340	(65.5%)		1766	77	（人）1,039	(63.2%)

（出所）　国澤健雄『乳幼児保護に関する報告』内務省衛生局、1926 年、p.176, pp.190-195。

71.9％、工場就労者の早産率は高いが[33]、勤務者数が少なく、職業の有り無しに関係なく早産の割合はほぼ同じだった。新婚期は出産まで就労していると推測されたが、この調査の産婦は下層住民の地域にもかかわらず、妊娠時での就業者は 28.1％しかいなかった。

表 2-9 の 5 日以内死亡乳児のうちの早産した 340 名の母親は、妊娠時の疾病を次のように回答した。妊娠中毒症 27 名、感冒 27 名、脚気 20 名、梅毒 15 名、結核 12 名、下痢 12 名、心臓病 5 名、虚弱 34 名、羊水過多など 9 名、双生児と奇形が 21 名で、妊娠中毒症や前置胎盤ゆえの人工早産が 16 名もいた。早産児 340 名の母親のうち 299 名が、虚弱、その他何らかの異常・不調があり、働けない者が多かった[34]。その早産の 340 名の乳児は発育不全であって、非嫡出子が 108 名（31.8％）を占めた。大阪市の出生に占める非嫡出子は 18％で、1918 年全国平均 8.8％の 2 倍と高かったが[35]、5 日以内死亡早産児の 31.8％を非嫡出子が占めたという事実は、非嫡出子の生存の困難さを示していた。この中には、事実婚や第 1 章で述べた非嫡出子の死産を経験した女工のその後の出産が含まれている[36]。最初の妊娠における死産での子宮頸管の損傷のため、あとの妊娠では熟産に至らない事例もあろう。527 名の母親のうち 44.4％は 20 歳以下で初産を経験していた。出生地の判明する母親のうち、22％しか大阪市内生まれはいない。32％が他から大阪に来て

(33) 国澤健雄「乳幼児保護に関する報告（10）」『医事公論』第 736 号、1926 年、p.46。
(34) 国澤健雄（前掲書）1926 年、pp.211-214。
(35) 内閣統計局『日本帝国人口動態統計　大正 7 年』p.194。
(36) 宇野利右衛門「工女堕落の径路（上）（中）（下）」『救済研究』3-1 ～ 3-3、1915 年。性病検査するために逮捕した警察の私娼前歴調査記録によると、私娼の 61％が紡績女工であった。

5年以内の者、22％が5～10年の者であった。10代に紡績女工や女中として大阪に働きに来て以来、10年に満たない20歳以前に初産した者の比率が高かった。

　表2-9に示したように、527名の母親の死産・流産と乳児死亡を合わせた数を出産数で割った死亡割合は63.2％であった。彼女たちは平均3.35人を出産した。その3分の2の胎児・乳児は死亡した。死亡割合が高いのは、母親の26名は結核であり、28名は梅毒だからであった(37)。更に、死・流産や早産による先天的弱質で死亡を繰り返す母親は、梅毒の疑いがあった。

　乳児の梅毒は先天的に母親から感染する。1920年の大阪市の梅毒死亡乳児108名のうち、聞き取り調査地域の梅毒死亡乳児の合計が61名であった。梅毒乳児死亡率は木津9.6パーミル、日本橋8.1パーミル、三軒家の5.9パーミル、築港4.6パーミルが高い地域である（77頁、表2-6）。

　1916年からの10年間の大阪府の徴兵検査受検者1,000人に占める性病（梅毒、軟性下疳、淋病）罹患率の平均は全国平均より4.13ポイントも高く(38)、順位は全国で9番目であった(39)。その罹患経路の78％は娼妓など、18％は不明、4％が素人からと、徴兵受検の感染者は述べており(40)、感染者から彼らの妻への感染だけでなく、女工との恋愛によって女工への感染が広がった可能性もある。1921年、大阪府の娼妓8,178人のうち、東成郡飛田の1,429人も大阪市に含めると、89.5％の娼妓は大阪市内の遊廓で働いていた(41)。1920年の人口1,000に占める芸妓・娼妓率は、全国平均が1.928だが、大阪府が4.510と全国第1位、2位は京都3.969、3位は東京3.644である(42)。娼妓の出産は表に出てこないが、遊廓の周りにかなりの私娼がいた。

---

(37) 国澤健雄（前掲書）1926年、p.184。
(38) 大久保直穆、三杉義利（前掲書）1928年、pp.46-47。
(39) 友部謙一「人口からみた生命リスク―近世・近代日本における花柳病罹患とその帰結」『生命というリスク』法政大学出版局、2008年、p.35。
(40) 木村武夫『大阪府社会事業史』大阪社会福祉協議会、1958年、p.417。1920年全国壮丁検査から。
(41) 大阪府『大阪府統計書 大正10年』1923年、p.670。
(42) 大原社会問題研究所『日本労働年鑑 1922年』1923年、pp.248-249。

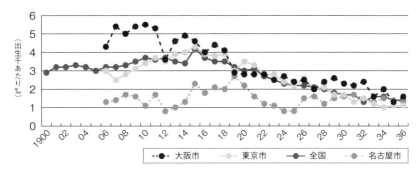

図 2-4　梅毒乳児死亡率（全国 1900 〜 1936 年、都市部 1906 〜 1936 年）
（出所）内閣統計局『日本帝国人口動態統計』、同『日本帝国死因統計』各年。

1916 〜 20 年の大阪府下の芸妓の廃業者のうち結婚するか妾になった割合は、19.3％を占めた[43]。私娼や元芸妓もこの調査の 527 名の母親の中にいて、その性病罹患が影響したと考えられる。

梅毒乳児死亡率を図 2-4 でみると、名古屋市は最も低かった。大阪市は 1918 年までは東京市よりも高く、5 パーミルを超えることもあった。しかし、いずれの地域も 1936 年には 1.5 パーミルの水準に低下する。これは、1909 年に秦佐八郎とエールリヒが梅毒の治療薬サルバルサンを発見し、その治療への普及が大きかった。

5．職工の妻と日雇労働者の妻

第一次大戦期の好景気に物価は 2.3 倍に上昇したが、図 2-5 に示したように建築工の賃金が 4.3 倍と上昇しているため、1922 年の実質賃金は 1910 年と比べ大幅に上昇した。職工も実質賃金が大幅に上昇し、10 代で大阪へ働きに来た女性と世帯を形成できるようになった。彼らの生活は徐々に安定し、手取賃金の高い者の妻や母胎の状態の悪い妻から外働きをやめ、家事・育児に専念した。これらの変化は、日露戦争から第一次大戦好況期までのわずか

---

[43] 大原社会問題研究所『日本労働年鑑 1922 年』1923 年、pp.246-247。

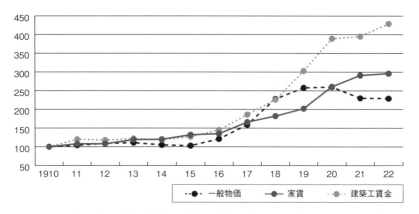

図2-5　大阪市の建築工賃金、物価、家賃の指数比較（1910～1922年）
（出所）大阪市社会部調査課「土地住宅賣買と家賃」『労働調査報告第21号』1923年、p.123。
（備考）1910年の数値を100として基準とした。

15年間におこった。一方、母親が就労を続けようとしても乳児保育所もなく、2歳以上の幼児を預かる託児所は細民居住地や職工居住地域につくられ始めていたが、収容定員は少なく、妻が出産後働くことは難しかった。一方、職工、職人の実質賃金が第一次大戦中に上昇し、妻が外に働きに行かなくても生活できるような家族経済が成立しつつあった。

　大阪市労働調査課は、高野岩三郎の『月島労働者の家計調査』の影響を受け、1918年から翌年にかけて職工家族などのモニターが記載した家計簿「家計の栞」を集計し、『労働調査報告』に掲載した。'Cost of living among laborers in Osaka, Japan'（日本の大阪の労働者の生計費）は、1919年から翌年1月までの413名のモニターの中から、比較的所得の高い職工層99世帯を選び、その生計費を示した。99世帯のうち妻の職業は女工6名、手工業者1名、内職18名で、他の70余世帯の妻は働いていなかった[44]。未婚の娘は、女工7名である。女工は14歳から働き出すことが多い。一方、就学

(44) Osaka Municipal Office, 1921 Cost of living among laborers in Osaka, Japan. *Report of labor research seriesx.* pp.7-18, p.91.

中の 13 歳〜 15 歳の娘 6 名、事務員が 6 名、内職が 3 名であり、20 歳前後の娘は家事をし、結婚する際に持参する着物の裁縫をしていた。同じ職工でも、息子だけでなく娘まで高等小学校に行かせ、事務員に就職させ、花嫁修業の裁縫をさせる層と、女工にさせる層に分かれていた。

そこで、大阪市の「硝子製造従業者の労働と生活」の調査から、世帯の月平均の収入と支出を表 2-10 でみておこう。

ガラス工 198 名の回答者中、世帯主は 57 名、141 名は単身者であった。57 世帯の平均収入の内訳は、世帯主が 77.81 円であり、57 世帯の世帯主以外の総収入は 511.6 円であり、1 世帯あたりの平均は 8.98 円と合わせて平均収入が 86.79 円である。世帯主以外の総収入 511.6 円の内訳は、妻で収入のあるものは 13 世帯しかなく、他に働く家族がいるのが 21 世帯、他より送金をうけるのが 27 世帯もあった。間貸ししている世帯は 14 世帯であり、1 世帯の平均貸間賃は 5.98 円である。支出では、住居費の平均は 13.67 円であるから、妻が借家を管理することによって、家賃は 7.69 円で済んだことになる。食費の平均は 30.11 円であるにもかかわらず、交際費は 24.94 円もあった。食費とあまり変わらない交際費は、厳しい労働ゆえ不可避なのであろうか。

ガラス瓶とガラス食器を生産する中小工場は北区から西成郡豊崎町にかけて広がっていた。ガラス工のほとんどが男性で、彼らの学歴は尋常小学校卒業程度であった。まず、ガラス工は 12 歳で徒弟、次いで見習工となり、20 歳から 25 歳までの修錬工を経て一人前となる。しかし、その労働は苛酷で、35 歳を過ぎて労働を継続することは困難であり、退職後の生活のため 26 名が平均 7.92 円を貯蓄していた。逆に、借財を返済する世帯が 23 世帯、月平均 5.30 円に上った。一方、下宿暮らしの単身修錬工の 24 名は、支出 64.17 円のうち、13.41 円を結婚、老後、あるいは独立のために貯蓄をしていた[45]。独身のガラス工は世帯を形成し得る職工の列に連なっているものの、日雇労働者より早い 30 代前半に労働生産性が最高となる厳しい労働条件下

---

(45) 大阪市社会部調査課「硝子製造従業者の労働と生活」『労働調査報告第 33 号』、1925 年、pp.96-103。

表 2-10 世帯を持つガラス工の月平均の収入と支出（1924 年）単位：円

収入	世帯主	世帯主以外	世帯主以外の収入総計 511.6 円の内訳					計
			妻	他の家族	貸間賃	他より送金	その他	
（円）	77.81	8.98	9.24	10.48	5.98	3.08	4.50	86.79
世帯数	57	57	13	21	14	27	1	57
支出	食料費	住居費	被服費	光熱費	交際費等	その他		計
（円）	30.11	13.67	8.33	5.00	24.94	4.74		86.79
（％）	(34.69)	(15.75)	(9.60)	(5.76)	(28.74)	(5.46)		(100.0)
食料費30.11円の内訳	米麦類	魚類	肉類	野菜・乾物類	調味料	菓子・茶など		計
（円）	12.40	3.45	4.61	4.25	3.20	2.20		30.11

（出所）大阪市社会部調査課「硝子製造従業者の労働と生活」『労働調査報告第33号』1925年、p.97。

（備考）収入の計は、世帯主以外の収入総計511.6円（妻9.24円×13＋他の家族10.48円×21＋貸間賃5.98円×14＋他より送金3.08円×27＋その他4.50円×1）を57世帯で割った8.98円と世帯主77.81円との合算額。

にあった。まさに独身のガラス工は、世帯形成ができるか否かの瀬戸際にいた。日本人職工に加えて、当時、朝鮮人職工の採用が始まっていた。

　つぎに、職工のライフスタイルをみていこう。1919年6月「『家計の栞(しおり)』記入者ノ教養児童調」は、1918年6月から11月までのモニターから夫婦と子どもから成る328家庭を選び、子どもの稼働能力が十分に発達するまでの親の生計能力に重点を置いてまとめている。子どもは12歳までは収入がなく、女子は13歳から収入のあるものが増え、男子は高等小学校やその他の修業を終えた17歳から収入のあるものが増え始める[46]。伊賀光屋(みつや)は、稼得者を、夫単独、夫婦、夫・妻・子、夫・子の4タイプに分けた。すなわち、妻の就業率は、1）子どものいない新婚期は57.1％、2）就学前の育児期の妻の就業率は一番低く26.5％、3）小学生の教育期の妻の就業率は40.0％、4）そ

(46) 大阪市労働調査課「『家計の栞』記入者ノ教養児童調」『労働調査報告第5号』1920年、pp.198-202。

の後17歳までの独立準備期は教育費がいるので40.9％、5）それ以降の子どもの独立期は39.0％であるとした[47]。1）～3）までは子が稼得しないので、妻が就業していない場合は夫単独の稼得となる。「常傭労働者の生活」によると妻の職業は、紡績女工の2名、自営業2名、メリヤス縫製などの内職5名、他は店員2名であった[48]。職工の妻の就業とは、ほとんどが内職である。夫の職場の近くに家を借り、妻は内職の工賃や貸間賃を生計費の足しにして家族経済を成立させ、育児と家事に従事していた[49]。「常傭労働者の生活」は『家計の栞(しおり)』の編集者がモニターを訪問し、インタビューした記録である。モニターとなった多くの常勤職工は、40歳を過ぎても賃金が下がらず、退職後には結婚した子どもと孫と三世代で暮らす直系家族のライフスタイルを成立させつつあった。しかし、多くの職工世帯が乳幼児を夭折させていた[50]。

最後に、大阪市立共同宿泊所の宿泊人へのインタビューをまとめた「労働者の生活（モノグラフィ）」では、定職がなく家計の安定と家庭生活の見通しのない若年独身と、中高年独身、離別・死別者の日雇労働者の生活が示されていた[51]。日雇労働者の賃金は30代後半がピークである。彼らが細民居住地域で家族生活を営んでも、子どもの就学を保障できなくなると、子どもは家を出て住み込みで働き始めた。育児期に内職をしていた妻は末子が保育所入園すると廃品集めや廃品選別などの仕事をしたが、収入はきわめて少な

---

(47) 伊賀光屋「大正期労働者の家族と稼得構造」『社会学評論』30-2、1979年、pp.53-54。
(48) 伊賀光屋（前掲書）1979年、p.55。
(49) 伊賀光屋「戦間期の都市における労働者家族」永原和子編『日本家族史論集5 家族の諸相』吉川弘文館、2002年、p.314。
(50) 大阪市社会部調査課「常傭労働者の生活」『労働調査報告第16号』1922年、pp.48-54。
(51)「家計の栞」による生計調査結果は『労働調査報告』の2号、4号、5号に、「モノグラフィ」は『労働調査報告第11号』1921年に掲載されている。大正年間の『労働調査報告』は大阪市立中央図書館市史編集室が1985年復刻を出版している。大阪市立共同宿泊所は今宮、鶴町、西野田にあり、その他に天満職業紹介宿泊所、大阪自彊館、大阪暁明館に宿泊所があった。

く⁽⁵²⁾、年齢が高くなるにつれて妻の就業率が高くなった⁽⁵³⁾。その後も、子どもが親の家に戻らないので、夫婦二人で働かざるを得ず、直系家族が成立しないのである⁽⁵⁴⁾。とくに、日雇労働者は生涯独身の者も含めて、中高年期に単身者となる者が多かった。

第3節　妊産婦死亡とその対策

1．妊産婦死亡と大阪毎日新聞慈善団

　図2-6は妊産婦死亡率（ある年の出産10万あたりの妊産婦死亡数）を示したものである。大阪市の妊産婦死亡率が東京、名古屋より高いが、1920年代に改善された。他方、1920年代の東京市の妊産婦死亡率は停滞しており全国平均よりも高かった。名古屋の妊産婦死亡率は東京市よりもかなり低く、周産期死亡率の低さとも一致していた。また、愛知県のこの間の妊産婦死亡率は全国でも1～2番目に低く、東海地方も低かった⁽⁵⁵⁾。ここでは大阪市の妊産婦死亡率が1920年代になぜ大きく低下したか、社会事業として取り組まれた妊産婦死亡低減対策について述べたい。

　『日本帝国死因統計』の妊娠・出産による死亡の分類では、産褥熱と、それを除いた妊娠及び産に起因する疾患の2分類しかなかった。産褥熱は分娩時の創傷に侵入した細菌の毒作用によっておこる。出産10万あたりの全国の産褥熱は1914年の141.3をピークに減少し、1925年には100を切った。大阪市の産褥熱は1918年までは全国よりも30ポイントほど高かったが、1920年以降は全国を下回った⁽⁵⁶⁾。

---

(52) 大阪市社会部調査課「密集地区居住者の労働と生活」『労働調査報告第36号』1925年、p.224。
(53) 伊賀光屋「戦間期の細民生活—停滞的過剰人口と被救恤的窮民」『新潟大学教育学部紀要』第22巻、1980年、pp.51-55。
(54) 伊賀光屋（前掲書）2002年、pp.314-315
(55) 笠間尚武「本邦母性死亡率の統計的観察」『人口問題研究』2-11、1941年、pp.67-73。
(56) 笠間尚武（前掲書）1941年、p.58、p.63。『日本帝国死因統計』は1933年から、妊娠中の不慮の障害、妊娠中毒、出血が加えられ、5分類になった。

第 2 章　母胎の状態と先天的な死亡

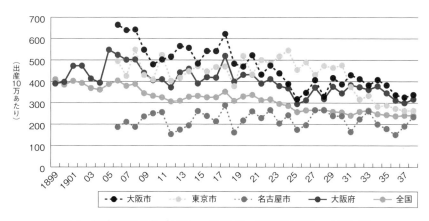

図 2-6　妊産婦死亡率（1899 〜 1938 年、都市部 1906 〜 1938 年）

（出所）内閣統計局『日本帝国人口動態統計』各年。

　妊娠及び産に起因する疾患は、主に出血と妊娠中毒症である。全国の出血による妊産婦死亡率は 40 〜 55 で微増傾向にあった。前置胎盤や胎盤の早期剥離のために出血がおこった場合も、その原因が妊娠中毒症のことがあった。1925 年以前の全国の妊娠中毒症による死亡率は、160 〜 140 を上下し、1925 年は 122 で、それ以降は 120 台が多いと笠間尚武は『日本帝国死因統計』に基づいて述べている[57]。

　1909 〜 1928 年の 5 年ごとの産褥熱を除いた妊産婦死亡率は表 2-11 のようになるが、大阪市、東京市とともに高いのは妊娠中毒症が多いからである。妊娠中毒症による都市部の死亡率は郡部の倍以上あった[58]。妊娠中毒症は分娩中に子癇（痙攣発作）を引き起こすこともあり、母子の死亡リスクが高かった。その他に、結核は治癒後であっても妊娠によって再発することが多く、妊娠中の結核は治療効果も低く、出産直後、産児だけでなく母親の死亡リスクもきわめて高かった。妊娠中毒症と結核は人工中絶が認められていたが、当時、中絶は母親の生命の危機が明らかになってから実施するという条件が

---

(57) 笠間尚武（前掲書）1941 年、p.51、pp.53-58。
(58) 笠間尚武（前掲書）1941 年、p.65。

表 2-11　産褥熱を除く妊産婦死亡率（1909 ～ 1928 年）出産 10 万あたり

	1909-13 年	1914-18 年	1919-23 年	1924-28 年
大阪市	353	391	357	281
東京市	298	327	353	384
名古屋市	139	169	170	168
大阪府	265	295	284	244
全国	192	200	202	177

（出所）笠間尚武「本邦母性死亡率の統計的観察」『人口問題研究』2-11、1941 年、p.63。

あり、時期が遅れて母親が死亡するケースもあった[59]。母親が死亡した場合、胎児も死亡する。母親が死亡した場合、産児は生きていても、栄養が十分与えられないため死亡する確率が高い[60]。それだけでなく、母親の死により父親に残された子は生育上の問題を引き起こす環境に陥りやすい。

　大阪毎日新聞社社長本山彦一は、医療を利用できない貧しい人々のために大阪毎日新聞慈善団（以下慈善団と記す）を組織した。慈善団は大阪府立高等医学校とその付属病院の協力を得て、1911 年から巡回診察を始めた。そこで、本山は産婆を利用できない貧しい産婦の出産のリスクを見聞した。1914 年、慈善団は妊婦救済のために 5 名の嘱託産婆による無料助産を始めた。無料助産の希望者は警察に申込切符を要請し、切符をもって嘱託産婆を利用した。嘱託産婆は産前の検診、分娩の介助、産後 1 週間乳児の消毒臍包帯と沐浴、産婦の観察に往診しただけではなかった。人工栄養の場合、嘱託産婆は牛乳希釈（哺乳）瓶を取り寄せ、牛乳の原価提供を行い、その後も数度訪問して、育児指導を行った[61]。

　一方、1918 年に大阪府は、小河滋次郎を中心に地域の篤志家を方面委員に任じ、方面委員制度を設立した。小河は 1920 年、生計困難ゆえに栄養・治療・助産・保育の手当ができない妊産婦を対象に、医師や産婆の斡旋、慈

---

(59) 余田忠吾「新産婦保護に就て（三）」『社会事業研究』15-1、1927 年、p.33。
(60) 瀬木三雄「妊産婦死亡と其対策」『日本臨床』1-7、1943 年、p.106。
(61) 大阪毎日新聞慈善団『大阪毎日新聞慈善団二十年史』1931 年、pp.178-179。

第 2 章　母胎の状態と先天的な死亡

表 2-12　大阪毎日新聞慈善団の無料助産利用者の住居（1926 年）

	一軒に3世帯	一軒に2世帯	一軒に1世帯			木賃宿	砂舟	不明	計
			1室	2室	3室以上				
利用者数	8（人）	83	14	66	16	25	3	12	227

（出所）大阪毎日新聞慈善団『大阪毎日新聞慈善団二十年史』1931 年、p.185。

善団や大阪市立産院、弘済会保育所などの機関と連絡を取るなど、7 項目の乳児妊産婦保護の斡旋助力を新設して、方面委員に全面的な協力を求めた[62]。そこで慈善団は、嘱託産婆の好評に応えて、1921 年嘱託産婆を 7 名に、その後 10 名に増やし、方面委員や警察との提携を強化した。1923 年には、40 方面に嘱託産婆を各 1 名ずつ置くとともに、家庭訪問員として井上松代を採用した。井上は 1 軒に 2 世帯の間借りや、1 軒 2 室という嘱託産婆を利用している妊産婦の住居で、地域の女性を集めて茶話会を開き、保健、衛生、栄養、育児、生活一般の相談相手となった。そして、慈善団は 1925 年に、需要の高い方面の嘱託産婆を増やして合計 50 名にし、1928 年には 100 名に倍増させた。表 2-12 に示した利用者の住居である木賃宿は、日当りや衛生状態が悪く、砂舟（家族で砂を運ぶ船）は危険で乳児の育つ環境としては非常に劣悪であった。異常分娩の産婦は産前の検診をきちんと受けず、妊娠 9 か月以降の初診の人が半数近くを占め、母親は女工や女中をしていた者が多かった[63]。

　1928 年の慈善団の取扱数は 280 件で、流産 3 名、死産 19 名、異常分娩 7 名、早産 11 名、240 名は正常分娩であり、産婦の死亡が 1 名あった。1 年以内に死亡した 33 名の乳児の栄養は、栄養摂取開始前に 5 名が死亡し、母乳が 19 名、混合栄養が 5 名、人工栄養 4 名であった。成長した乳児のうち 107 名は母乳哺育であり、混合栄養で成長した乳児は 15 名で、人工栄養は一人もいなか

---

[62] 大阪府学務部社会課『大阪府方面委員事業年報 大正 9 年』1921 年（復刻、『日本近代都市社会調査資料集成 9　大阪市・大阪府調査報告書』近現代資料刊行会、2006 年）pp.99-101。
[63] 大阪毎日新聞慈善団（前掲書）1931 年、pp.179-181

った。1929年の取扱数373名のうち、出生したものが333名で、そのうち親とともに転出した乳児が100名であった。こうした利用者の中には、当初から慈善団の無料助産を目的に来阪し、出産後戻る者もいたが、借金による夜逃げなど不安定な家庭がまだまだ多かった。慈善団の無料助産がなければ、高いリスクを冒して一人で出産した産婦もいたことであろう。死亡した乳児は62名いた。その死因の内訳は、早産を含めた先天的弱質が21名、下痢が19名、肺炎が6名、脳膜炎3名、梅毒と麻疹とその他が各2名、不明が7名で、1歳まで生育した乳児が171名であった[64]。慈善団の介助を受けた乳児の乳児死亡率186パーミルは、大阪市の乳児死亡率161パーミルよりも高かった。表2-13の最後の欄は慈善団の開始以来1930年までの無料助産件数である。2,107件、双生児も含め2,132名の産児を助産した。

2．大阪市立産院

1920年4月、大阪市は市立産院（翌年より本庄産院と改称）を開設した。世帯年収800円以下の妊婦が方面委員や警察を通じて利用を認められれば、大阪市立産院は薬の瓶代と食費以外の妊産婦の診察費、入院分娩費を無料にし、食費も払えない場合はすべてを無料にした[65]。それだけでなく、市立産院には託児施設があり、経産婦は幼児を連れて入院することができた[66]。大阪市は産院が好評なため1921年に天王寺産院を、1924年には阿波堀産院を開設した。

　大阪市立三産院の収容定員は合計86名、1926年の無料分娩は総数3,266件であり、この年の大阪市の出産数の5％に達した。本庄産院開所以来1926年までの大阪市立三産院の総出産数は、11,236件であった（表2-13）。このうち、1924年の異常分娩が68.2％、1925年は53.9％と非常に多い。これ

---

(64) 大阪毎日新聞慈善団（前掲書）1931年、pp.182-184。
(65) 大阪市社会部『大阪市社会事業概要（大正12年）』1924年、pp.9-13。事業家林蝶子の寄付があった。
(66) 東京市政調査会『都市に於ける妊産婦保護事業』1928年、p.91、年収800円は旧所得税第3種所得の免税点の額。産婆が下層民を対象にした営業の様子を詳しく記述した。

第 2 章　母胎の状態と先天的な死亡

表 2-13　大阪市立本庄・天王寺・阿波堀産院における出産数と慈善団無料助産数

	大阪市立本庄・天王寺・阿波堀産院								慈善団	
	1920～1926 年		1924 年		1925 年		1926 年		1914～1930 年	
	件数	割合	件数	割合	件数	割合	件数	割合	件数	割合
正常分娩	4,350	(38.7%)	704	(31.8%)	1,302	(46.1%)	1,736	(53.2%)	1,751	(83.1%)
異常分娩	5,914	(52.7%)	1,513	(68.2%)※	1,521	(53.9%)※	1,530	(46.8%)※	174	(8.3%)
死産	756	(6.7%)							141	(6.7%)
流産	216	(1.9%)							41	(1.9%)
計	11,236	(100.0%)	2,217	(100.0%)	2,823	(100.0%)	3,266	(100.0%)	2,107	(100.0%)

(出所) 余田忠吾「妊産婦保護に就て (続)」『社会事業研究』15-1、1927 年、p.27、同 15-4、pp.36-37、大阪毎日新聞慈善団『大阪毎日新聞慈善団二十年史』1931 年、p.184。
(備考) ※の異常分娩は死産、流産を含む。

は分娩時に母子がわずかでも普通でない状態になれば、異常としたからである。

　詳しくみると、妊婦は栄養が不十分なところに妊娠による新陳代謝の変調で妊娠中毒症を誘発させた。妊娠するとチアミン（ビタミン B_1）の必要量が増えるため脚気を発症する妊婦も多かった。その上、生活難のため治療しない、あるいは治療を完治させず、妊娠月齢が進むにつれて症状を悪化させた妊婦が 85％にも及んだ[67]。また、産院は無料診療の救療機関であったため、1.5 円以上かかる処置は本人負担となっていた。梅毒の場合、サルバルサンの注射は高価で、下層の妊婦は治療ができないか継続できなかったから、梅毒による流産や死産、先天性弱質児の出生がかなりあった。同じように脚気の治療薬オリザニン注射も高価であり、貧しい妊婦は妊娠後期に脚気を悪化させ、死亡リスクの高い分娩に臨むこととなった。また、子宮収縮力が弱いために陣痛微弱で分娩が長引くことや、逆子(さかご)など胎位の異常も比較的多く、胎児の頭部圧迫も頻繁に起こった。子宮外妊娠、前置胎盤、妊娠と子宮筋腫

---

[67] 余田忠吾「妊産婦保護に就て (続)」『社会事業研究』15-1、1927 年、pp.28-33。

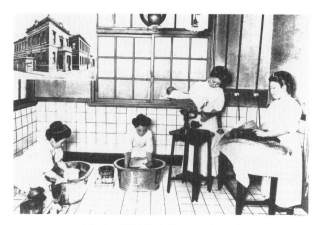
大阪市立阿波堀産院とその沐浴室

や卵巣嚢腫の合併など、いずれも手術を必要とした。産院では分娩中も必要に応じて手術が行われた。しかし、母子のいずれも救命不可能なことは起きた。

　市立産院を無料利用できない年収800〜1,000円の世帯は大阪市では多数に上り、妊婦も多かったが、そのほとんどは産婆を利用していた。彼女たちの栄養状態も疾病罹患時の対応も、産院利用者の多くとあまり変わらず、妊娠中毒症が多かった。産婆の往診による自宅分娩において異常が発生し、手術が必要となり、産科医が緊急に往診しても、産婦の自宅では十分な処置が取れない場合もあった[68]。こうして産児のみならず、母親の命も奪われることが多々あったため、大阪市の1919年までの妊産婦死亡率は図2-6のように、出産10万あたり500以上に上った。

　出産状況の改善には優秀な産婆が求められた。大阪市は1921年に、本庄産院内に大阪市立産院付属産婆養成所を設立した。この養成所と大阪医科大学付属産婆養成所は、産婆規則1条による内務大臣の指定養成校となった。

---

(68) 余田忠吾「妊産婦保護に就て（三）」『社会事業研究』15-2、1927年 p.31。

修業年限は2年で、卒業すると免許が与えられた[69][70]。1892年に開校した緒方助産教育所やその他の産婆養成所は、産婆資格取得条件として1年間の学科と産婆試験合格を課した。更に、産婆が自由開業の実力をつけ、一人前になるためには、50〜60件の分娩介助をしなければならなかった[71]。

大阪市立産院の1926年の異常分娩は1924年よりも21.4％減っている（表2-13）。これは、初回の妊娠で妊娠中毒症の浮腫、高血圧、蛋白尿のいずれかを起こした経産婦を、産院が検診時に検尿し、妊娠中毒症予防を指導して罹患率を下げたからである。この処置によって、これまで放置されていた下層の妊娠中毒症の妊婦の多くが救われ、妊娠中毒症による死亡を低減させた。大阪市の1919年の出産10万あたりの妊産婦死亡率483は、1926年には318になり、妊産婦死亡率は165ポイントも大幅に低下した（図2-6）。

余田忠吾本庄産院長は、大阪の妊産婦死亡率の高さの原因は、滋養が取れず治療費も出せない貧困層の妊婦が、命がけで出産に臨むことにあると考え、死亡リスクの極めて高い出産を避けるためには、産児調節が必要であると主張した[72]。そして余田は、従業員10人以上の工場の労働者のために制定された健康保険法が1927年に実施されれば、貧困層の女工の妊婦は健康保険によって、治療が十分受けられ、状況は大きく改善し、異常分娩が減ると期待していた[73]。実際には、妊娠後に退職した者には健康保険は適用されなかった。

大阪市民の平均的な生活水準は、図2-5にみられるように、1910年代から徐々に職人・職工の実質賃金は上がり、妻が内職しながら家事・育児に専念できる家族経済に到達しつつあった。物価上昇率が賃金上昇率を上回った1918年には米騒動が起こり、その影響は大きく、物価は下落した。しかし、

---

(69)『産婆規則』を1899年に内務省が制定「産婆たらんとするものは資格を有し、満20歳以上の女子で、産婆名簿に登録しなければならない」と産婆を規定した。
(70) 大阪市産婆会『大阪市産婆団体史』1935年、p.278。
(71) 中央職業紹介事務局『職業婦人調査 看護婦・産婆』1927年、p.15。
(72) 余田忠吾「妊産婦保護に就て（六）」『社会事業研究』15-5、1927年、p.37。
(73) 余田忠吾「妊産婦保護に就て（八）」『社会事業研究』15-8、1927年、p.35。退職後180日以内の出産は分娩費のみ受取ることができた。

遅れて上昇した名目賃金は物価上昇率を上回っても低下せず、実質賃金の上昇によって、1920年代前半から食生活を中心に生活が改善された。こうした条件が重なりあったことが、1919～1926年に妊産婦死亡率を165ポイントも下げた要因であったと考えられる。こうした生活水準の上昇と外働きをしなくなった妻の労働量の減少は、母体・母胎の状況を改善させ、先天性弱質死亡率、周産期死亡率を引き下げる方向に作用した。

3．方面委員制度と無料・軽費医療

　方面委員は無給の名誉職であった。方面制度では、金品支給の財源は方面委員拠出金や方面後援会寄付金しかないため支給は極力抑えられ[74]、現物給付あるいは貸付という形をとり、慈善的側面が強いものであった。方面委員は対象の家庭をカードに記入すると同時に、内縁の夫婦や非嫡出子を戸籍に登録する手続きから始めた。この援助を受ける家庭をカード世帯という。

　方面委員は、家族が自立して暮らすために母親が働かざるを得ない場合には、職業だけでなく、幼児の保育所、乳児の子守や孤児院、里子に出さざるを得ない場合も、里子先を斡旋して援助した[75]。もし、家族のうちの誰かが病気になって治療費が嵩むと、家庭は崩壊の危機にさらされる。家庭が貧窮に陥る最大の原因は疾病であり、1922年、カード世帯数9,095戸の半数の世帯には病人がいたといわれる。老齢・障害などで自活不可能かつ扶養者のいない第1種カード世帯数は1,776戸、家族総働きでも月収入25円（家賃7円）の家庭を基準とする第2種カード世帯数は7,319戸であり、両者を合わせた世帯数は、大阪市・西成郡・東成郡の総戸数の3.8％を占めていた[76]。まず、妊産婦以外を対象とする救療（無料診療）と軽費診療について述べておこう。

---

(74) 飯田直樹「米騒動後の都市地域支配と方面委員の活動」『近代大阪の地域と社会変動』部落問題研究所、2009年、p.240。
(75) 大阪府学務部社会課「大阪方面委員第一期調査要綱」『大阪府方面委員事業年報　大正9年』1921年、pp.99-101。
(76) 木村武夫（前掲書）1958年、p.312。

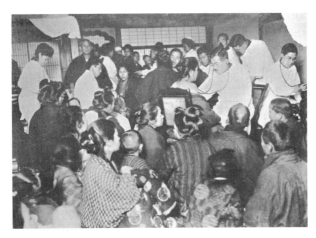
大阪毎日新聞慈善団巡回病院

　1909年、上本町に設立された日本赤十字社大阪支部病院は、一般診療だけでなく、全科にわたって一定数の救療を実施した[77]。1911年、大阪毎日新聞慈善団は自動車で「巡回病院」を始めたが、1921年からは病院船で大阪の川筋各地をめぐり、無料診療を実施した。次いで、1911年、皇室の御内帑金(ないどきん)で設立された恩賜財団濟生会は、1913年今宮診療所を開設すると、1914年西浜診療所、1915年九條診療所、1916年中崎町に濟生会大阪府病院、1917年西野田診療所、1918年玉造診療所、堺診療所と、濟生会の診療所を増やしていった[78]。警察や方面委員が治療を必要とする者に濟生会の施療券を交付した。濟生会の診療所のない方面では、施療券を持参した患者を治療する医院が方面委員と提携して決められていた。濟生会は大阪医科大学、赤十字病院や大阪市医師会に施療券持参者の無料治療を依頼し、その治療費の実費を負担した[79]。

---

(77) 救済事業研究会『大阪慈恵事業の栞』(第二版) 1917年、pp.73-74。
(78) 濟生会は病院、診療所と巡回診療班があった。また、赤十字大阪支部や日本生命濟生会、大阪市医師会婦人会は巡回診療もしていた。
(79) 救済事業研究会(前掲書) 1917年、p.80。

軽費診療の初めは鈴木梅四郎の実費診療所である。鈴木は王子製紙の取締役時代、王子製紙中部工場の医療局を、工場の職工だけでなく周辺の住民に開放して、通常の半額程度の費用で診療させた。それでも経営は十分に成り立った。それをきっかけに、鈴木は1911年に、日給1.5円以下の勤労者を対象とする早期治療のための実費診療を行う社団法人実費診療所を、医師の加藤時次郎とともに始めた[80]。関東を本拠とする実費診療所が、1914年、南区瓦屋町に大阪支部を置いた。その後、大阪支部は実費診療所の各支部の中で最多の患者数を誇った。それに対し、鈴木と袂を分った加藤時次郎は東京の加藤病院を平民病院として設立した。1916年に、平民病院大阪分院を北浜に開院し、1917年からは息子の加藤時也が院長となった[81]。
　1919年、泉尾に方面委員制度が置かれ、田中藤太郎は大阪府より泉尾方面の常務委員に任ぜられた。常務委員は方面の責任者であり、方面委員のまとめ役である。1920年、藤太郎は方面制度の付帯事業である大阪庶民信用組合の理事も兼任し、方面委員事業の財源には方面後援会寄付金と信用組合の貸付利益を利用した。泉尾には1915年に不起訴者や刑期を終えた者を収容し、就職できるように免囚保護事業を行う救世軍希望館が設立されていて[82]、1926年に少年のための同種の施設に再編された。藤太郎は大阪観察所保護司も兼ねた。また、藤太郎は1925年から3期大阪市会議員を務めた。
　泉尾方面は三軒家を除く大正区域を占めた。とくに、北恩加島地域は1918年、尻無川堤に沿って貯木場がつくられたため、製材所・材木商が集まり、その後の大阪の住宅ブームに応えて活況を呈していた。製材所の不熟練労働者として、きわめて低い賃金で働いていたのは沖縄出身者であり、北恩加島地域3,000人のほとんどが沖縄出身者であった。その地域のある産婦は産後の肥立ちが悪かったため、看病と乳児の世話をする夫は仕事に行くことができず、納屋のような家に住んでいた。その家を田中藤太郎が訪れ、産

---

(80) 鈴木梅四郎「実費診療所設立ノ趣旨」社会事業研究所『近代医療保護事業発達史（上）』日本評論社、1943年、p.377。
(81) 成田龍一『加藤時次郎』不二出版、1983年、pp.166-167。
(82) 救済事業研究会（前掲書）1917年、p.322。

第2章　母胎の状態と先天的な死亡

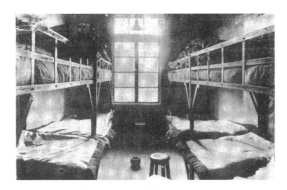

内鮮協和会の泉尾共同宿泊所寝室

婦の背中にひどい褥瘡(じょくそう)があるのをみつけ、大阪慈恵病院に入院させた。乳児を孤児院に預けるように田中が説得しても、夫は訊かなかった。乳児を手放そうとしない父親のために田中は、同情金の新聞広告を出した。募った同情金は父親が乳児を沖縄の身内に預けるために帰郷する旅費として使用された(83)。

　明治末から恩加島の南に埋め立て造成が行われ、一連の工事の労働力の多くを朝鮮人が担った。開削された木津川運河に大船橋が架橋し、埋立地は船町と呼ばれ、1923年には日本航空株式会社の木津川飛行場が完成した。この年大阪府は庁内に在阪朝鮮人を同化させようと内鮮協和会を結成した。内鮮協和会は泉尾方面に住みついた朝鮮人のために1924年、内鮮協和会の共同宿泊所を設置した。田中藤太郎は方面委員として朝鮮人とかかわり、1929年に内鮮協和会は南恩加島に隣保館（職業紹介・保育所・共同宿泊所・住宅）を開設した。更に、1931年、15歳以上の朝鮮人の男子を会員とする大阪府朝鮮青年団本部が、会員の学習と生活向上のために田中藤太郎を団長として泉尾愛児園に本部を置いて結成された。同本部は月例の講演会、モルヒネ依存症対策を含めた衛生宣伝、朝鮮青年の懇談会や講習会を行った(84)。

----

(83) 大阪府学務部社会課「二月方面常務委員聯合会速記録」『大阪府方面委員事業年報　昭和4年上』（注62に同じ）2006年、pp.66-68。
(84) 社会事業連盟『社会事業年報　昭和7年版』1933年、p.214、p.275、p.302。

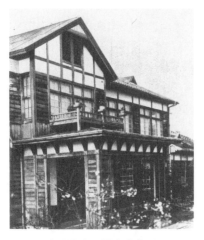
大阪市立刀根山療養所

また、ある長屋の家主が変わり、新家主は方面カード世帯の5家族に、6か月以内に長屋を明け渡すように要求した。調停に当たった田中はその期間を8か月に伸ばしただけだった。その1軒には結核に罹患した息子がいて、田中が彼を刀根山療養所[85]に送り、老人夫婦が残った。結核を罹患していた隣の世帯主も田中が手配して刀根山療養所に入所させた。その世帯主はその後亡くなり、妻子が残った。また別の1軒は製材所に勤めていた父親が眼病に罹っていた。田中は濟生会の治療券を入手して彼が治療を受けられる手配をした。貧民窟の長屋の家賃は安く、新家主は長屋を買い取って住民を追い出し、高い家賃の家に作り替えようとしているのだと、田中は批判している[86]。

田中はさまざまな難問題の相談にのり、子どもの戸籍整理や就学・親の仕事の周旋・住居の紹介・資金の給貸与など、カード世帯の生活を援助した。その件数は10年間に31,711件に及んだ。その中でも忘れられない話として田中が語る一つは、夫の虐待を逃れ、泉尾へやって来て男の子を一人で育てたある女性のこと、彼女はおそらく泉尾愛児園と節婦館の卒園児の母であろう。その子が出征し、戦死したときに受け取った下賜金は母親だけにではなく、両親間で分配されたという話である。いま一つは、さまざまな病気、とくに結核で死んでいった者の死顔であった[87]。田中は、さまざまな問題に直

---

(85) 大阪市が1917年北摂の刀根山に作った350床の結核療養所。入院手続きに方面委員などの証明があれば無料となる。1927年には420床に増加、常に満員であった。大阪市保健部『大阪市保健施設概 昭和5年』1930年、pp.92-94。
(86) 大阪府学務部社会課「九月方面常務委員聯合会速記録」『大阪府方面委員事業年報 大正13年下』(注62に同じ) 2006年、pp.189-190。
(87) 田中藤太郎「所感」『社会事業研究』26-3、1938年、p.42-44。

面する人々に友人のように接し、貧困者が疾病を治療し、自立に向けた意欲を持つように励ました。また、最善を尽くして、居場所となる家庭づくりを支援したのである。こうして、死亡する乳児が徐々に少なくなる環境が整えられ始めたのであった。

まとめ

　大阪市の乳児の先天的な乳児死亡率や周産期死亡率が高いのはなぜか。

　周産期の後期死産についてみると、大阪市には他地域に比べ、紡績女工が多く、女工には早産が多かった。1916年に工場法が施行され、初めて女工に産後5週間の休暇が与えられた。それ以前の母性の保護は皆無である上に、彼らの賃金は出来高払い賃金であったため、出産前は可能な限り働こうとする傾向が強く、早産のリスクを高めた。更に、大阪市の女子の結核罹患率は高く、母体の状態の悪い人を増やした。女工の世帯においては夫の賃金の高い者から出産・育児期の退職が始まっていたが、それ以外の者は共働きであった。女工の結婚には別居婚もあり、大半は事実婚で、彼らの子は非嫡出子も多かった。大阪市の非嫡出子の多いことが死産率を高くした。別居婚の女工は非嫡出子を出生しにくい状況の下にあって、早産の場合は死産になりやすかった。その後、第一次世界大戦の好景気によって職工や職人の実質賃金が上昇し、女工との世帯形成が進み、非嫡出子は減っていった。それと同時に死産も減少した。

　つぎに、先天性弱質で生後5日以内に乳児を亡くした母527名から、周産期の早期新生児死亡を調べた。母親は虚弱が多く、妊娠中に感冒、脚気、妊娠中毒症、梅毒などに罹患していた。このうち10代に他地域から来阪した女性が78％を占め、10代の初産経験者の割合が45％も占めた。527名のうちの6割を占める早産経験者は、平均して3人出産したが、そのうち2人は死亡した（表2-9）。こうした母親の中に、未婚のころに非嫡出子を死産した女工などがいて、その初産での子宮頸管の損傷が原因で臨月まで妊娠を続けることが難しくなる場合があった。その他に、夫やパートナーから性病に

感染した者だけでなく、私娼が含まれていて、いずれかの時点で梅毒に罹患していた。梅毒による乳児死亡率は徐々に減少するが、乳児の先天性弱質死亡にかなりの悪影響力をもたらした。

　大阪市の高い妊産婦死亡率の原因である異常分娩が下層の人に多いのは、第1に、妊婦が虚弱な上、妊娠中に妊娠中毒症、脚気などに罹患しても治療しないか、あるいは治療が不十分であったからである。第2に、手術を必要とする分娩が多いことが考えられる。また妊娠中毒症や結核のために実施された人工妊娠中絶が遅すぎたこともあった。第3に、子宮収縮力が弱く、胎位異常など難産が多いことも原因の一つであった。

　最後に、20世紀になってから日本の栄養状態は徐々に改善され、死産率、周産期死亡率は低減した。図序-1では1910年の大阪市の先天的な死亡は68.5パーミルであった。1920年の大阪市の先天的な死亡は、先天性弱質47.7パーミル、梅毒の2.9パーミルを併せて50.6パーミルとなり（表2-6）、10年間に低減が難しい先天的な死亡を17.9パーミルも低下させた。大阪では貧困層に困難な状況が集中したが、1910年代の生活水準の向上と、1920年代の大阪市の妊娠中毒症に重点を置いた妊産婦対策、大阪府、方面委員、毎日新聞慈善団の妊産婦への生活援助の取り組みが功を奏して、妊産婦死亡率も1919年〜1926年の間に165ポイントも減少した。10万の出産につき165人の母親は死なずに済むようになったのである。また、父親となる大阪市の職工など男性の実質賃金が上昇した結果、安定した家族経済が成立し、母胎の状態は20年前と比べて大きく改善された。周産期死亡率は1906年の121.2パーミル から1926年の69.4パーミルに低下し、20年間に51.8パーミルも低減した。出産1,000人につき、妊娠後期の胎児と生後1週間の新生児を合わせて約52人が20年後に救われるようになった。これらの胎児の誕生や新生児が生存に至る困難な道のりを考えると、彼らのいのちが救われた意義は大きい。

　胎児・新生児の母親である職工や職人の妻は、「外働きをしない」が7割を超えていた。彼女たちの大半は、自小作農か小作農の娘であり、実母は農村で生涯農婦として働いていたにもかかわらず、外での労働をせずに主婦に

なるという大きな変化が起こっていた。妻が外の労働をしなくなっても家族経済が成り立つことは、生活水準の上昇と妻の労働量が減少したことを意味する。大阪市の新生児の母親の労働量の減少は、新生児死亡率を1906年の87.1パーミルから1916年の62.4パーミルへ24.7パーミルも低下させる大きな要因となった（序章、図序-1参照）。こうした妻の主婦化の背景には、夫の収入で家族経済、生活維持が可能になったという事実があった。こうして、男性の生活力が強く求められ、所得が一定水準に達しないと彼らは結婚しにくくなった。従って、男性は一家の稼ぎ手（breadwinner）として、より厳しい労働にさらされるようになった。更に、妻の多くは、大阪に女工として移住し、結婚するまでの間の厳しい労働によって虚弱な体質を余儀なくされ、妊娠中毒症、結核、脚気などに罹患し、また、不運な者は梅毒に罹患した結果、出産・授乳期に働き続けることは難しかった。こういう母体・母胎の状態が、この大きな変化の背景にあった。

　大阪市の問題は、25地域別の図2-2（78頁）や表2-6（77頁）にみられた乳児死亡率の最高値が最低値の約4倍、新生児死亡率の格差は3倍という地域間の生活水準の格差の大きさにあった。25地域ごとの乳児死亡率、新生児死亡率、先天性弱質死亡率は、所得分布の不均質による生活水準の格差を端的に示している。そこから、大阪市25地域の母胎の状況・乳児の生育条件の大きな格差とあわせて、工業地帯の母胎の状態の悪さと、細民居住地域の乳児の生育条件の悪さを読み取ることができたのである。

第3章

食生活の改善：
脚気と脳膜炎

はじめに

　脚気は食事との関係が深く、チアミン（ビタミン B_1、チアミンと記す）の不足で起こる疾病である。明治末に鈴木梅太郎がオリザニンを発見し、オリザニン不足によって脚気に罹患すると発表した。しかし、その効能は確認されず、陸軍の「米飯兵食論」と海軍の「麦飯兵食改良」の論争は続き、チアミン説が定説となったのは1922～1923年であった。それまでは農村から都市への移入者の多くが、主食を麦米混食から白米に替えたために脚気に罹患した。とくに、屈強な働き盛りの重労働を行う男性が多く斃れた。彼らは力仕事に耐える食事として、白米を多く摂取したのである。また、彼らの乳児も、脚気に罹患した母親のチアミン不足の母乳を与えられたために乳児脚気になった。『日本帝国死因統計』によると、脚気死亡の3分の1から2分の1は乳児である。明治末から大正期にかけて大阪市の各年の脚気乳児死亡率（出生1,000あたりの脚気乳児死亡数）は、六大都市の中では第1位であり、東京や名古屋よりも顕著に高いことが図3-1に示されている。大阪の脚気による乳児死亡は、大阪市の乳児死亡率が全国で最も高率となる大きな要因であった。

　また、本来の脳膜炎（現在は髄膜炎、当時の脳膜炎で表記）は細菌やウィルスによって髄膜に炎症を起こす致死率の高い疾病であったが、脚気と同様、母乳哺育児のみが罹患し、比較的治癒する日本独自の脳膜炎があった。病状

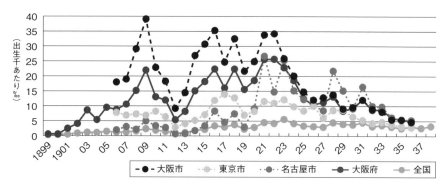

図3-1 脚気乳児死亡率（1899～1938年、都市部1906～1936年）
（出所）内閣統計局『日本帝国人口動態統計』、『日本帝国死因統計』各年。

は脳膜炎であるにもかかわらず、病理解剖しても病変が見られないので「いわゆる脳膜炎」と名付けられ、名古屋と関西の都市など西日本に多かった。

前章では、農村から移入してきた職工や日雇労働者と紡績女工たちの世帯形成の始まりについて述べた。本章ではこうした世帯の食生活が脚気と乳児脚気をもたらし、大阪市の乳児死亡率を高めたことを検証し、生活水準の向上がどのように職工世帯の食生活に変化をもたらしたか、また、食生活の改善が、母体の状態の変化と1923年以降下降する乳児を含む脚気死亡率に与えた影響を検討したい。同時に、脳膜炎乳児死亡の実態を述べ、「いわゆる脳膜炎」の発症原因の解明と合わせて、大阪市の乳児死亡率低減対策について考察したい。

第1節　脚気と乳児死亡

1．明治期の脚気論と白米多食

明治期の脚気についての病説を簡単に述べたい。脚気伝染説は東京大学のベルツと京都療病院のショイベ、陸軍の石黒忠悳軍医正が主張した。東京大学の弘田長は1891年、消化不良と類似しているものの神経が侵される乳児の病例を調査し、脚気の母親の母乳を原因として発症する乳児脚気を発見し、

第3章　食生活の改善：脚気と脳膜炎

表 3-1　脚気罹患率と脚気死亡率（1899 〜 1903 年）人口 10 万あたり

	陸軍	海軍	師範学校本科	内閣印刷局			紡績寄宿	在監人
				従業員	職員	職工		
罹患率（男）	1,231	61	10,431	3,127	783	2,779		1,936
罹患率（女）	—	—	—	6,774	1,815			6,743	
死亡率（男）	29	0	46	—				22
死亡率（女）	—	—	18	—				158	
治療日数（日）	28.72	50.63	17.83	18.46	43.36			16.13
罹患に占める死亡割合（％）	2.36	—	0.44	0.27			2.34	1.15

（出所と備考）二階堂保則『分量的ニ観察シタル脚気』内閣統計局 1906 年、印刷局は東京、従業員の 84％は職工、1901 年、pp.146-147、紡績寄宿は関西、1899-1901 年の平均値、pp.151-153 と農商務省『職工事情 上』岩波文庫 p.144 から筆者が計算、他は全国、陸軍・海軍 1899-1903 年の平均値、pp.97-98、p.106、pp.111-113、師範学校は 1902-03 年の平均値、pp.123-125、在監人は 1901-03 年の平均値、pp.158-162。

母乳による中毒とした[1]。それまで乳児に脚気はないとされていた。乳児脚気が広く開業医に知られ、地方の死亡統計に表れるのは大正期になってからであった。海軍の高木兼寛と 1910 年に糠（ぬか）からオリザニンを分離抽出した鈴木梅太郎は栄養障害説をとった[2]。しかし、この抽出は不純物を含んでいたため、治療がオリザニンの効果かどうか見極めることはできなかった。その後、第一次大戦中、欧米でビタミン研究が盛んとなったことを追い風に、京都大学の島薗順次郎が 1919 年に脚気の原因をチアミン欠乏であると発表し、これによって栄養障害説が優勢となった。1922 年に慶応義塾大学の田口勝太が臨時脚気病調査会において栄養障害説を発表し、確定的な見解となった[3]。

統計局嘱託、二階堂保則が脚気患者を数量的に調査したものを表 3-1 にまとめた。1899 〜 1903 年平均の陸軍の脚気罹患率（10 万あたりの脚気罹患数）

---

[1] 山下政三『脚気の歴史 ビタミンの発見』思文閣出版、1995 年、pp.160-162。
[2] 宗田一「わが国脚気病研究史に関する二、三の考察」『医学史研究』11、1963 年、pp.22-23。
[3] 山下政三（前掲書）1995 年、p.368。

は1,231と海軍の20.2倍であり、海軍の脚気死亡率（10万あたりの脚気死亡数）は0であった。陸軍の致死率（罹患に占める死亡割合）は2.36％で、紡績寄宿女工の2.34％と、ほぼ同じであった。また、紡績寄宿女工の脚気罹患率6,743は師範学校の女生徒と差はないにもかかわらず、女工の脚気死亡率158は女生徒18の8.67倍となった。1902年の全国平均の脚気死亡率は25、1903年のそれは24で（図3-2参照）、師範学校の女生徒の脚気死亡率は10代後半の女性の平均値であり、寄宿女工の脚気死亡率はかなり高い。工場内の綿糸に必要な湿度により、新陳代謝が激しくなり、チアミン必要量が増すため、女工の脚気を重篤なものにした。

内閣印刷局の職工の罹患率2,779は職員の3.5倍、食事の栄養バランスの違いによるものであり、二階堂によれば、当印刷局の職工は重症にならないと治療しない傾向があった。その結果、治療日数も長期化し、彼らの多くは解雇されて、致死率はわからず、二階堂はその行末を案じている[4]。職工は、本書が主な資料とする『日本帝国人口動態統計』『日本帝国死因統計』を含む政府刊行物を印刷した人たちである。同様に陸軍や紡績工場など組織を退いた後に脚気で死亡した者は、表の脚気死亡率には含まれない。その後、栄養障害説が有力になると脚気が米飯によるものか否かの実験に在監人が使われた。

つぎに、米食と職工、日雇労働者の関係をみていきたい。1879年の日本人の一人当たり飯米の年間消費量は、乳児を除いて郡部では0.7613石、都市部では1.2184石であった。19世紀末の年間消費量は1人当り9斗弱であったが、20世紀の最初の12年間に1斗2升増加し、1石を超えた[5]。この12年間に日本の人口は700万人増加したが、米の収穫は天候に左右されながらも、およそ1千万石増加した。増加した人口は主に都市の職工・職人・

---

(4) 二階堂保則『分量的ニ観察シタル脚気』内閣統計局、1906年、p.149。
(5) 大豆生田稔『お米と食の近代史』吉川弘文館、2007年、p.43。飯米も含めた米の一人当たりの総消費量。農村では米と麦や雑穀の混食であり、増産した米を現金に換えるため都市に送った。

第 3 章　食生活の改善：脚気と脳膜炎

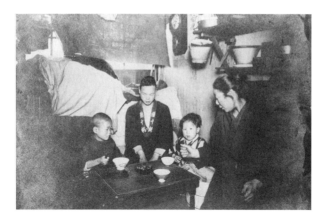

職人家族の食卓風景

日雇労働者・商業従事者として農村から都市に移った[6]。日本の農家戸数は 550 万戸～ 600 万戸と一定で、世帯数は増加しなかった。農村での生活を許されない者が都市に来て、農村から都市に送られた米を精米して食べることは、都市に暮さざるを得ない者の楽しみであった[7]。職工、日雇労働者の白米の需要が高まった理由は、以下の通りである。

① 都市では米以外の食品は加工するのに労力や光熱費を要し、相対的に高価である。
② 米は空腹状態に至るまでの時間が長く、労働力再生のための食物として米は最も効率の良い食べ物である。
③ 米は比較的腐敗しにくく、弁当に適する[8]。

---

(6) 戸田正三「国民栄養論其二　人口増加と食品の産額（前篇）」『国民衛生』1-4、1923 年、pp.2-3。他に鉱山や北海道に移動したケースもある。
(7) 大川一司『農業の経済分析』大明堂、1967 年、p.212。米は食糧として高級財、所得が高まるにつれて需要が高まる性質のもので、先進国における畜産物価格に似た趨勢を示している。
(8) 藤森弘「衛生学からみたわが国の栄養問題の史的考察(I)」『医学史研究』No.15、1965 年、p.850。

④　寄宿生活で、他の料理法を習得できなかった紡績女工も、米を炊くことはできた[9]。

　他方、最低必須の栄養量の3分の2以上を白米から摂取した場合、脚気罹患率は高くなり、死亡のリスクが高くなった。1910年からの米の不作で1911～1912年に米価が上昇し始めると、低所得層の米摂取は減少し、脚気は減った。しかし、1913年に政府は植民地となった台湾・朝鮮からの移入米の移入税を撤廃し、その結果、大阪には朝鮮米が広く流通した[10]。「値段が安いのに麦飯よりもうまい上に炊くと四割も増える」といって、都市の職工は従来から強かった米食への依存をますます強め、脚気が急増した。脚気は1918～1922年をピークとし[11]、結核と並ぶ国民病となった。

2．乳児脚気とその母

　1921～1923年は図3-1の名古屋や東京にみられるように、六大都市の乳児脚気死亡率のピークであった。しかし、大阪では1922年以降急速に脚気死亡率が減り、1928年には名古屋よりも低下した。島薗順次郎はすでに1919年に米の胚芽にチアミンが多く含まれているとして胚芽米を奨励した。このピークの時期に島薗の影響を受けた関西の病院や産院の一部では、チアミン欠乏症として脚気の治療がなされていた。ところが、一般開業医の間ではまだ治療法が確定しておらず、彼らの治療法は混乱していた。その上、オリザニン（ビタミンB_1）は糠からの抽出が難しく、少量しか取れなかった。そのためオリザニンは臨床においては高価な薬であった。

　表3-2は1924年4～12月、京都大学医学部小児科・病理学教室の磯辺正雄が附属病院での脚気の臨床事例をまとめたものである。磯辺は、患児の脚気の症状、月齢、体重、病状の経過に合ったオリザニンの適切な処置量と、

---

(9) 宇野利右衛門『職工優遇論総論第壱』工業教育出版、1916年、p.138。
(10) 樋口節夫『近代朝鮮のライスマーケット』海青社、1988年、pp.172-174。
(11) 江口誠一「戦前期日本農家の食料消費構造」『社会経済史学』69-5、2004年、p.53。

表 3-2　乳児脚気治療の事例（1924 年）

	型	治療結果	月齢	性別	特徴と母の脚気自覚 有（+）無（-）	栄養	処置
1	マヒ型	治癒	2か月	女	母脚気（+）、肺尖カタル	牛乳	オリザニン末
2	脳型	治癒	3か月	男	痙攣様発作あり、母脚気（-）	牛乳	オリザニン末
3	衡心型	死亡	8か月	男	回復、薬量減らすと急変、（-）	母乳	オリザニン末と注射
4	混合型	治癒	3か月	男	極めて重篤、母乳飲む力が弱い（+）	混合	オリザニン末と注射
5	衡心型	死亡	1か月	男	治療のタイミングを逸しため（+）	母乳	オリザニン注射
6	衡心型	治癒	2か月	男	最小限の薬量で治療（-）	母乳	オリザニン末と注射
7	衡心型	治癒	5か月	男	薬を早くから増やすべき（+）	母乳	オリザニン末と注射
8	衡心型	死亡	6か月	女	母乳が悪い、薬適量ならず（+）	母乳	オリザニン末と注射
9	水腫型	治癒	4か月	男	母の脚気も治療、（+）	母乳	オリザニン末と注射
10	衡心型	治癒	2か月	男	気管支カタル併発（+）	母乳	オリザニン末
11	マヒ型	治癒	13か月	男	母乳をやめてから回復（+）	練乳	オリザニン末と注射

（出所）磯辺正雄「乳児脚気に対するビタミンB剤の影響」『日新医学』15年5号、1926年。
（備考）オリザニン末はオリザニン粉末の略。

母乳の継続の二点に絞って論じている。母乳の栄養価はチアミンが欠乏する以外に問題はなく、原則的に授乳を続けさせてオリザニンを充当すればよいと述べている[12]。脚気の一般的な症状は足のむくみや膨張であり、患者はやがて歩けなくなる。磯部は、水腫型の脚気は主に足が腫れること、衡心型は心臓疾患を起こすこと、脳型やマヒ型は神経が侵されることを基準に分類していた。衡心型は致死率が高かった。

乳児の脚気罹患季節分布は表3-7からわかるように、7月～10月には59.41％を占めた。乳児は他の季節なら辛うじてチアミンを維持できたとし

---

[12] 磯辺正雄「乳児脚気に対するビタミンB剤の影響」『日新医学』15-5、1926年、pp.755-756。

ても、新陳代謝の激しい夏には不足した。同様に脚気による乳児以外の死亡者も夏に集中した。その上、妊娠中や産褥中の女性は、よりチアミンを必要とする。つまり、妊娠産褥中は脚気になりやすいのである。大阪の下層の女性は元来栄養不良である上に、妊娠による変調に耐えられず、脚気や妊娠中毒症に罹患することが多かった。職工や日雇労働者の住居の多くは水はけの悪い湿潤な土地につくられた長屋棟であった。彼らはそこに二世帯で暮らしていることもあった。こうした住居は採光だけでなく通風も悪かった。とくに夏の暑さは厳しく、脚気罹患の要因となった。生活難のため治療が十分に受けられない妊婦は、妊娠月数が進むとますます病状を悪化させた。その結果、分娩時に母子ともに生命の危機を経験した。脚気には治療法があり、治療費が払える場合なら問題はない。しかし、注射代が支払えず治療ができない場合でも、人工妊娠中絶をすることはできない。本庄産院の院長余田忠吾はとくに脚気について、次のように述べている[13]。

① 大阪では生活状態、栄養状態、空気、土地などから妊婦が脚気に罹患する者が多い。
② 妊婦の脚気は治りにくく増進する傾向があって、分娩時に母子の生命を危険にする。
③ 脚気治療の注射、内服薬および食物養生の費用は低廉ではない。
④ 妊婦の脚気は出産後も乳児脚気を起こし乳児死亡と関係する。

ゆえに、生活難の脚気の妊婦には特別の保護を加え、治療費を全額公費にして早期に徹底して治療させるか、あるいは国が生活の程度によって妊娠早期に中絶を行うことを認めるか、いずれかしかないと主張した。そして、妊婦ばかりでなく妊娠可能な女性に脚気の予防のための食物・栄養の知識を徹底させることが必要であると述べている[14]。

---

(13) 余田忠吾「妊産婦保護に就て（三）」『社会事業研究』15-2、1927年、pp.29-32。
(14) 大阪市が本格的に妊産婦検診に取り組んだのは戦時下1941年であった。

3. 大正期の脚気

『都道府県別死因別死亡者数統計データベース』によると、大正年間の脚気による総死亡数は 224,869 名であった。府県別に見ていくと、大阪府が 41,230 名であり、全国の 18% を超えていた。ついで東京府の 27,695 名、兵庫県の 15,384 名、京都府の 14,700 名、北海道の 12,427 名と続く。このように大阪、京都、兵庫の脚気死亡数が圧倒的に多く、この 3 府県で 71,314 名にもなっていた。大正期の京阪神工業地帯は工場数、職工数では全国の約 4 分の 1 を占め、生産額では 3 割を超えていた[15]。大阪府は東京府よりも人口が少ないのにもかかわらず職工とその世帯が多かった。このことが脚気死亡数を増やしたと考えられる。

大正期の大阪府の脚気死亡総数に占める男子の割合は、61.4% を占めている。15 歳以上の青壮年の男子が 33.8% で、力仕事をする青壮年期の男子が、主食である白米をより多く食べ、必要量のチアミン摂取ができなかったため重症化し、死亡数を増やした。1918 年はインフルエンザが影響した。また、1921〜1923 年の死亡数がとくに多かった。女子の割合は 38.6% であるが、

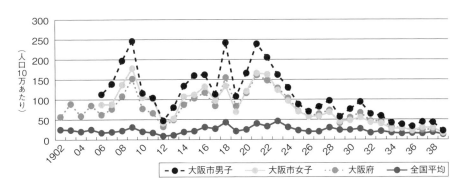

図 3-2 脚気死亡率（大阪市 1906〜1938 年、全国・大阪府 1899〜1939 年）

（出所）大阪市-『日本帝国人口動態統計』1906〜09 年、『大阪府統計書』1910 年以降各年、大阪府、全国平均-『都道府県別死因別死亡者数統計データベース』（URL wttp://www.rekishow.org）。

---

[15] 阿部武司『近代大阪経済史』大阪大学出版会、2006 年、p.69。

脚気罹患の母親はチアミン不足の母乳を通じて乳児を脚気に罹患させ、大きな影響を及ぼした。1歳未満のみ男児と女児はほぼ同数の脚気死亡数であり、全年齢の43.2%を占め、年齢別では最も高率であった[16]。図3-2は大阪府・全国平均・大阪市の男女別の脚気死亡率を示したものである。大阪市の男子脚気死亡率の高さが際立っている。

　脚気罹患が乳児死亡に与える影響を、脚気罹患率の代理変数として脚気死亡率を取り上げ、乳児死亡率との相関をみていく。男女別に脚気死亡率を説明変数とし、1906～1939年における大阪市の乳児死亡率を目的変数としてそれぞれを最小2乗法で回帰分析した。1926年7月から職工に対して健康保険の利用申請が認められ、翌年から職工に給付が始められた。紡績などの大企業は健康保険組合をつくることが多かった。他方、政府管掌健康保険は改正工場法適用の10人以上の工場が対象であったが、1934年には5人以上の工場に改められた。職工本人は健康保険が導入されたことによって、受診を抑制せずに脚気の治療を受けたため、職工10万あたりの罹患率は7,000～9000に増えたものの、死亡率は減りつづけた[17]。このように健康保険は昭和になってからの職工の脚気の減少に大きな役割を果たしたので、全期間の分析とともにと、健康保険による治療が職工に実施され始めた1927年以前と、以後に分けて分析した。1928年、1931年の脚気死亡率が高いのは、この年の大阪の夏の湿潤高温が厳しかったからであり、脚気の原因がチアミン不足とわかってからは、脚気の増減の理由も変化した。

　表3-3からわかるように、大阪市の男子脚気死亡率・女子脚気死亡率と乳児死亡率との相関関係は、正に1%水準で有意である。脚気死亡率（脚気罹患率）は乳児死亡率に大きな影響を与えていた。両親の栄養と食生活は乳児と乳児死亡に大きな影響を与えるのである[18]。1926年以前は、男女の各数値

---

(16) 大阪府『大阪府統計書』1913年～1926年各年の「衛生」死因欄の集計。
(17) 三浦豊彦「脚気に関する研究（第一篇）」『労働科学』23-1、1947年、p.28。
(18) Higami, E. and Tomobe, K. 2013. Infant Mortality and Beriberi in Osaka City between the World Wars: Impact of the Mother's Diet on Health. Tsui-jung Liu. In *Environmental History in East Asia: Interdisciplinary Perspectives*, London: Routledge. pp.259–272.

第3章　食生活の改善：脚気と脳膜炎

表3-3　大阪市の男女別脚気死亡率と乳児死亡率の関係

Y：乳児死亡率

	1906〜1939		1906〜1926		1927〜1939	
	男子	女子	男子	女子	男子	女子
脚気死亡率	0.712**	1.046**	0.344**	0.530**	0.718**	1.192**
t値	8.5277	10.1673	4.2573	4.2487	3.7087	4.5008
決定係数	0.6944	0.7636	0.4882	0.4872	0.5556	0.6004

（備考）**1％有意、最小2乗法（n=34、n=21、n=13）

に差はあまりないが、1927年以降は差がひらく。出産で退職した女子と乳児には健康保険が適用されないためであるが、それ以上に食生活の影響が大きく、脚気は食生活に基づく家族ぐるみの疾病なのである。

4．職工・日雇労働者居住地と脚気

「大大阪」の地域別に女子の脚気死亡率を示したのが表3-4である。1913年から12年間の西成郡の平均脚気死亡率は195であり、1900年ころの関西の紡績寄宿女工の158よりも高い。東成郡は1913年に脚気死亡率が52と最も低かったにもかかわらず、1916年以降は急速に脚気死亡率を上昇させて、12年間の平均は153であった。3位が西区の152であり、南区137、北区135で、東区の120が最も低い。脚気死亡率の高い地域は移入者の急増地域であり、職工・日雇労働者世帯の居住地域なのである。職工などの父親と同じ献立の食事を取る母親も脚気に罹患し、その母乳を飲んだ乳児は乳児脚気を罹患した。それも重篤化しやすく、死亡率の高い衝心型に罹患する傾向があった。とくに、東成郡は大正年間に表3-5のように、西成郡の19.7万人を超える20.3万人が増加し、工場法の適用されない零細工場の職工や日雇労働者となる者が多かったからである。寝屋川沿いの鯰江や中本、鶴橋に機械・ガラス・製油・鋳物の工場が集中し、朝鮮人の居住地が徐々に拡がって

表 3-4 地域別女子脚気死亡率（1913〜1924年）人口10万あたり

	1913	14	15	16	17	18	19	20	21	22	23	24	平均
西区	76	133	131	161	115	249	116	145	203	189	141	119	152
南区	61	142	158	158	113	198	79	150	171	155	122	86	137
東区	80	105	121	121	85	145	77	136	197	171	124	108	120
北区	55	98	136	146	102	179	88	147	208	182	153	112	135
西成郡	84	166	204	223	160	301	146	128	258	231	199	158	195
東成郡	52	101	140	166	105	202	118	148	202	192	170	132	153

（出所）大阪府『大阪府統計書』各年。

表 3-5　1913〜24年間の地域別人口の増減

	西区	南区	東区	北区	西成郡	東成郡	計
男（人）	49,783	1,532	▲40,260	▲6,783	99,880	100,607	204,759
女（人）	50,440	18,959	▲28,590	1,415	96,763	102,350	282,146

（備考）▲は減
（出所）大阪府『大阪府統計書』各年。

いた[19]。

　表3-6は1920年の大阪市25地区の死因別乳児死亡率である。1920年の大阪市の脚気乳児死亡率の平均は23.3パーミル、西成郡のそれは28.0パーミル、東成郡24.6パーミルで大阪市が最も低い。大阪市で脚気がとくに多いのは細民居住地域の木津45.7パーミル、本庄44.7パーミル、日本橋33.0パーミル、今宮32.9パーミルであり、職工の集住地である西野田32.7パーミル、築港31.4パーミル、難波26.5パーミル、上町26.3パーミル、玉造26.0パーミルであった。これら職工・日雇労働者地域の脚気を罹患した母親が母乳を授乳し、その乳児を脚気に罹患させ、死亡させた。

　乳児が脚気に罹患した場合、母乳を飲ませてはいけないと教えられた母親以外にも、その知識が広がると、出産前後の足の浮腫を脚気の徴候と誤解し、

---

(19) 植田浩史「1930年代の重化学工業化と大阪経済」『近代大阪の行政・社会・経済』青木書房、1998年、p.301。

第 3 章　食生活の改善：脚気と脳膜炎

自己判断で混合栄養か人工栄養に替える者もいた。このような母親の多くは練乳や粉乳の希釈法や消毒法の知識が不十分なまま我流で授乳した[20]。練乳は糖分が多く、粉乳の含有成分は標準化されておらず、月齢に合わせた希釈はむずかしく、医師など専門家の指示を必要とした。それにもかかわらず、母親から不適切な人工栄養を与えられた乳児は栄養不良となることが多かった。夏はこうした乳児の多くが住宅の放熱の悪さから、下痢、胃及び腸炎で死亡し、冬は人口密度の高い不衛生な住宅ゆえに、呼吸器疾患に罹ると栄養不良もあって死亡した。こうして大阪市において、疾病により死亡する生後1か月以降の乳児死亡率が、全国平均の生後1か

表3-6 「大大阪」地域別の死因別乳児死亡率（1920年）
単位：パーミル

	死因別乳児死亡率			
	脚気	脳膜炎	下痢	呼吸器疾患
天王寺	14.6	4.3	49.3	40.1
日本橋	33.0	40.4	82.2	64.6
木津	45.7	45.7	87.3	89.7
今宮	32.9	7.8	69.8	38.8
難波	26.5	8.6	53.3	62.3
島之内	22.5	2.8	25.3	33.7
千日前	11.4	21.7	34.4	34.2
高津	17.1	12.7	62.0	42.5
玉造	26.0	19.8	66.5	59.5
上町	26.3	25.5	36.3	37.1
船場	11.2	9.0	24.5	21.3
三軒家	22.5	12.8	57.2	51.3
築港	31.4	6.6	66.8	54.6
九条	16.2	13.6	49.7	54.4
靱	5.2	4.1	27.0	30.1
新町	13.2	6.2	31.0	27.9
堀江	14.1	6.3	42.3	38.8
西九条	19.2	5.3	63.5	74.1
西野田	32.7	22.7	61.2	71.1
福島	21.1	13.2	30.8	37.0
本庄	44.7	25.4	56.0	86.7
梅田	20.8	19.4	43.7	35.1
中之島	20.4	11.3	24.9	38.5
天満	16.5	16.5	39.4	42.4
東野田	25.9	42.3	84.6	45.0
市平均	23.3	15.8	54.0	51.5
西成郡	28.0	22.1	61.7	52.6
東成郡	26.4	18.7	51.1	37.7

（出所）大阪府警察部衛生課『大阪府衛生資料第二集』1924年、pp.20-29。
（備考）病院死亡240名、市外死亡本籍地者59名は市平均のみに含む。

---

[20] 三野裕「乳児院事業の実際問題」『乳幼児研究』14-5、1926年、p.17。

月以降の乳児死亡率の 1.74 倍になり、大阪市の乳児死亡率は全国で最も高くなった[21]。

第 2 節　脳膜炎と「いわゆる脳膜炎」

1．脳膜炎

　大阪市の乳児死亡の死因中最も多いのは下痢であり、呼吸器疾患、先天的弱質、脚気、脳膜炎が続いた。乳児の年間死亡数の分布は 12 月～2 月に 31.3%、7 月～9 月には 27.2% であった。表 3-7 はそれぞれの疾患の割合を月別に百分比で示したものである。脳膜炎、脚気は夏に多くみられ、呼吸器疾患、先天的弱質は冬に多かった。先天的弱質は早産など出生時に生存の見込みのない乳児がほとんどで、生後 1 か月間の新生児死亡が多かったことが 12 月～2 月までの死亡率を高めた。当時の日本は、農業人口が多く農繁期の出産は避けられて、農閑期の冬に出産がしやすかった。また、早く働かせることのできる就学前期間の短い早生れが好まれた。それゆえ、冬の出産割合が高く、先天的弱質児が冬に多く生まれた。日本の家屋が十分に保温できないことも冬の死亡率を高めた。

　一方、全国平均の脳膜炎乳児死亡率は、1904 年まで 20 パーミルを超え、1910 年までは先天性死亡、呼吸器疾患に次いで第 3 位の死亡率であった。その後、脳膜炎死亡率は徐々に低下して下痢が第 3 位となり、脳膜炎は 4 位になった。そのころの脳膜炎は、弘田長の『児科必携』によると、結核性[22]と非結核性とがあった。非結核性には膿性脳膜炎と流行性脳脊髄膜炎があって、当時罹患すると治癒はむずかしかった[23]。欧米でも髄膜に炎症を起こす致死率の高い疾病で、膿性脳膜炎は大腸菌、インフルエンザ菌や B 群

---

(21) 樋上惠美子「戦間期における大阪の乳児死亡について」『ヒストリア』236、2013 年、p.135。
(22) 『日本帝国死因統計』において結核性脳膜炎は結核に分類され、脳膜炎には含まれない。乳児の結核では最も多く、母親が結核の乳児は結核性脳膜炎で死亡することもあった。
(23) 深瀬泰旦『小児科学の史的変遷』恩文閣出版、2010 年、p.135。

第3章　食生活の改善：脚気と脳膜炎

表 3-7　大阪市死因別乳児死亡月別一覧（1916 〜 1920 年平均）単位：パーセント

	先天的弱質	下痢	呼吸器疾患	脚気	脳膜炎	平均
1月	14.41	7.55	19.49	3.54	4.27	11.37
2月	13.61	8.03	15.07	4.32	3.62	10.57
3月	9.40	8.28	12.36	4.39	4.46	8.91
4月	4.45	7.56	7.05	4.84	3.98	6.31
5月	4.69	6.99	7.18	6.10	3.96	6.35
6月	3.62	8.38	5.53	5.53	4.84	5.87
7月	5.66	11.92	4.38	11.93	14.26	8.71
8月	6.20	12.45	3.14	17.78	27.48	10.15
9月	6.31	8.92	3.01	17.21	17.75	8.30
10月	8.35	6.12	3.19	12.49	6.90	6.67
11月	10.35	6.38	6.99	6.46	4.31	7.40
12月	12.90	7.42	12.67	5.38	4.20	9.37
計	100.00	100.00	100.00	100.00	100.00	100.00

（出所）内務省衛生局『乳幼児保護に関する報告』1926 年、pp.77-78。

レンサ球菌などの細菌あるいはウィルスによっておこり、現在では化膿性髄膜炎とウィルス性髄膜炎に分けられる[24]。流行性脳脊髄膜炎も髄膜炎菌によっておこる。これらは、乳幼児の耳鼻から髄膜に侵入し、長く北海道や東北の寒村や、都会の衛生状態の悪い細民居住地ではかなりの死亡率を示していた。図3-3に示すように全国の脳膜炎が徐々に減少するのは、日本のこれらの地域の衛生状態の改善を示している。

　脳膜炎は農村よりも都市のほうが多く、7月〜9月に年間死亡数の6割を占めた。夏に流行する、8か月〜1歳の生歯期に罹患しやすい比較的治癒する脳膜炎があった。消化不良の結果、吐乳・暗緑色便が続き、削痩の後、痙攣の脳症状をおこした[25]。1890年代、病状は脳膜炎にもかかわらず、病理解

---

(24) 南山堂「化膿性髄膜炎」『南山堂医学大辞典第 19 版』2006 年。
(25) 二階堂保則「本邦小児死亡の特徴」『統計集誌』412 号、1915 年、p.293。治癒しても、後遺症を残すことがあった。

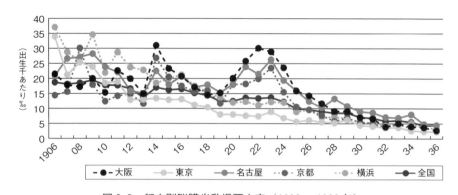

図 3-3　都市別脳膜炎乳児死亡率（1906 ～ 1936 年）
（出所）内閣統計局『日本帝国人口動態統計』『日本帝国死因統計』各年。

剖しても病変の見られない症状が東京で流行した。罹患児は母乳哺育児であった。

1888 年、弘田長がドイツから帰国し、翌年、東京大学に小児科講座が設けられ、その学生の勉強会であった処和会において、1894 年、伊東祐彦が治癒する脳膜炎について報告し、「いわゆる脳膜炎」と名付けた[26]。これをきっかけに 1896 年小児科研究会が発足した。その第 5 回と第 7 回総会で弘田長が「治癒すべき脳膜炎について」消化器と関連した漿液性脳膜炎か仮性脳膜炎であろうと講演し、1901 年、研究会は弘田を会頭とする小児科学会として再出発した。1916 年、弘田は髄膜所見や脳の解剖所見から「いわゆる脳膜炎」を、当時ハイネ・メジン氏病と呼ばれたポリオの脳膜炎型と考えた。慶応義塾大学の唐沢光徳は母乳を原因とする 4 疾患、すなわち単純な栄養障害、乳児脚気、「いわゆる脳膜炎」に加えて、「いわゆる人乳中毒症」をあげていた[27]。単純な栄養障害を除く 3 疾患はかなり混乱しており、赤十字社大阪支部病院の大久保直穆（なおよし）は「いわゆる脳膜炎」は、脚気毒が中枢神経を侵したものと考えた。このように「いわゆる脳膜炎」は小児科学会でのテーマとして頻繁に取り上げられた疾患であったにもかかわらず、その原因や本

---
(26) 深瀬泰旦（前掲書）2010 年、pp.140-142。当時、医学部は帝国医科大学といった。
(27) 珠玖捨男『日本小児科医史』南山堂、1964 年、p.176。

2．「いわゆる脳膜炎」は鉛中毒

　1900年、ドイツの鉛研究の第一人者クラヴィッツの弟子のハメルが、鉛中毒の赤血球は塩基性顆粒を持つことを発見した。クラヴィッツの下でこの研究をしてきた大阪高等医学校の高洲謙一郎は、帰国後、脚気の乳児の赤血球には塩基性顆粒はないが、「いわゆる脳膜炎」の乳児に多く発現することを確認し、1907年「塩基性顆粒を有する赤血球の発現について」を発表した。にもかかわらず、高須は「いわゆる脳膜炎」を鉛中毒と結び付けることはなかった。

　東京では含鉛白粉(おしろい)が発売されていたが、1901年に無鉛白粉が販売され、1903年の内国勧業博覧会で東京の白粉製造業者は、含鉛白粉の危険性と無鉛白粉の使用を宣伝した。その後、東京では含鉛白粉は規制された[28]。従って、鉛の白粉の被害を免れた東京の脳膜炎罹患児には「いわゆる脳膜炎」はわずかで、死因統計の脳膜炎は化膿性髄膜炎のみとなり、脳膜性乳児死亡率は急落した。しかし、国は含鉛白粉を規制せず、無鉛白粉に替えることは東京以外ではなかった。大阪で製造された含鉛白粉が、関西から名古屋にかけて廉価で販売されていたので、利用者が多く、図3-3に示すように、脳膜炎死亡率は高かった。その後も高洲は大阪で「いわゆる脳膜炎」の患児と臨床で接しても含鉛白粉と結び付けることはなかった。高須は貧血、塩基性顆粒赤血球が発現し、脳神経細胞に脂肪顆粒がみられることから、現在の熱射病・日射病である中暑症説を取った[29]。

　しかし、京都大学の平井毓太郎(いくたろう)は暗緑色便に鉛が含まれているという弘田門下の大月豊の論文や、罹患児の歯根が黒くなる例の多いことから、早い時期から鉛中毒を疑っていた。1923年、平井は、「いわゆる脳膜炎」の原因は、鉛分を含む白粉を使った母親の母乳を飲み続けた乳児が鉛中毒に罹患したと、

---

(28) 長尾乾「東京に於ける乳幼児鉛中毒の今昔と余が五十症例」『児科診療3巻1』1937年、p.12。
(29) 深瀬泰旦（前掲書）2010年、p.140、p.143。

「所謂脳膜炎の予防および治療について」と「仮称所謂脳膜炎は鉛中毒なり」を児科雑誌に発表した[30]。平井は「いわゆる脳膜炎」の死肢体数体の臓器から、苦心して鉛を検出した。彼は確実な証拠を提示すべきことを脚気の論争から学んだのであろう。夏に「いわゆる脳膜炎」が多いのは汗のために化粧直しが頻繁なこと、乳児が授乳中に母親の顔の鉛を含む汗を取り込む頻度が高くなるためであった。

　表3-6に示すように、1920年の大阪市の脳膜炎乳児死亡率は、木津が45.7パーミルと最も高く、東野田の42.3パーミル、日本橋の40.4パーミルがこれに続いている。衛生状態が悪いため、治癒の難しい化膿性髄膜炎の罹患率も高くなり、化膿性髄膜炎と「いわゆる脳膜炎」の死亡が重なっていたからである。上町25.5パーミル、本庄25.4パーミル、西野田22.7パーミル、千日前21.7パーミル、玉造が19.8パーミルで、梅田が19.4パーミル、天満の16.5パーミルまでが大阪市平均の15.8パーミルを超えている。15地区が平均以下であり、10パーミル以下が10地区ある。

　死亡率の高い10の地域は梅田、天満など船場を囲む大阪市中心部のすぐ外側の商業地が多い。工業地帯でも比較的中心部に近い商業地を持っている地域である。母親も白粉を使用する料理店や飲食店に勤める女給などを含む商業やサービス業に従事している可能性が高い[31]。この鉛分を含む白粉は1933年に製造禁止になり、2年後販売も禁止になった[32]。しかし、平井の発表から製造禁止まで10年かかっている。1903年に東京で白粉が含鉛から無鉛に変えられたとき、国が各府県に含鉛白粉の製造禁止を通達していれば、図3-3に示した大阪、京都、名古屋の「いわゆる脳膜炎」の犠牲は防げたであろう。

---

(30) 平井毓太郎「所謂脳膜炎の予防及び治療に就て」『児科雑誌』第281号、1923年、pp.80-81。「仮称所謂脳膜炎は鉛中毒なり」第290号、1924年、pp.101-112。
(31) 山崎源泉「貧民窟探検記」『救済研究』3-4、1915年（復刻、文京出版、1975年）p.508。
(32) 深瀬泰旦（前掲書）2010年、p.143、p.146。

3．名古屋と東京の乳児死亡率

　横浜の脳膜炎乳児死亡率は、東京の含鉛白粉規制の余波を徐々に受けたため、1910年代後半には減少した。しかし、名古屋から京都、大阪において含鉛白粉は廉価で売られ、生活水準の向上した1920年代前半に鉛中毒による乳児の脳膜炎はピークに達した。1923年以後、鉛中毒の「いわゆる脳膜炎」は急速に減少し、ほぼ致死率の高い化膿性髄膜炎のみが残り、都市の脳膜炎死亡率は郡部の多い全国平均のそれより徐々に低くなった。図3-3の東京の1900年代の、その他の都市の1920年代後半にみられる脳膜炎の減少から、都市の脳膜炎は「いわゆる脳膜炎」が多かったことを示している。また、脚気も都市に多い疾患である。名古屋の脚気乳児死亡率は1920年までは東京を下回っていたが、1920年以後急に上昇している（図3-1）。この点について、簡単に触れたい。

　20世紀の初めの名古屋の工業は10人以下の織物業の工場が多く、職工は女子が大半であった。陶器など在来工業は小規模であり、機械、化学工場の男工は少なかった[33]。しかし、機械・金属や化学の工場が徐々に増え、男工は1924年には25,046人に増えていた[34]。愛知県下の男工の55％、女工の44％は愛知県生れで、残りが県外者である。女工のうち8.6％は有配偶であった[35]。都市の乳児死亡率は1918年のスペイン風邪の時にピークとなることが多いが、『人口動態統計』によると名古屋市は1921年の210.6パーミルがピークである。男工の増加が遅いため、職工の世帯形成は1910年代後半、乳児死亡率のピークは1920年代前半になった。1921年と1923年の204.4パーミルの他に乳児死亡率が200パーミルを超えた年はなく、この両年の脚気と脳膜炎の乳児死亡率の合計が50パーミルを超えたことが、乳児死亡率も200パーミルを超える原因となった（図3-1、図3-3）。

　名古屋市社会課は1923年に前年度の死亡乳児宅へ調査嘱託員を訪問させ

---

(33) 大阪市市役所商工課『大阪市及其附近の工場分布状態』1918年、巻末。
(34) 名古屋市教育部社会課『第1回労働統計実施調査 名古屋市結果概要』1925年、p.7。
(35) 愛知県社会課『工場福利施設ニ関スル調査』1927年、pp.12-15。

て調査した。死亡乳児の父親の従事する職業は、工業が41.5%、商業が26.9%と1920年の産業割合と対応していたが、産業割合が10.9%の交通業が13.6%と多い一方で、7.8%の公務自由業の死亡乳児は0.4%しかなかった。死亡乳児の母親のうち14.5%が職業を持ち、機織（はたおり）の家内請負や機織女工が多く、機織、刺繍、縫製など衣類の仕上げの副業がつづいた[36]。母親の17.8%は教育を受けず、22.1%は小学校中退であるが、非嫡出子は6.2%しかいない[37]。この点は大阪と違い、妊産婦死亡率や先天的な乳児の死亡率を下げる要因となった。乳児の栄養は母乳哺育が66.4%、混合栄養が18.5%、人工栄養が11.7%で、母乳哺育が全国平均の91.8%よりも少なかった[38]。母親は衛生や育児に対する知識のないものが多かった。1922年の名古屋市平均の乳児死亡率は161パーミルで、高い順に中区173パーミル、西区170パーミル、南区161パーミルと差はなく、東区は139パーミルと低かった。このように都市の中で工場の職工、日雇・交通業の比重が高まり、その妻が育児知識を得る機会がないまま結婚したことが乳児死亡率を高めた原因であった。死亡別に多い順にみると、呼吸器疾患が43.8パーミル、先天的な死亡が33.9パーミル[39]、下痢が25.6パーミル、脳膜炎は「いわゆる脳膜炎」を含むため22.7パーミルと乳児死亡率を高くし、脚気は12.2パーミルであった。

　東京の乳児死亡率は序章の図序-2（7頁）に示したように1908年の189.9パーミルが最高で、1918年と関東大震災の1923年は179パーミルであり、1925年は123.4パーミルと急激に低下した。1925年の警視庁の調査によると、本所区・深川区の工業区の乳児死亡率は176パーミル、工業地と商業地が混

---

(36) 名古屋市産業勧業課『名古屋市の家庭副業』名古屋市役所、1930年、pp.1-22。
(37) 名古屋市社会課『乳児死亡の社会的原因』1925年、p.9, pp.23-28。
(38) 愛知県社会課『調査資料第11篇　農村社会事業調査第2号』1928年、p.142。
(39) 名古屋市社会課『乳児死亡の社会的原因』1925年、p.8, pp.12-13。栄養不良を消化器疾患とし、先天性弱質がほとんどない。しかし、戸田正三は京都市社会課『乳幼児死亡率調査叢書第一編』1922年、p.11において栄養不良を発育不完全、生活力微弱、小児消耗症と指摘していたので、栄養不良を先天的な死亡として計算した（『日本帝国人口動態統計』では1922年の乳児死亡率は178.6パーミルで、下痢35.0パーミル、先天的な死亡44.4パーミルと名古屋市の調査より高い）。

在する浅草区は166パーミルと高かったが、これら3区の人口割合は東京市の約3割であり、その他が7割を占め、商業地の区の乳児死亡率は119パーミルであり、住宅地の乳児死亡率は112パーミルと更に低かった[40]。東京の脚気乳児死亡率（図3-1）は、1906～1936年間に10パーミルを超える年が6回しかなく、栄養バランスの良い食事をする階層とその準備をする主婦の割合が、他都市より高いことを示していた。更に、乳児死亡低減対策がなされたことも、東京市の乳児死亡率を下げた。

第3節　食生活の変化と生活水準の向上

1．女工の食生活と細民居住地域の食生活

　ここでは、1911年の大阪の各紡績工場の献立を脚気対策と合わせて検討する。表3-8は大阪のある紡績工場の平均的な献立表である。蛋白質摂取は一日4合の米からが大半で、豆腐・揚げと米が植物性蛋白質である。動物性蛋白質は雑魚、そして週1回の鯖(さば)煮付のみである。脂肪は極めて少ない。成長期の少女にとって米の量が減ると、摂取カロリーが十分か否か不明である。夏になると脚気が続出し、1,000人あたり30人が脚気に罹患する工場もあった[41]。そこで、会社は主食の米に、麦あるいは小豆を入れて脚気を予防しようとした。たとえば、小豆を残り飯に入れ、粥(かゆ)にして朝食に出した。合同紡績は米飯と麦入り飯のいずれかを選ばせ、麦入り飯を選んだものに漬物などを与えた。日本紡績は麦だけでなく、大豆、黒豆、小豆、豌豆のいずれかを併せて入れた。多くの工場では麦入り飯を選んだ女工から徴収する食費を米飯者よりも安くした。しかし、麦入り飯を選ぶ者は僅かで、ほとんど効果がなかった。むしろ、水菜に鯨(くじら)を加える、あるいは干物魚や豚肉料理などもう一皿増やす献立の改善によって、脚気を予防することが求められた[42]。しかし、紡績会社は食費負担増に対する職工の抵抗を恐れて、彼らからの徴収

---

(40) 警視庁衛生部『乳幼児害因ノ統計報告』警視庁、1929年、p.17。
(41) 宇野利右衛門『職工問題資料』工業教育出版、1912年、p.572。
(42) 宇野利右衛門（前掲書）1912年、p.472。

表3-8　ある紡績工場における1週間の副食献立（1911年）

	朝	昼・深夜	夕
第1日	大根味噌汁	里芋昆布煮付	大根油揚げ煮付
第2日	千切り味噌汁	千切り油揚げ煮付	うずら豆蒟蒻煮付
第3日	大根味噌汁	生鯖煮付	おから、葱、油揚げ
第4日	葱味噌汁	角あげ葱煮付	芋穀雑魚煮付
第5日	大根味噌汁	豌豆砂糖煮	芋穀油揚げ煮付
第6日	菜味噌汁	里芋蒟蒻煮付	大根雑魚煮付
第7日	千切り味噌汁	水菜からし和え	千切り油揚げ煮付

（出所）宇野利右衛門『職工問題資料』工業教育出版、1912年、p.572。

額を上げられず、食費の会社負担額を増やすことも回避した。食費は8銭に据え置かれ、献立内容の改善は放置された。一方、1911年の年収500円の給料生活者の世帯では、一人1日20銭くらいの食費であり、女工の2.5倍もあった[43]。

1920年11月より2か月間、大阪府衛生課は大阪の米騒動勃発場所の近くである下寺町（したでら）の保健衛生の実態を調査した。それによると、生産年齢人口のうち、有業者は男212名、女142名で、女子の有業割合が52.4％と高く、そのうち59名の女子が屑物行商とその選別に従事していた。男子の屑物関連業は36名で18％に過ぎず、41名20％は衛生人夫で、職工が12.6％を占めた。女子は手仕事12名、白粉職工が5名と続き、女子の平均収入は約12円～18円であり、男子の平均収入は40円～50円台が大半で、一家総働きの暮らしであった[44]。

つぎに、職業に従事する者の病気で最も多いのは、内臓疾患10.42％であり、脚気は2.22％である。トラホームについては重症者が14.19％、軽症者が28.89％、疑似症が12.48％を占め、とくに10代後半のトラホーム罹患率が

---

(43)「暮らしと物価大阪百話」編集委員会『暮らしと物価大阪百話』大阪都市協会、1992年、p.221。
(44) 大阪府衛生課「大阪府保健衛生調査報告第三編」1921年（復刻、『近代都市の衛生環境（大阪編）24 衛生・保健⑤』近現代資料刊行会、2007年）pp.354-358。

第3章　食生活の改善：脚気と脳膜炎

高い。

　下寺町の死亡率は41.6パーミルと全国25.4パーミルに比べ高率である。1916～1920年の5年間の死亡は、スペイン風邪の影響のため肺炎および気管支肺炎が最も多かった[45]。この間の総死亡に占める乳児の割合は33.3％、1歳～5歳の幼児の占める割合は23.6％である。死因は肺炎・気管支炎が多かった。乳児死亡率は303パーミルである。下痢が90.9パーミルであって、栄養法のわかる死亡乳児15人のうち人工栄養は2名、混合栄養は3名である。これらの乳児は全員練乳を与えられ、乳児月齢に対する希釈濃度の不適切さのために死亡した。10名の母乳栄養児は先天性弱質で4名が死亡、下痢3名、肺炎・気管支炎で3名が死亡した[46]。報告書は、母乳栄養児が下痢で死亡する理由を次のように指摘した。屑物を商う不衛生な環境、不潔な家屋に、井戸と便所の共有に加え、ほとんどの母親は不就学のため育児・衛生知識が不十分で、乳児が重症にならなければ医師を利用せず、迷信といえる飲用品を服用させた。その背景に早婚で事実婚のまま離婚・再婚を繰り返し、非嫡出子が多いこと、収入を得るために乳児を預け、仕事を優先し、混合栄養に換える母親の育児態度を挙げている。生活のため仕事を持ち、知識も収入も少ないが、自立する女性の姿であった。

　最後に、栄養摂取に関して、表3-9に平均的な当地域の献立を示した。126世帯の成人男性一人一日平均摂取カロリーは2,513カロリー、平均蛋白質摂取量は81g、そのうち動物性が15％、脂肪9g、炭水化物580gであった。内務省が標準値とした中程度の労働に従事する男子のそれは、2,160カロリー、蛋白質90g、脂肪20g、炭水化物450gと比べると、蛋白質や脂肪は若干不足するものの、カロリーは足りていた。しかし、実際には、重労働従事者が多いためカロリーは不足しており、多くの男性と40歳以上の若干の女性は飲酒することでカロリーの不足を補っていた。

　食費は平均支出の51.1％を占めていた。家賃、酒・煙草、光熱費を加えると83％に達し、衣類や衛生に支出をまわす余裕はなく、身辺は不潔であ

---

(45) 大阪府衛生課（注44と同じ）1921年、p.416、pp.454-457
(46) 大阪府衛生課（注44と同じ）1921年、pp.468-471。

表3-9 細民地域の平均的な献立とカロリー、蛋白質の摂取量（1920年）

世帯構成、年齢	1日目	2日目	3日目	成人男子平均
指物業56歳、内縁妻48歳、子（女14歳、男7歳）夫45円、妻15円	朝-米飯、大根・茄子の漬物 昼-米飯、水菜削り鰹の煮物 夕-朝と同じ	朝-粥、茄子漬物 昼-米飯、魚のアラ煮物 夕-米飯、茄子漬物	―	蛋白質224g、動物性15g、1人1日 2,499カロリー 蛋白質74g、脂肪4g
衛生人夫31歳、妹-屑物会社15歳、弟8歳 兄45円、妹16円	朝-米飯、広島菜漬 昼-同上 夕-米飯、鯨・豆腐煮付	朝-冷飯、大根漬物 昼-同上 夕-米飯、鯨コロ関東煮	朝-冷飯、大根漬 昼-冷飯、秋刀魚焼き 夕-同上	蛋白質348g、動物性65g、1人1日 2,663カロリー 蛋白質87g、脂肪10g
人力車夫48歳、内縁妻-屑物行商51歳、子（男23歳、女3歳）夫60円、妻13円	朝-粥、大根一夜漬 昼-米飯、大根油揚煮物 夕-同上	朝-温飯、大根浅漬 昼-温飯、鯛味噌汁 夕-温飯、鯛味噌汁、大根浅漬	朝-粥、大根糠漬 昼-温飯、大根干魚、油揚煮物 夕-同上	蛋白質252g、動物性31g、1人1日 2,427カロリー 蛋白質55g、脂肪6g

（出所）大阪府衛生課『大阪府保健衛生調査報告第三編』1921年。
（備考）17歳以上を成人とし、成人男子1、成人女子0.8、15歳以上0.7、小学生0.5、幼児0.3として成人男子の食物需要量を計算した。

った[47]。副食は野菜と魚・肉を煮付けた簡単な料理しかないと報告は述べる。しかし、1911年の紡績工場の献立と比較した場合、ここでは毎日魚あるいは肉を食べており、栄養バランスも悪くないため、脚気もそれほど多くない。先天性弱質による乳児死亡は少なく、死産率も30.8パーミル（大阪市94.7パーミル）と低かった[48]。母胎の状態は悪くないが、後天性の下痢、肺炎などの乳児死亡は多かった。

---

(47) 大阪府衛生課（注44と同じ）1921年、pp.582-584。
(48) 大阪府衛生課（注44と同じ）1921年、p.381。

第 3 章　食生活の改善：脚気と脳膜炎

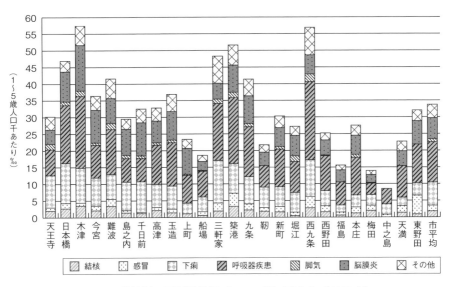

図 3-4　地域別・死因別幼児（1～5歳）死亡率（1920年）

（出所）大阪府衛生課『大阪府衛生史料 第三集』1925年、p.1、pp.24-25。
大阪市『第 23 回大阪市統計書 大正 13 年』1926 年、pp.31-32。

2．大阪市の地域別幼児死亡率

　下寺町の1歳～5歳の幼児死亡数は0歳の乳児死亡数の3分の2ほどもあった。大阪府衛生課が1917～1920年の4年間の幼児死亡調査をまとめた『大阪府衛生資料第三集』によると、この間の幼児死亡に占める1歳児は47.6％を占め、2歳児は25.2％、残りが3～5歳児であった。1920年の幼児死亡率は表3-10の通りである。大阪市の幼児死亡率の平均は33.7パーミルで、死因内訳は、呼吸器疾患が12.1パーミル、下痢が6.9パーミル、脳膜炎が6.3パーミルで、この3疾患で75％を占めていた。最も幼児死亡率の高い木津は57.4パーミルで、西九条は56.9パーミルとわずかに少ない、築港51.6パーミル、三軒家48.3パーミルと港湾地域が高く、下寺町を含む日本橋は46.7パーミルで、難波、九条、今宮、玉造と続いた。16地区は大阪市の平均以下であり、北区（西野田、福島、梅田、天満、本庄、東野田）がと

133

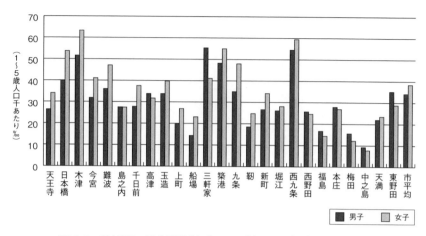

図 3-5　地域別・男女別幼児（1〜5歳）死亡率（1920 年）
（出所）大阪府衛生課『大阪府衛生資料 第三集』1925 年、p.24-25。

くに低かった。上位 4 地区の幼児は、大阪市の平均よりも 1,000 人あたり 15〜24 人も幼児が多く死んでいた。その原因は、この年にスペイン風邪がぶり返し、死亡診断書には肺炎・気管支炎と記載された呼吸器疾患を増加させたからである。更に、工場の煤煙など生活環境の悪さも幼児死亡率を高めていた。また、栄養バランスの悪い離乳食によって栄養不良にさせたことも多かった。下寺町と同じような衛生状態の木津、日本橋、今宮においては化膿性髄膜炎による脳膜炎死亡も多いが、他の南区の地区や東区も、船場や島之内を除けば下痢よりも脳膜炎が多かった。

　1920 年の大阪市の男子の乳児死亡率は 225.1 パーミルと女子の 209.8 パーミルよりも 16.7 パーミル高い[48]。幼児死亡率は、図 3-5 が示すように大阪市の平均で男子 34.2 パーミル、女子 38.5 パーミルと女子が 4.3 パーミル高かった[49]。木津と九条では脳膜炎の女子の死亡が多く、西九条、築港では呼吸器疾患の女子の死亡が多かった。一方、男子の幼児死亡率の高い地区が 8 地区ある。そのうち、三軒家と高津では男子の呼吸器疾患死亡が多かっ

---

[49] 大阪府衛生課『大阪府衛生資料第二集』1924 年、p.29。1920 年の出生における性比、女子 100 に対し、男子は 107 であった。

第3章 食生活の改善：脚気と脳膜炎

た(50)。

他の6地区はすべて北区で、北区の幼児は中之島の大阪医科大学の臨床研究用無料診察、中崎町の濟生会大阪府病院の救療（無料診察）が男女区別なく貧困層も利用しやすかった。彼らも早期に治療を受け、その効果は、幼児死亡率が他の区よりも低く、男子が女子よりわずかに高くなって表れた。その他の区は衛生状態が悪いにもかかわらず無料診療のない地域では脳膜炎、呼吸器疾患や下痢の死亡率を高めた。幼児には乳児には少ない結核もあり、呼吸器疾患が

(50) 大阪府衛生課『大阪府衛生資料第三集』1925年、pp.24-25。1920年の1～5歳人口における性比は女子100に対し、男子は102.2と乳児よりも割合を大きく減らした。

表3-10 大阪市地域別・死因別幼児死亡率（1920年）
1～5歳児人口1,000あたりパーミル

		幼児死亡率	死因別幼児死亡率		
			脳膜炎	下痢	呼吸器疾患
南区	天王寺	30.2	4.3	9.6	7.8
	日本橋	46.7	9.0	12.0	17.3
	木津	57.4	13.6	10.4	21.5
	今宮	36.5	9.8	8.4	9.8
	難波	41.5	7.5	7.4	13.5
	島之内	29.5	7.8	8.5	7.1
	千日前	32.6	9.9	9.1	7.0
	高津	32.9	6.5	6.9	11.8
東区	玉造	36.8	8.5	6.9	13.0
	上町	23.3	7.8	3.2	8.3
	船場	18.6	2.8	4.4	7.7
西区	三軒家	48.3	4.8	12.8	17.0
	築港	51.6	8.1	8.9	19.8
	九条	41.4	8.3	8.1	15.0
	靭	21.6	4.0	6.1	6.5
	新町	30.3	5.6	5.9	11.3
	堀江	27.1	6.1	5.9	9.3
	西九条	56.9	5.7	11.0	23.4
北区	西野田	25.2	4.5	4.5	10.5
	福島	15.6	3.6	2.1	6.9
	本庄	27.4	5.7	3.6	11.3
	梅田	13.9	2.4	3.2	3.4
	中之島	9.5	0.0	3.1	4.6
	天満	22.8	4.4	2.5	9.5
	東野田	32.0	7.0	3.7	11.6
	市平均	**33.7**	**6.3**	**6.9**	**12.1**

（出所）大阪府衛生課『大阪府衛生資料 第三集』1925年、p.1、pp.24-25。大阪市『第23回大阪市統計書 大正13年』1926年、pp.31-32。

（備考）各区に占める1～5歳児割合を大阪市統計書から算出、25地区のそれぞれの1～5歳人口と幼児死亡数から幼児死亡率を算出した。

幼児死亡率の高低を決定していた。それゆえ、これらの疾病を治療する貧困層の受診可能な医療の存在が幼児の救命を決定した。

　このように救療はまだまだ不十分で、まず、1922年に、実業家山口玄洞の寄付により、財団法人山口厚生病院が堂島に開設され、その救療は大阪医科大学に委託された。1921年に方面委員から救療世帯のための病院の設立を求める声が強くなり、これに応えて大阪市は阿倍野橋に大阪市民病院を建設中の1924年から1年半、扇町の大阪市立衛生試験所の一部を仮病院にして、救療を実施した[51]。1925年開院した大阪市民病院は、世帯年収800円以下の市民を無料で診察し、入院用の450床のうち270床を無料用にあてた。有料で市民病院を受診できる市民の世帯年収は3,000円以下とされ、彼らは診察料「1円1カ月有効」の診察券を購入し、薬1剤25銭を負担しなければならなかった[52]。更に、1919年に制定されたトラホーム予防法に基づいて、1921年大阪市は、舟場・九条・西浜にトラホーム診療所を設置して、看護婦を常駐させ、眼科の医師が診療所を巡回した。1925年下寺町と、新市地域の姫島・東小橋・山口・今福・千躰・平野・我孫子に、1926年生江に、トラホーム診療所を開設した[53]。

　1923年に寿屋の鳥井信治郎の寄付による豊崎診療院が開院した。また、困窮した朝鮮人の救療のためにつくられた日本慈済会は、1923年に中道診療所、1925年に本庄診療所を開設した。そして、鳥井信治郎は、1927年に今宮診療院、1929年に此花診療院を増設した。無料の施設の利用には方面委員や警察、役所の所得証明手続きあるいは施療券を要したが、日本慈済会と鳥井信治郎の診療院は、内鮮協和会の無料診療券で患者を受け入れた。鳥井の寄付により維持された3か所の診療院は、利用数がきわめて多かっ

---

[51] 大阪府『大阪府民生委員制度四十年史』1958年、pp.120-122。
[52] 大阪市社会部『大阪市社会事業概要（昭和4年）』1930年、p.73。世帯年収3,000円以下800円以上の者の入院は甲3円、乙2円、衆室1円30銭、手術料30銭～50円とした。無料の診療券を受けるのには区長、警察、方面委員、方面委員のない地域は衛生組合長の身元証明書を必要とした。
[53] 大阪市衛生局『大阪市衛生事業小史』1968年、pp.57-58。

第 3 章　食生活の改善：脚気と脳膜炎

た⁽⁵⁴⁾。次いで、日本生命は済生会を結成し、1925 年江戸堀に日本生命済生会診療所、1926 年九条診療所を開設した。日本生命済生会は小児科に力を入れて、乳幼児保護教養班をつくり、訪問検診や牛乳の配給を行った⁽⁵⁵⁾。

この他に逓信局は、収入に関係なく簡易保険の被保険者になると、無料で診察が受けられる簡易保険健康相談所を 1922 年梅田に、翌年には本田(ほんでん)にも開設した⁽⁵⁶⁾。簡易保険健康相談所は医師会との契約により治療はせず、健康相談と検診を行うことになっていたが、処方箋の作成および投薬も行っていた。このような動きに対して、医師会は健康相談や検診だけの健康相談所、あるいは保健所は認める一方、治療を行う軽費診療所に対しては廃止させようと圧力をかけた⁽⁵⁷⁾。しかし、診療目的で簡易保険に入る者も多く、増設の要望が強かったので、1925 年、難波元町に浪速簡易保険健康相談所が設置された。

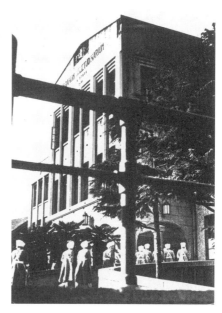

大阪市民病院正面玄関に向かう看護婦

一方、軽費診療においては、弘済会に移管された粉川町の大阪慈恵病院内で、1921 年、弘済会は軽費診療の弘済診療所を始めた。大阪慈恵病院が生野に移転すると、1926 年弘済診療所は弘済病院として再編された⁽⁵⁸⁾。また、

---

(54) 大阪社会事業連盟『大阪社会事業年報 昭和 6 年』1931 年、p.151。
(55) 大阪市民生局『大阪市民生事業史』1978 年、p.234。
(56) 大阪市社会部「本市に於ける社会的診療機関の現況」『社会部報告 109 号』1929 年、pp.48-50。
(57) 社会事業研究所「現代保健・医療並救療問題検討」(復刻、『戦前期社会事業基本文献集 45』日本図書センター、1997 年) p.89。
(58) 木村武夫『大阪府社会事業史』大阪社会福祉協議会、1958 年、p.216。

海員とその家族のみを診療していた本田の日本海員掖濟会大阪病院は、1921年の拡張にともなって、一般にも軽費診療を開放し、医院の少ない築港にも附属診療所を設けた。

3．食生活の改善

1920年代前半、脚気予防のための麦飯の奨励や栄養と料理の改善がマスコミに取り上げられた。内務省は1920年に佐伯矩を所長とする国立栄養研究所を設立した。この栄養研究所は1922年から毎日の献立とその調理法を発表し、それを朝日、日日、読売など新聞各紙だけでなく、地方紙までが掲載した[59]。この献立は三食とも米を使用し、蛋白質の補給源として朝食に味噌汁を入れた。煮物や味噌和えに煮干しを利用し、馬肉や鯨を多用し、牛肉は細切れ肉を使い、これらの動物性蛋白質を庶民層に普及させることを考慮したものであった[60]。

大阪では1922年、大阪市立衛生試験所の所長に藤原九十郎が就任した。この年から試験所は栄養指導を開始した。翌年、藤原と新津秀はチアミン説を宣伝するため、食品中の蛋白質、脂肪の含有量と10匁当たりのカロリー、前年の公設市場の価格を示した献立例に、ビタミンABC分布表を付録にして発表した[61]。給料生活者向けの献立例は、副食に動物性蛋白質の食品や乳製品、野菜があり、白米を主食として一日30〜50銭となっている。他方、日雇労働者や職工向けは、給料生活者より一日800カロリー多く取らなければならないにもかかわらず、主食は麦2に米5の混食、一日25〜30銭となっている。副食は費用を抑えるために、材料を豆類と野菜とする味噌汁、漬物と煮付であった。カロリーは足りても動物性蛋白質は少量で、ほとんどが植物性蛋白質であり、主食がもし白米のみであれば脚気に罹患しそうな献立であった。大阪市立衛生試験所は栄養学と米麦混食の知識を広め、食生活を

---

(59) 横田陽子『技術からみた日本衛生行政史』晃洋書房、2011年、p.91。
(60) 小菅桂子『近代日本食文化年表』雄山閣出版、1997年、p.138。
(61) 藤原九十郎、新津秀「大正11年度大阪市場における食料品の養銭価」『日本微生物学雑誌』17-2、1923年。大阪市の名目物価は1911年のほぼ2倍であった。

第 3 章　食生活の改善：脚気と脳膜炎

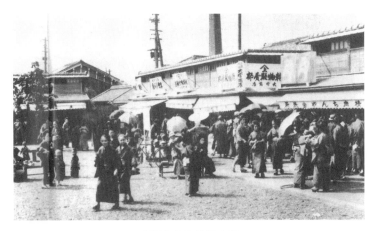

大阪市本庄公設市場

改善しようとした。すでに、大阪市は 1918 年米騒動の前の 4 月に、米の廉価小売販売を目的に日用品供給場を 4 か所設置し、その後、卸売物価に見合うよう小売物価を下げるために、大阪市公設小売市場を空掘、本庄、築港、西野田、木津と、日雇労働者や職工の居住地に開設し、1922 年までに 17 か所に増設させた(62)。

　一般に、鮮魚は沿岸部の人々による利用が多かった。しかし、最大の魚卸市場である雑喉場の問屋は西日本の近海の旬の魚だけでなく、朝鮮近海の魚を得るため、発動機付漁船や冷蔵船、トロール船の開発者に資金を援助し、明治末から人口の増大にともなう需要に対応しようとした(63)。魚介類が公設市場のなかで蔬菜果物と小売商品の売り上げのトップを競っていた(64)。1918 年以前、すでに私設小売市場は 16 か所あり、公設市場と私設小売商は競合共存して数を増やし、消費者の利便性は増した。主婦となった職工や職人の妻は魚や野菜の購入がたやすくなり、小売店で商品購入時に明治期からの大阪の和食の調理法を教えられた。これを主婦同士が共同水道で教えあい、主

---

(62) 大阪市役所社会部『大阪市社会事業概要（大正 12 年）』1924 年、pp.4-6。
(63) 酒井亮介『雑喉場魚市場史』成山堂書店、2008 年、p.265。
(64) 廣田誠『近代日本の日用品小売市場』清文堂、2007 年、p.25。

食と味噌汁や漬物のみの副食でなく、栄養を考えた調理を始めるようになり、調理が職工家族の主婦の主な仕事になっていった。実質賃金の上昇にともなって都市の平均的な食事が、朝一汁、昼食一菜、夕食は一汁一菜に廉価な青魚の魚料理を加えた二菜の食事に変わり始めた(65)。一菜は野菜、豆腐、豆類の煮物が多く、収入によって多様であったが、卓袱台を家族揃って囲み食事をすることが普及した。

　1934～1938年の日本人の一日一人動物性蛋白質摂取は、平均で魚介類26.4gに増えている(66)。これはあくまでも平均で、流通が発達した都市のほうが農村より多く消費し、また都市の中にも大きな格差があった。大阪市立衛生試験所は1924年栄養料理講習会を開始、教育関係者向きに家事衛生研究会を組織して、栄養と経済性をテーマとした調理実習を行った。また、1924～1925年に大阪市立衛生試験所が行った紡績3工場の寄宿女工5,000人を対象にした食料調査をみると、副食は、朝－漬物、昼あるいは深夜－煮豆、煮付など、夕－野菜、豆腐の料理に味噌汁、週に2～3回の魚料理であった。女工は蛋白質の8割を植物性で摂取した。3工場平均の一日の食費は20.3銭、一日熱量は2,165カロリー、蛋白質71.5g、脂肪18.3g、炭水化物467.9gであり、チアミンが幾分か不足気味であった(67)。それゆえ女工に脚気が多いのであるが、1911年の献立と比べると、第一次大戦の好景気によって改善され、魚料理の回数と量が増えていた。

　脚気減少の理由の一つは、チアミン不足にならない食生活への啓発が市民に受け入れられたことである。職工についていえば、健康保険が導入されたことが脚気の減少理由である。ただし、健康保険の扶養家族への適用は1940年の実施なので、それまでは職工家族やその乳児には適用されていない。

---

(65) 藤本武「戦前日本における食糧消費構造の発展」『労働科学』38-1、1962年、pp.31-32。
(66) 安達巌『日本型食生活の歴史』新泉社、2004年、p.220。農林水産省『食糧需要表』から、動物性蛋白質の内容は魚の他に、肉6.1g、鶏卵6.3g、牛乳・乳製品9.0gがある。
(67) 清水正雄・山田俊太郎「其二、紡績工女及び女生徒の食料調査」『国民衛生』1-11、1924年、pp.17-28。女生徒は牛肉や卵の動物性蛋白質を取っていた。

第3章　食生活の改善：脚気と脳膜炎

大阪市の訪問看護婦の栄養指導が乳児脚気の減少に大きな役割を果たした。

第4節　大阪市の乳児保護対策

1．大阪市立児童相談所と北市民館

　1919年7月、大阪市は三田谷啓(さんだやひらく)を児童課長に招いて、大阪市立児童相談所（児童相談所と記す）を南区今宮宮津町に設立した。この相談所は、胎児から就労までを含む子どもの発育成長のための総合的な施設であった(68)。その業務は妊婦・乳幼児の母への育児指導、医学的な健康相談、障害児の発達診断、小学生の教育相談、学業終了後の進路指導、職業紹介、就労少年の余暇利用を含むさまざまな相談を行うことであった(69)。やがて、この相談所は、発達診断の結果、特別な指導を必要とする知的障害児のための学園を施設の中に設置した。尋常小学校卒業前後における年少者の就職紹介は、就職時だけでなくアフターケアーを必要とした。従来の徒弟として住み込む場合、修業は厳しいが、雇用主が責任を負っていた。しかし、通勤して若干の賃金を得るように労働条件は改善したにもかかわらず、少年少女は慣れない仕事に耐え切れず、問題行動を起こすことが多くなった。そこで、余暇利用問題で健全な職業人の自覚を持たせるよう、ゆっくりとサポートすることが必要であると考えられたのである(70)。

　1920年、大阪市は中之島に少年職業相談所を設け、職員を配置した。1919年、西区に設置された大阪市立中央職業紹介所にも、1924年婦人部が置かれた。紹介所の婦人部の求職者は17歳〜21歳の少女が半分を占め、希望の多い職種を順にみると女中、事務員、看護婦、女工であった。大阪市の者は事務員を希望し、女中への希望は地方出身者が多く、住むところと食事

---

(68) 大阪市社会部『大阪市社会事業概要（大正12年）』1923年、pp.20-22。
(69) 大阪市立児童相談所「前編　健康相談の方針とその実施要綱」『大阪市立児童相談所紀要』第1巻。(復刻、『児童問題調査資料集成2』大空社、1992年) pp.21-27。
(70) 大阪市立児童相談所（前掲書）1992年、pp.27-30。

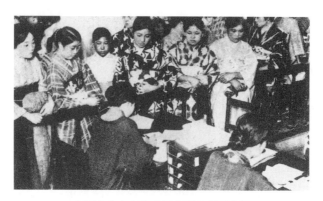
大阪市立中央職業紹介所の求職女性

が確保できるためであった。女工は装身具製造工などへの希望であって、紡績工の採用は別ルートのため、ほんのわずかであった[71]。

つぎに、児童相談所の医師が相談のため来所した乳児および新生児を持つ母親に、子どもの扱い方、人工栄養の稀釈法などの授乳方法、病気の応急処置、子どもの発育について指導し、出産前の妊婦には産後の衛生も含めてきめ細かく指導した[72]。また、来所できないが指導が必要な家庭に指導員が訪問して、育児相談や母乳中心の栄養指導を行った。この訪問指導は、日本における最初の保健婦活動の事例であった[73]。今宮の相談所は大阪市南部にあるため利用者の便を考え、職員は北区、西区の市営住宅事務所や小学校を借りて定期的に出張し、1922年に東区ランバス女学院内に大阪母親相談所を設け、出張職員による健康相談、教育相談が行われた。1923年には児童相談所内に乳児室を設け、乳児保育を始めた。大阪市立児童相談所は発達の困難な児童や、生命リスクの高い乳児期の子育てを援助し、精神的に不安定な

(71) 大阪市立中央職業紹介所婦人部、小橋婦人職業紹介所「求職婦人希望職業に関する調査」『社会部報告75号』1928年、p.3、p.15。
(72) 大阪市立児童相談所（前掲書）1992年、喜多望「後編　人工栄養について」p.159。
(73) 厚生省20年史編集委員会編『厚生省20年史』1960年、p.200。

第3章　食生活の改善：脚気と脳膜炎

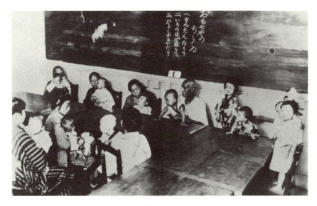

大阪市立市民館の長保会

中で就労する思春期の児童を支えようとしたが、本来の児童相談の事業での利用が少ないという批判があり、1924年乳児室を引き継いだ今宮乳児院に切り替えられた[74]。

1921年、大阪市は天神橋筋（長柄・本庄方面）に大阪市立市民館を開館した。館長の志賀志那人は、市民館の相談事業に児童相談を加え、「赤ん坊診査会」を始めた児童愛護連盟の事務所を市民館内におき、月刊紙「子供の世紀」を発刊した[75]。この年、市民館を利用する地域の職工が始めた1日1人1銭貯金は、賛同者を拡げ、地域の職工家庭に拡がった。とくに、家族経済を確立させようと、形成され日の浅い乳児のいる家庭は、子どものために世帯単位の一銭貯金を履行した。こうした貯蓄をする職工家庭の乳児の母親が中心になって長保会を市民館内につくり、育児の学習会をした[76]。1925年、一銭貯金会を母体に愛隣信用組合が館内に創設され、活動を開始した[77]。

---

(74) 三田谷啓『山路を超えて（伝記・三田谷啓）』日曜世界社、1931年（復刻、「伝記叢書12」大空社、1987年）、p.60。
(75) 玉井金五『防貧の創造—近代社会政策論研究』啓文社、1992年、p.93。
(76) 大阪市立市民館『大正11年度 市民館事業 写真帳』大阪市社会福祉研修・情報センター所蔵、同『市民館紀要第一号』1924年、pp.67-68。
(77) 北市民館記念誌編集委員会『61年を顧みて—大阪市立北市民館』大阪市民生局、1983年、p.40。

市民館では内科・こども歯科の無料治療をしていたが、志賀は、次回利用のための5銭を治療のつど集め、地域医療保険料の自覚を持たせ、地域住民が自らの生活を変える力を育てようとした。1925年3月から露天保育所が、幼児を持つ母親を中心に空地や地域の社寺で始められた。8月に露天保育所を支援する市民館保育組合（翌年、北市民館と改称）ができ、空気のきれいな郊外に園舎を作ろうと募金活動を始めた。その翌1926年、露天保育所の郊外園舎が豊津村に完成し、100名ほどの保育園児は毎朝、市民館に集合し、工場の煤煙を避けて、郊外の園舎へ京阪電車（現在の阪急千里線）で通った[78]。

2．大阪市立乳児院

　1921年に開設された大阪市立乳児院（1924年に堀川乳児院と改称、大阪市立産院と同様の手続きで無料）には、小児科の外来診療と健康相談だけでなく、生後100日以上2歳以下の乳幼児を受け入れる乳児保育所も併設されていた[79]。乳児院は診療所と保育所を兼ねているため、伝染性疾患でない病児の保育もしていた。そこでは母親が朝6時までに乳児を連れてきて母乳を飲ませる。乳児院では牛乳を3時間おきに3回与えて、夕方6時の迎えのとき母乳を飲ませる混合栄養を行っていた。女工の母親が一人で子どもを育てる場合、工場に間に合うように、乳児とともに冬の早朝5時に家を出て、遠い乳児院に通っていた。こうした状態が続けば、乳児院が下痢にならないよう母乳を奨励しても、乳児が風邪から肺炎を起こす可能性が高い。堀川乳児院長三野裕（み の ゆたか）は乳児保育所の増設を提案した。

　　借家でもよいから小さな乳児保育所を数か所つくり、それらを乳児院が監督することにすれば、保育所が乳児の自宅近くにあるため利用しやすく利用者を増やせるのではないか。

---

(78) 大阪市立北市民館『北市民館の三十年の歩み』1952年、pp.22-24。
(79) 大阪市社会部『大阪市社会事業概要（大正12年）』1924年、pp.14-16。

第3章　食生活の改善：脚気と脳膜炎

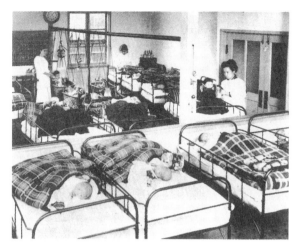

大阪市立堀川乳児院

しかし、この提案が実現することはなかった。乳児保育所は1926年、福島に大阪府が保嬰館を設立し[80]、堀川、今宮と3か所しかなかった。入所理由は、父親の死亡や病気、離別により母親が働くため、あるいは両親共に働かざるをえないためであった。保育所はミルク代1合7銭、粥1椀2銭の実費を徴収して保育した。卒園児は幼児の託児所に移った。

外来の小児科診療を持つ今宮と堀川の乳児院では、産婆の資格を持つ看護婦が、出生届から医者に行く収入がなさそうな家庭を選び、生後100日までに5回訪問して育児・栄養指導を行い、子どもが無事に育つようにサポートする育児支援事業を始めた。堀川乳児院は北区、西区を受持ち、今宮乳児院は東区、南区を担当した。三野裕は1926年3月、大阪社会事業連盟の講演で、つぎのように脚気の指導を述べている[81]。

---

(80) 大阪府は1926年上福島の西成郡役所跡に保嬰館を設立した。収容乳児の半分は1歳半までの昼間のみの乳児保育所で、残りの半分は1歳未満児の昼夜保育の孤児院で、乳児の外来診療、育児相談も行った。
(81) 三野裕「乳児院事業の実際問題」『社会事業研究』14-5、1926年、pp.17-18。
大阪社会事業連盟は大阪府社会課におかれ、主事の川上貫一を中心に社会事業施設の連絡調整を図り、社会事業の発展のための研究会を行い、月刊誌「社会事業

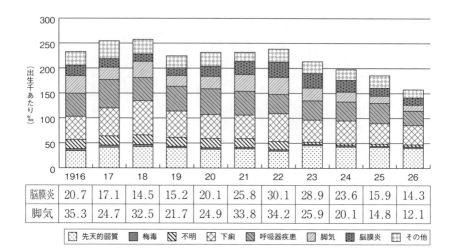

図 3-6　大阪市の死因別乳児死亡率（1916〜1926 年）
（出所）内閣統計局『日本帝国人口動態統計』『日本帝国死因統計』各年。

　乳児脚気の兆候が一ツ二ツあるなと思ったら、先づお母さんの方に脚気の養生をして貰ふ。即ち便通をよくするとか、或は半搗米か麦飯を食べるとか、或はビタミン剤を服んで貰ふとか、或は新鮮な野菜を食べて、ビタミンの欠乏を防ぐように用心して貰って、数日間の経過を見るのであります。それでもよくなかったならば、一日六回のお母さんの乳を哺ませてをる場合には、それを三回に減らして、後の三回は新しい牛乳で補う、つまり混合栄養をやるといふ風にしたならば、著しく乳児脚気の症状が軽くなつて来る事が屢々であります…

　乳児院の医師から正しい脚気の治療法を指導された訪問看護婦は、食事指導や栄養指導を行い、母子共に対処の難しい脚気で苦しむ母親の治療と栄養指導のアドバイスで成果を上げて、母親からの信頼を勝ち取った。彼女たちは「癇虫には紅を頭に塗る」などという育児にはびこる様々な迷信と格闘し

研究」を発刊した。

て、初乳(82)を捨て母乳が移行乳になり始めるころに母乳を始めて与える旧来の風習にたいし、母乳の適切な与え方を教え母親を啓発した(83)。そして、訪問看護婦が乳児に何らかの疾患の兆候を認めた時は、乳児院の外来診療を受診するように母親に勧めた。原則として無料で実施されたこの早期受診は多くの乳児の命を助けた。また、訪問看護婦は「いわゆる脳膜炎」の原因となる含鉛白粉を使わないように母親を指導した。

　図3-6は大正期の死因別乳児死亡率である。大阪市の乳児の脳膜炎死亡率は、平井による含鉛白粉使用説が発表された1923年の28.9パーミルから1925年15.9パーミルと13.0パーミルも減少、脚気乳児死亡率は1923年の25.9パーミルから1925年には14.8パーミルと11.1パーミルも減少した。これは、訪問看護婦の迅速な活躍によるものである。これらの取組みの結果、1926年の乳児死亡率は167パーミルになり、10年前の240パーミルと比較すると、73パーミルも減少した。大阪市では、脚気で死ぬ乳児は図3-6のように、1916年の35.3パーミルから10年後に12.1パーミルとなり、23.2パーミルも減少した。脚気の治療法が確定し、食事の改善が始まったことによるが、乳児院の医師と訪問看護婦の活動もこの減少に大きく貢献した。

まとめ

　大正期大阪の脚気・乳児脚気・「いわゆる脳膜炎」について次の三点が指摘できる。
　第一に、大正期はまだ脚気の原因が確定せず、住宅の湿気や不潔さからく

---

(82) 分娩後数日間、蛋白質・塩類・脂肪に富み、抗体を含む初乳が出る。
(83) 三野裕（前掲書）1926年、pp.15-16。堀川乳児院長三野は母親867人に、出産後最初に新生児が飲んだのは初乳か他の飲みものかを尋ねた。636人の母親は旧来の授乳の考え方で、初乳ではなく、生後すぐ胎毒を出させようとして、五香、砂糖水、牛乳、センブリ、胎毒下し、医者の薬、白湯、重湯、ダラスケ、貰い乳、蕗の根の煎じた汁、茶、ラクトーゲン、ミルク、ヨモギの汁、ネオミルヒン、食塩水、サフラン、神さんの水、振出し薬、マクリを飲ませたと回答した。これらの中には乳児の命を落とすものもあった。

る伝染説も有力であった。医学の先端では欧米のビタミン研究の情報からチアミン投与による臨床治療が始まっていたが、一般の治療法としては普及せず、治療結果は不十分であった。それゆえ、チアミン欠乏によって脚気が引き起こされるとは知らず、都市に移入した職工と日雇労働者は、粗末な副食と白米の多量摂取の食生活を続けた。脚気の予防法としては米と麦の混食があった。故郷の農村では麦入りの米を食べていた職工と日雇労働者は「麦飯よりもうまい上に、炊くと四割も増える、弁当にしても腐りにくい」と白米を選んだ。一方、白米を主食としても、副食からチアミンなどのビタミンを摂取できる階層は脚気にはならなかった。また、「いわゆる脳膜炎」も早くから小児科専門医の間で研究されていたにもかかわらず、原因は鉛を含む白粉であり、それを塗った母親の授乳による鉛中毒であることが解明されるのに30年以上の期間を要した。

　第二に、大阪をはじめ京都、神戸に脚気の罹患、死亡が多かった。京阪神が産業の先進地であったこと、とくに、大阪市は職工・職人や日雇労働者が多く、急速に職工世帯、日雇労働者世帯が増加していったからである。多くの青壮年の男性と乳児が脚気の犠牲となった。比率としては乳児の方が死亡は多いが、どちらも同じ階層に属し、そのような男性の妻もまた、妊娠中は脚気に罹患しやすくなった。罹患しても治療をする者は少なく、彼女たちは命がけの出産をした。脚気の弊害はまず、大阪市の妊産婦死亡率を高めた。更に、出産後は母乳によって乳児脚気が増加し、脚気乳児死亡率を高めた。脚気治療の注射・内服薬は貧困層には高価で、母親が十分な治療を受けられなかったからであった。その上、自己判断で脚気を疑い、希釈の難しい人工栄養に切り替える者が増えた結果、下痢による乳児死亡を増やした。結局、脚気予防としてチアミン不足にならない食事療法を含む食生活の改善がなされたことで、脚気・乳児脚気の死亡が低下した。

　第三に、大阪市の乳児の脳膜炎死亡率は1920年代前半にピークがあった。脳膜炎には化膿性髄膜炎と「いわゆる脳膜炎」があり、大阪の中心、船場の周りの商業地に比較的高い数値がみられた。商業やサービス業の母親が含鉛白粉を使ったため、「いわゆる脳膜炎」が増えたのである。それ以上に衛生

状態の悪い細民居住地域の脳膜炎が高いのは、細菌が原因の化膿性髄膜炎を発症していたからである。こうして大阪市の生後1か月以上の乳児の脳膜炎、下痢、脚気の死亡は増加した。大阪市立乳児院の訪問看護婦が乳児を持つ母親に栄養指導や育児指導を行い、脚気や脳膜炎の死亡を減らすことに貢献した。一方、政府・内務省の含鉛白粉の対応の遅れが「いわゆる脳膜炎」の関西・名古屋の犠牲を増大させた。

　最後に、この時期には、職工・日雇労働者の生活水準は次第に向上した。結婚もできるようになり、麦など雑穀入り飯から白米に主食が変わった。しかし、白米多食は脚気の蔓延をもたらした。栄養バランスの取れた食生活に改善させることが必要となった。米騒動の余波で物価が安定し、小売市場も充実した。他方、名目賃金は下がらず、実質賃金が上昇し、職工などの妻たちも内職をしながら育児を行い、栄養を考えた料理をする主婦となった。大阪の船場の豊かな食生活と紡績工場の食事には大きな格差があったが、この地域別格差も、庶民の和食である惣菜料理が普及し、平準化に向かった。つまり、大阪市の脚気死亡率や乳児死亡率は大正期に増えるが、新生児死亡率は全国の低減スピードを大きく上回って低下した。大正期の大阪の下層民は食生活の変化や新生児死亡率の低下が示すように、徐々に生活を向上させ、家族経済を確立させていった。

第4章

乳児死亡の低減のために

はじめに

　スコットとダンカンは、成長期間が長くなった人間にとって、母乳は乳児期の成長速度に合わせて必要とする栄養素を提供できる食物であり、消化吸収がよく、乳児に最もストレスが少なく成長を促す食料であると述べている[1]。伊藤繁は、新生児でない乳児の後天的な疾病である下痢、呼吸器疾患と、脚気の死亡が都市で増えることを urban penalty（都市の不利さ）と呼んだ。そして、1907～1932年の間の乳児の栄養法の調査を検討し、都市のうちで最も乳児死亡率の高い地域は、人工・混合栄養割合が高い。たとえば、大阪市の人工・混合栄養児の死亡率は母乳栄養児の死亡率の1.8倍になると述べている[2]。大阪市の新生児以外の乳児の人工・混合栄養による死亡が多いため、1922年の大阪市の新生児死亡1に対し、新生児以外の乳児死亡が3.3であり、α-インデックスは4.3となった[3]。これは典型的な urban penalty であろう。
　1983年、ユニセフのクニュトソン事務次長は「日本の乳児死亡率の減少

---

(1) Scott, S & Duncan, C. J. 2002. *Demography and Nutrition: Evidence from historical and contemporary population,* Chap. 8. Infancy, Blackwell Publishing. p.144.
(2) 伊藤繁「戦前日本における乳児死亡問題とその対策」『社会経済史学』63-6、1997年、pp.6-11。
(3) 内閣統計局『日本帝国人口動態統計 大正11年』（復刻、東洋書林、1994年）p.293。乳児死亡数8,128÷新生児死亡数1,878。

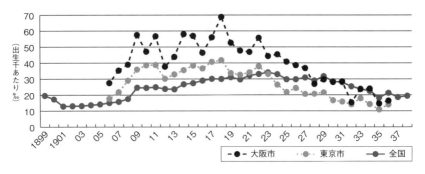

図 4-1 下痢乳児死亡率（全国 1899 ～ 1938 年、大阪市・東京市 1906 ～ 1936 年）
（出所）内閣統計局『日本帝国人口動態統計』『日本帝国死因統計』各年。

は各国の見本となった」と述べ、日本の努力を称賛し、日本政府にユニセフの「子供健康革命」の推進の協力を求めた。その乳児死亡低減策の取り組みの内容は、ワクチンの普及、下痢による脱水を防ぐ経口補水塩、発育グラフによる栄養管理、そして母乳哺育の推進であった。大阪市は1909年～1918年の間、1919年に青森県と代わるまでは日本で一番高い乳児死亡率であった。

当時の大阪においても1980年代のユニセフの計画の中でも、乳児の死亡の中で最も多かったのは下痢、つぎに呼吸器疾患であった。1908年～1926年まで大阪市の下痢乳児死亡率は、図4-1のように40～70パーミルの幅で動いており、大阪市の乳児死亡の5分の1から4分の1を占め、この間の大阪市の乳児死亡率は平均すると219.3パーミルもあり、東京・全国よりはるかに高い下痢乳児死亡率によって左右されていた。

本章の目的は、大阪市の下痢乳児死亡率の高い原因をより詳細に調べることである。大阪市の下痢乳児死亡率の高さは大阪の母親の母乳哺育能力が不十分なためであり、その背景に下層の女性の労働が関係しているのではないかとの推察に基づいている。従って、労働と乳児の栄養の関係について論考を進める。しかし、大阪市の乳児死亡率は1930年には128.8パーミルと全国平均の水準まで低下した。日本の乳児死亡率の減少の事例として大阪市の事例はクニュトソン事務次長の述べる「見本」に価するものである。どのよ

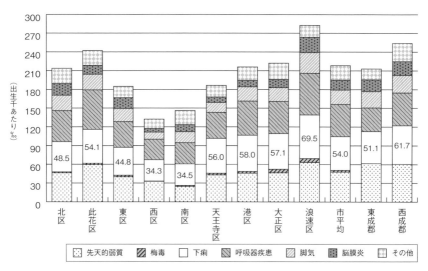

図 4-2 「大大阪」11 地域別・死因別乳児死亡率 (大阪市 1920 年、郡 1916 年)
(出所) 大阪府衛生課『大阪府衛生資料第三集』1925 年、p.1.『同第二集』1924 年、pp.20-29。(備考) 郡部の乳児死亡率は 1914 〜 1918 年平均。死因内訳は 1916 年。

うにして 1920 年代に乳児死亡率を下げたのか、大阪市の成功の理由を明らかにすることが本章の主な目的である。合わせて親の職業と乳児死亡の関係と、既婚女性の主婦化を検証したい。

第 1 節　大阪の乳児死亡の地域格差

1.「大大阪」11 地域別下痢乳児死亡率

　1925 年、大阪市は西成郡を西淀川区、東淀川区、西成区とし、東成郡を東成区、住吉区として編入した。それと同時に、北区と西区の一部から此花区、西区から港区、南区から天王寺区と浪速区が分区され、13 区となった。その後 1932 年に、東成区から旭区が、港区から大正区が分区し、大阪市は 15 区編成となった。1926 年以降、乳児死亡率は 15 区別で調査されているので、15 区を分析の基本単位とした。図 4-2 は、1920 年大阪府衛生課調査に

よる25地域の死因別乳児死亡率[4]を大阪市9区に分類し、同調査の西成郡・東成郡の死因別乳児死亡率を加えたものである。また、地図にしたものが地図4の11地域別乳児死亡率である。その中の下痢乳児死亡率を25地域の表3-6（121頁）と合わせてみていく。

　西部港湾地帯は工業地帯である。西成郡の西淀川・東淀川も第一次大戦期に工業化が進み、この地域の乳児死亡率254パーミル、下痢乳児死亡率61.7パーミルは此花区を越え、浪速区に次いで第2位の水準にある。東区は船場など商業地であるが、下痢乳児死亡率が44.8パーミルと商業地のみの南区、西区の約35パーミルよりも高くなるのは、砲兵工廠の職工の居住地、玉造の66.5パーミルを含むためである。北区では大阪駅の周りに新たな商業地が形成され始めていた。また、北区の東部の東野田は第一次大戦期に大きく拡大した染色業の比重を高め、下痢乳児死亡率が84.6パーミルと高くなった。北区はその雑多性のため乳児死亡率215.0パーミル、下痢乳児死亡率48.5パーミルであり、大阪市平均218.5パーミル、54.0パーミルに一番近い数値を示していた。浪速区には大きな細民居住地域が広がっていた。そのためいずれの死因も最も高い死亡率であり、α-インデックス4.07、浪速区の下痢乳児死亡率は最低の西区の2倍の69.5パーミルで、木津の87.3パーミル、今宮の69.8パーミルが高かった。

　その南の西成も北部は細民居住地域に取りこまれ、西部は工業地帯であった。天王寺区の下痢乳児死亡率は給料生活者の住宅地に変わりつつあったため、56.0パーミルとなった。東成郡の北部はすでに工業地帯であり、工場は中部に拡大しつつあった。しかし、住吉などは比較的農地が多く残っており、これらの平均値の51.1パーミルになった。一方、此花区の下痢乳児死亡率は、母胎の状態が悪い西九条の下痢乳児死亡率が63.5パーミル、西野田が61.2パーミルに、工業地域からと商業地化しつつあった福島の30.8パーミルを加えた平均で54.1パーミルと低いが、煤煙による公害の影響のため、此花区の呼吸器疾患乳児死亡率は他区と違って63.3パーミルと下痢より高

---

[4]　大阪府衛生課『大阪府衛生資料第二集』1924年、pp.20-29。『同第三集』1925年、p.1。

第 4 章　乳児死亡の低減のために

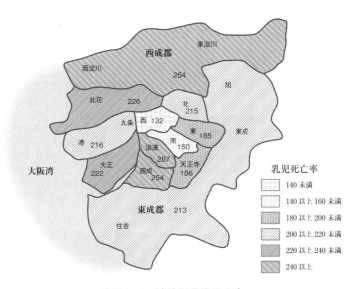

地図 4　11 地域別乳児死亡率

（出所）大阪府衛生課『大阪府衛生資料第二集』1924 年、pp.20-29。『同第三集』1925 年、p.1。

かった。下痢乳児死亡率もまた、商業地でも工業地域を含むと高くなり、工業地帯でも商業地域を含むと低くなった。

2．親の職業と乳児死亡率

　他府県から移入して本籍を持たない寄留者が大阪市のどのような職業に従事したのか。その職業がどのように乳児死亡率に影響を与えたのかを調べたい。表 4-1 は、1930 年の行政区ごとの男女合わせた有業者に占める工業従事者の割合、商業従事者の割合とその両者の差、乳児死亡率（‰）、寄留者の割合を示したものである[5]。

　1930 年の大阪市の有業人口割合は工業従事者が 40.36％、商業従事者が 37.88％、公務・自由業が 8.26％、交通業が 6.36％、第一次産業は 1.63％

---

(5)　内閣統計局『六大都市産業別畫間人口』1936 年、p.387。

表 4-1　工業従事者・商業従事者の割合とその差、乳児死亡率、寄留割合
（1930 年）　　　　　　　　　　単位：％、乳児死亡率のみパーミル

	工業従事者割合	商業従事者割合	差	乳児死亡率	寄留者割合
	(％)	(％)	(％)	(‰)	(％)
北区	37.46	41.81	-4.35	139	31.5
此花区	48.27	31.23	17.04	122	50.1
東区	28.27	50.22	-21.95	95	21.3
西区	21.78	59.05	-37.27	113	11.4
南区	25.07	58.15	-33.08	109	6.0
浪速区	43.28	42.17	1.11	131	20.1
天王寺区	34.81	39.91	-5.10	144	26.9
港区	40.29	32.24	8.05	122	59.4
大正区	40.29	32.24	8.05	134	59.4
西成区	44.98	35.66	9.32	132	63.6
西淀川区	53.98	24.9	29.08	134	52.5
東淀川区	51.38	26.50	24.88	138	54.0
旭区	54.62	27.15	27.47	124	59.5
東成区	54.62	27.15	27.47	143	59.5
住吉区	28.97	39.97	-11.00	115	53.4
大阪市平均	40.36	37.88	2.48	128	43.8

（出所）工業従業者・商業従業者割合；内閣統計局『六大都市産業別昼間人口』1936年。乳児死亡率；大阪市立衛生試験所『事業成績概要昭和6年』1933年。寄留割合；大阪市『大阪市統計書昭和7年』1933年。
（備考）大正区と港区、旭区と東成区は乳児死亡率以外の数値が同じ。

である。まず、寄留者は工業従事者となった者が多いと考え、商業従事者割合との差を目的変数に寄留者割合を説明変数にして、最小2乗法で回帰分析した。偏回帰係数は0.881、t値5.1370、決定係数0.6700となり、1％水準で正に有意であった。やはり、寄留者の多くは工業従事者になったのである。

つぎに、乳児死亡率を目的変数とし、工業従事者割合、商業従事者割合それぞれを説明変数にして単回帰分析してみると、表4-2に示したように商業従事者割合は5％水準で負に有意であった。商業従事者が多い区は乳児死亡

第 4 章　乳児死亡の低減のために

表 4-2　親の職業と乳児死亡率の関係

Y ＝乳児死亡率

	工業従事者割合	商業従事者割合
職業率	0.782 ＊	−0.783 ＊
t 値	2.8596	−2.8614
決定係数	0.3861	0.3864

＊ 5％水準で有意（最小 2 乗法）n ＝ 15。

率が低い。商業従事者のうち販売業は 6 割を占める。店と家が一緒であるため、仕事をしながら家事や育児ができるのである。その他の商業従事者とは給料生活者であって、配偶者の大半は主婦であった。商業従事者の妻の産褥期に親たちが娘（嫁）の世話を行える距離にいる本籍者であることが多く、親が授乳の仕方を教え、母乳を与えることができる者が多かった。それゆえ、乳児死亡率は低かった。反対に、工業従事者割合は 5％水準で正に有意である。工業従事者の多い区は乳児死亡率が高い。女工が仕事を続ける場合、工場に乳児保育所がなければ、結局、母乳で育てることはむずかしい。なぜなら、職場での拘束時間 10 時間～ 12 時間に通勤時間を加えると、乳児と離れている時間は長く、一般的に人工栄養に頼らざるを得ない[6]。

つぎに、男女労働者[7]の区別分布割合と各区の非納税者割合とを表 4-3 に示す。

所得が少ないために所得税が免除される者の割合が 80％を超えている行政区は、労働者が 10％を超える此花、港、東成、東淀川、西淀川の各区と、細民居住地域の多い浪速区と西成区である。また納税者の多い東区、西区、南区は労働者が少ない。しかし、北区、天王寺区、住吉区はどちらにも属さ

---

(6)　大阪市社会部「工場労働雇用関係」『労働調査報告第 22 号』1923 年、p.180。
(7)　昭和になると、大阪市社会部報告では「職工」から「労働者」に変更される。労働者は普通選挙権を持ち、大正期よりも主体的な行動力と発言力を示すようになった。この労働者の勢力の変化から本書も昭和期には「労働者」を基本的に使用したい。

表 4-3 大阪市の所得税非納税者割合（1925 年）と行政区別労働者分布割合
（1926 年） 単位：％

	北区	此花区	東区	西区	港区	南区	天王寺区	浪速区	東成区	住吉区	東淀川区	西淀川区	西成区	市平均
区別労働者分布割合	11.6	14.6	2.0	1.9	11.5	0.5	0.9	7.1	10.9	4.9	15.4	12.5	6.4	7.7
非納税者割合	69.1	82.0	60.0	50.1	84.1	57.1	78.2	83.6	89.4	79.0	88.4	89.1	86.7	78.4

（出所）労働者分布割合：大阪市社会部「大阪市工場名簿」『社会部報告 66 号』1928 年、p.1。
　　　　所得税非納税者率：大阪府『大阪府統計書 昭和元年』1929 年、p.866。
（備考）区別労働者分布は、大阪市労働者総数に占める各区の労働者数の割合。

ない。北区については、労働者も多く、雑多な地域であることはすでに述べたが、天満と上町は、近世から大坂付きの奉行所の武士の居住地であった[8]。そこでは近代以後も官公庁の官吏が引き続き居住した。とくに、船場が近代的なオフィス街として、銀行や製薬会社が事務所を構えるようになると、企業は高等教育を受けたビジネスマンを採用し、給料生活者の多くが船場の周囲、北の福島、西の堀江、あるいは東南の天王寺に住んだ。そして、昭和初期に、給料生活者はその南の東成郡天王寺村にも居住し始めた。1925年、東成郡天王寺村は住吉区として大阪市に編入されたが、すでに、この年には男女有業者のうち、給料生活者は15％を占めていた[9]。昭和になってからは、不景気の影響で工業の労働力吸収率が落ちたため、単独営業も含めた商業に就労が移り、新たな寄留者を主に吸収した[10]。給料生活者は労働者と違って、職住分離でも交通機関を使えばよい。通勤時間の短い港区の築港や

---

[8] 藪田貫『武士の町大坂：「天下の台所」の侍たち』中公新書、2010 年、p.233。
[9] 水内俊雄「近代期大阪の空間構造と居住文化」『都市文化研究』2、2003 年、p.120。
[10] 新修大阪市史編纂委員会『新修大阪市史 第7巻』大阪市、1994 年、p.466、p.475。

市岡、住吉区の田辺にも彼らの居住地が広がっていた。その平均的な住宅は、銀行員や会社員で 2.8 室、12.3 畳くらいの広さであった[11]。

　伊賀光屋は大阪市の 1920 年 9 月の生計調査から、給料生活者、職工と日雇労働者の家計を比べている。この調査では、消費単位を 17 歳以上男子 1、女子 0.8 とし、順次ランクを付け、0～3 歳を 0.3 とするアメリカの食料需要単位を用いている[12]。消費単位の平均は日雇労働者が 3.44 と一番大きく、職工が 2.87 に対し、給料生活者は 2.61 と、子どもの年齢が低い家族構成のため僅かながら小さい。しかし、職工の平均収入が 62.86 円であるのに対して、給料生活者の収入は 100.83 円で、日雇労働者の収入は 56.49 円である。消費単位 1 を基準に、職工の食費平均は 12.45 円で、日雇労働者は 11.06 円であるのに対し、給料生活者は 14.95 円と多い。エンゲル係数は日雇労働者 67％、職工 57％に対し、給料生活者は 39％で、消費支出に占める食費の割合が大きく違う。とくに、職工の住居費平均が 3.82 円に対して給料生活者は 6.26 円と差がある。日雇労働者の生計費の平均は 9.59 円の赤字であって、職工の生計費の残りは 0.56 円、給料生活者の生計費の残りは 14.25 円である[13]。日雇労働者と職工の間の生活水準の格差以上に、職工と給料生活者の間には生活水準の差があった。つぎに、給料生活者の就労場所である近代的なビジネス街が大阪市においてどのようにつくられたかを述べたい。

3．関市長と「大大阪」の都市計画

　大阪市は 1925 年 4 月、西成郡、東成郡を編入して面積 181.69km^2、人口 211 万人の都市となり、東京市の 199 万人を抜いて、人口において世界第 6 位となった。当時の大阪人は「大大阪」と自慢した。しかし、大阪市は住宅難をはじめさまざまな都市問題を抱えていた。それ以上に新編入町村では、

---

(11) 水内俊雄「工業化過程におけるインナーシティの形成と発展」『人文地理』34-5、1982 年、p.15、p.19。水内は大阪市社会部『本市に於ける失業者の分布状態』1926 年の報告を資料とした。
(12) 大阪市調査係「6 月生計調査結果」『労働調査報告第 2 号』1919 年、p.6。
(13) 伊賀光屋「大正期都市労働者のイエ生活」『新潟大学教育学部紀要』21、1979 年、pp.153-155。

人口急増に教育・保健施設・道路・下水道などの整備がまったく追いついていなかった。これらの問題を解決しようと意欲を持って取り組んだのが、大阪市助役から市長になった関一である。

関一は池上四郎大阪市長の強い要請で、1914年東京高等商業学校から大阪市助役に転身した。1923年市長となり、3期目の1935年1月在職のまま腸チフスで死去した。関は、都市問題と労働者問題に関心を持ち、労働者のために「住み心地よき都市」を社会改良政策で実現しようと考えた。その方法として労働者の住宅改良を掲げ、大阪市の都市計画の基礎においた。関は都市における住宅事情の悪化の原因を、次のように考えた。第一に、投資家が土地を投機の対象とし、地価を上げ、地代や配当を増やそうとするために家賃に撥ね返ること、第二に、労働者などの移入者は彼らの数が増加するため、密集した不衛生な長屋棟であっても、過重な家賃を払って暮さざるを得ないことによる。そこで、関は、大阪市の接続町村を大阪市に編入し、工業地帯、商業地帯、居住地帯の用途別ゾーンに分け、宅地化して地主が得た土地の値上がり分に増価税を賦課して、土地投機を取り締まろうとした[14]。また、新たな住宅地を計画的に造成し、その居住ゾーンに交通ネットワークとインフラを整備して、労働者のための良質な住宅地を建設しようとした[15]。

1917年、大阪市は関を会長に都市改良計画調査会を発足させた。関は「住み心地よき都市」を実現するために、東京市区改正条例を下敷きに「大阪法案」といわれる大阪市区改正条例案を作成した[16]。以下はその概要である。

① 財源として土地増価税・制限外賦課・受益者負担税・国有地下付を設ける。
② 収用については超過収用・地区改良のため地帯収用を増やす。

---

[14] 関一『文化と住宅問題』1921年、p.22。中央公会堂にて市役所主催の市民講演会における関の講演内容である。
[15] 芝村篤樹「関一における都市政策の歴史的意義」大阪歴史学会編『近代大阪の歴史的展開』吉川弘文館、1976年、pp.426-427。
[16] 渡辺俊一『「都市計画」の誕生―国際比較からみた日本近代都市計画』柏書房、1993年、p.153。

③ 土地区画整理事業は組合だけでなく、行政庁施行や一人施行を新設する。
④ 市町村が建築及び土地使用を制限することができる。

関は、農民たちの耕地の宅地化に当たっては、農民による土地区画整理組合を結成させ、宅地化から生ずる利益とともに、負担も地主（農民）に負わせることで、新しい住宅地を実現しようと考えた。1918年2月、関は池上市長とともに上京し、内務省当局に働きかけたが、「大阪法案」は採用されず、4月、六大都市においては東京市区改正条例が準用される法が成立した。すでに2月、都市計画調査会の設置が決定され、内務省都市計画課長池田宏を中心に都市計画法案の検討が始まり、都市計画法に「大阪法案」の内容がかなり取り入れられていた[17]。ただし、その財源については、耕地組合に認められていた国庫補助金部分が大蔵省によって削られ、土地増価税が貴族院では認められなかった。しかし、同年、都市計画法と市街地建築物法は成立して、翌年施行された[18]。

1919年、大阪市区改正部は、梅田―難波を結ぶ幅員約44mの御堂筋街路計画案の第1次大阪都市計画を作成した。1921年に内閣が計画を許可したものの、計画は土地買収に手間取り1926年に着工された。この年、大阪市営地下鉄の計画路線を市会が議決し、1930年から御堂筋線の工事が開始された。しかし、折からの不況のため予定していた公債の発行が認められず、大阪市は失業救済事業として財源を確保し、利益を受ける地主からの受益者負担金を工事費の一部に当てた。これらの工事に先立って、船場全域の道路幅が拡張された。市街地建築物法によって、建物の高さにあわせて道路の幅が決められたからである。

近世、船場の道路において、商家の軒先は1.35m出ることが認められていた。その軒先下を商家が店内に取り込んだために、道路は非常に狭かった。

---

(17) 渡辺俊一（前掲書）1993年、pp.159-164。
(18) 宮野雄一「関一と住宅政策―第一次大戦後日本住宅政策の形成過程」『大阪の歴史』18号、1986年、p.124。

大阪市はその部分の返還を求めた。銀行や薬種商は、近代的なオフィス用に5階建あるいは6階建を可能にするため、その軒先下だけでなく各店が一斉に店の土地を2m退いて、南北方向10m幅員、東西方向12m幅員の道路を、大阪市へ無償で提供する軒切りを行った[19]。船場の商家は職住一致で、表の店と奥の主人一家の住居が内玄関で繋がっていた。丁稚や手代の男子衆はトイレか食事の時にしか内玄関から入れず、夜は店で寝ていた。女中の女子衆は店に出ることはなく、夜は台所の板の間で寝ていた。船場で従来通り職住一致で営業する呉服屋などの場合は、この軒切りで店部分が道路になり、内玄関部分が店になったので、3階建てにしなければならなくなった。一方、職住分離が可能な業種の商家の多くは、主人一家が大阪神戸間の芦屋や西宮などへ引っ越し、店には雇人のみが残った[20]。前章の表3-5（120頁）の東区と北区の人口減少は大阪市中心部の大規模改造によったものであった。こうして中心部の商業ゾーンは1935年の梅田―難波間の地下鉄開業と、1937年の御堂筋の完成によって、「大大阪」の中心部にふさわしい近代ビジネス都市景観に変貌し、そこで働く給料生活者も増えていった。

第2節　給料生活者の妻と主婦化

1．国勢調査にみる日本の女性の就業率

　経済発展が女子の就業率をどのように変化させるかは、すでに序章でみてきた。大阪市の第1回国勢調査の結果から工業、商業による雇用労働の拡大によって、10代後半からの未婚女性の高い就業率が、結婚・出産による20代後半の離職後、再就職しないために急落することをみてきた[21]。第2章では、職工の妻の多くが内職や間貸しなどの生計補助的収入を得て、ぎりぎりの生活をしながらも主婦化することによって、次世代の出産・育児の体力を回復させる実態を述べた。1920年の国勢調査において、日本の女性の有業者割

---

(19) 大阪都市協会『まちに住まう―大阪都市住宅史』平凡社、1989年、pp.275-277。
(20) 大阪都市協会（前掲書）1989年、pp.280-281。
(21) 中川清『現代の生活問題』放送大学教育振興会、2011年、pp.127-129。

合は、15歳〜25歳では70%という高さであり、既婚者が増える25歳以降でも60%であった。これは、農業における女性の生涯にわたる就業と、商業における自営業の女性の就労の高さゆえである。1930年の国勢調査では、未婚者の多い25歳までが60%、それ以降が50%と、10%ずつ低下し、女性の有業者割合は減少した[22]。これは、第一次産業や在来産業の縮小と小経営による家族従事者が減ることに起因している。また、工業・商業における男性の雇用労働の増大が徐々に進み、男性の所得の増加によって主婦化がおこり、女性の有業者割合を減らしたためである。

しかし、女性のM字型就業構造は1930年には現れず、1940年に初めて現れる[23]。主に都市における商業の雇用労働の増大が全国統計でも現れたためである。都市における公務・サービス業、卸小売、金融、保険業などの増加による25歳未満の就業率が65%に増え、20歳代後半は45%に減少した。しかし、40歳前後に再び60%近くに増える。これは、男子の有業者が満州事変後の重工業化によって、農業から工業に移り、徴兵が加わり、農業、商業の自営業において労働力が不足したため、40歳前後の女性の有業者が増えた結果であった[24]。

大阪においては、高等小学校卒業の女子は早くから職業婦人として働いていた。高等女学校卒業者の就労は大正年間に徐々に増加し、給料生活者が増え始めると、商業、サービス業への就職率が高まり、多くが給料生活者と結婚し、専業主婦となった。以下、この階層を中心にみておこう。

2．妻の主婦化と大阪の女子教育

明治期の公立高等女学校は中之島と上町にあり、そこには船場を中心とした富裕な大店の娘が通った。納税者である商家の親は、良家の花嫁としての

---

[22] 高橋桂子「在来産業と女子労働力」中村隆英編『日本の経済発展と在来産業』山川出版社、1997年、p.118。
[23] 佐野陽子編『女子労働の経済学』（復刻、『戦後女性労働基本文献集 第18巻』日本図書センター、2006年）pp.86-87。
[24] 佐野陽子編（前掲書）2006年、pp.89-90。

習い事の最上位に置かれた「教養」を「高貴さ」と考えて、子女がそれを身につける教育課程を学校に望んだ。高等女学校の修業年限が4年から5年に変更するにあたって、次のような議論があった。「教養」を重んじる教育では家政能力が不足するという理由で、家政実務（裁縫・料理）の授業時数を入れて5年とする説と、4年のまま卒業して卒業後に実務能力を身につけさせるとする説があった。両説とも、男性を支え、話し相手ができる程度の「教養」の教育と、婚家にふさわしい「良妻賢母」のための徳育という点で差はなかった[25]。女学生数は少なく、高等女学校の行事は新聞の記事となり、ある化粧品は女学校生徒の利用を新聞の宣伝広告にした。女子を一個の人間として、社会の有益な人となるように教育するのではなく、家族のためだけに生き、結婚を強要する教育が支配的であった。1907年、小学校の修業年限が4年から6年に延長されるにあたって、教員の大量な増加が求められた。大阪府は高等女学校を靭（うつぼ）と島之内に増設し、2か月期間の講習で小学校教員資格を高等女学校生に修得させようとした。この試みは[26]、「良妻賢母」に反するため目的を達することはできなかった。教員増加の課題に大阪府は女子師範を拡張して対処した。女子師範は高等小学校を卒業した者の入学が多かった。受検可能年齢を待って受験し、自立せざるを得ない階層の女子が多く入学した。師範学校の授業料は無料であったから、郡部からの入学生が7割を占め、寄宿舎に入寮して通学した[27]。

　20世紀になると、大阪鉄道局の改札係や、大阪電話局の交換手に女性の募集が始まるが、その受験資格は高等小学校卒である。第2章で、1920年前に高等小学校卒業後、事務員となり裁縫をして結婚準備をする、所得の高い熟練職工の娘についてみた。彼女らは商業・サービス業に就き、結婚までの賃金を婚資として貯蓄し、同じ職場や同じような職業の男性と結婚しよう

---

(25) 大阪朝日新聞「女子教育懇話会 ── 一等国にふさわしいもの」1906年3月17日刊。
(26) 大阪朝日新聞「中学校、高等女学校修了者の本科正教員講習会」1907年5月26日刊。
(27) 大阪朝日新聞「大阪の女学生（十）」1909年2月16日刊。この年の女子師範の生徒の親の職業は商業57名、農業39名、教員24名、無20名、官吏14名、工業、僧侶各10名、その他14名であった。

とした。その他に店員や事務員などの職業には、大正期になるとわずかな高等女学校卒業生が進出する。中央職業紹介事務局の 1925 年の調査では、公務員、金融、商社、大企業の事務員、百貨店、電話交換手 2,773 人のうち 65％が高等小学校卒業で、月収入平均は 35 円ほどであった。彼女たちはその半分以上を貯蓄に回し、食費 10 円ほどを家計に入れた。就職は生活費のためでなく、結婚の機会をつくるためであった[28]。

　戦前の学歴はとくに女子の場合、親などの財力によって決定された。そして、結婚後の女性にとって、教育は夫に対する内助の功だけでなく、男の子の母親としてその成長を阻害しない程度の能力を身に付けるための女子教育であった。工業の急速な発展によって、土地に対するさまざまな権益を資産に換えた農民は中間層となり、自らの子女に教育を受けさせようとした。大阪府立高等女学校が、こうした中間層や新中間層である給料生活者が住み始める地域に設立され、1926 年には大阪府立女子専門学校が帝塚山に開校された。この学校には卒業と同時に中等教育免許が与えられる英語、理科、国語の各学科があった。小学校教員より高等女学校の教員は給与面で優遇されていた。第 1 期生は「自立」を理念として教育されたにもかかわらず、卒業生 93 名中卒業しても最初から就職しない 45 名は、自立して生活しなければならない事態に備えて教員資格を取ったのであった。就職希望者 48 名は、全員就職できたが、6 年後の調査では 21 名しか働いていなかった。就職者の半数以上が結婚して辞めており、結婚後も仕事を続けたのは 1 名のみであった。4〜5 年の就労期間ののち結婚して、退職するのがほとんどであった[29]。

　昭和期になると、高等女学校の教員を養成する学校の卒業生のうち半分は就職せず、残りの就職した者さえ、結婚後は働かず、彼女たちの受けた教育コストが社会的に無駄になった。このように働き続けることが難しくなったのは、明治期の女子教育の議論の中の「生理学的に女性には学問（職業）が

---

[28] 中央職業紹介事務局『東京大阪両市に於ける職業婦人調査』1927 年、pp.186-187。
[29] 畑中理恵『大正期女子高等教育史の研究』風間書房、2004 年、p.239。

向かず、どうしてもというなら独身の覚悟を…」[30]という観念が、明治期よりも強くなっているからである。その原因は主婦の人口比率が大正期に増え、大阪市における女性の労働人口が減ったため、女性の経済的地位が下がり、学歴で良縁を得ようとする傾向が強まったからである。その先導をした者の多くは農業か商業を家業として、小経営を夫とともに支えるために働きつづける母に育てられたにもかかわらず、「良妻賢母」教育を受け、専業主婦となっていった給料生活者の妻であった。

　1912年の大阪府下の府立高等女学校11校、生徒4,535名であったが、1926年にはそれぞれ29校、19,512名に増加した。女子教育の普及は中間層の増大によるものであるが、生活改善の自覚を促すことから、乳児死亡率や非嫡出子を減らす間接的な力となった。そして、女性がそのアイデンティティを家族のためのみに使うという、明治期にはほんのわずかな富裕層の主婦のあるべき姿が、女学校の「良妻賢母」教育を通じて拡げられた。製造業による経済発展がもたらした富が新中間層の女性へ優先して分配され、主婦となることが給料生活者世帯に拡がった。一方、その製造業の経済発展を担った女工たちは自らの母胎を損ない、出産した乳児を死亡させる状態に陥った。たとえば、下痢乳児死亡率が57.2パーミルの三軒家の新生児死亡率は78.0パーミルと高いため、α-インデックスは2.85と低くなり、明治期の大阪市の悪い母胎の状態とかわらなかった。従って、働き続けながら出産・育児を両立させることができず、職工など配偶者の収入によって主婦となった。同じ主婦でも、給料生活者の妻と職工の妻とでは、その主婦化の経路は全く違っていた。

第3節　母乳と紡績女工

1．紡績工場内教育と女工の子育て

　従来から募集人と女工の間には風紀上の問題が多々あった。紡績会社は、

---

(30) 大阪朝日新聞「清水谷高女5周年記念祝式」1906年6月13日刊。

第4章　乳児死亡の低減のために

　この事態を放置しておけば雇用契約者である親の顰蹙(ひんしゅく)をかい、女工の募集地を失うことになる[31]。結局、会社は募集地の株主を通じて、小学校の校長などに働きかけ、株主である地主層や小学校の校長、教師を指定募集人とした[32]。指定募集人の経費はむしろ以前の募集人より高かった。それだけでなく、信頼関係を維持し、継続的な募集を続けるために、会社は女工が風紀上の問題を起こさずに年季を勤められるように、すでに始めていた労務対策をさらに強化せざるを得なくなった。その対策は次の通りである。

　第一に、普通教育の実施であった。1895年に大阪紡績、96年に日本紡績、97年に摂津紡績、1900年に平野紡績、1901年に明治紡績は、私設の小学校を工場内に設置し、幼年工に専任の教員を配置して、義務教育を施した[33]。これらの背景には、日本が日清戦争に勝利した理由として、日本兵が小学校教育を受けていたことが評価されたためであり、労働児童にも最低限の教育を受けさせることが要請されていた。たとえば、大日本紡績津守工場は、寄宿舎の学齢期の幼年工100名を朝組と夕組に分け、小学校の課程を毎日2時間学習させた。社宅工員の子どもや、通勤の幼年工も含めて実施した。更に、200名の男女職工が高等小学校レベルの補充教育を希望して受け、540余名の女工が寄宿女工のための裁縫教育を受けていた。大正期にはこの裁縫教育とともに、行儀や修身訓話の花嫁教育も行われていた。その他に、図書室を完備させて余暇の充実が図られた[34]。

　第二は、寄宿舎舎監の女工管理であり、その典型は西成郡伝法村の帝国製麻大阪製品工場である。会社は掃除、料理その他の家事を習得する自修舎を設けた。舎監は年季を収めた女工を順番に自修舎で2か月間、一通りの家事を教え、修了者に対して模範寄宿舎で室長教育を施し、優秀なものを室長に任命した。毎日裁縫をすることが日課とされ、それぞれの部屋の活動は室長

---

(31) 宇野利右衛門『職工問題資料第壱輯』工業教育会出版、1912年、pp.239-248。
(32) ジャネット・ハンター著、阿部武司・谷本雅之監訳『日本の工業化と女性労働—戦前期の繊維産業』有斐閣、2008年、p.87。
(33) 間宏『日本労務管理史研究』御茶の水書房、1984年、pp.296-297。
(34) 大阪市役所調査係「繊維染織工場ニ於ケル雇主ノ福利施設増進調査」『労働調査報告第三輯』1919年、p.3。

が中心になって自主的に運営した(35)。この工場は休憩を含めて10時間労働制を敷き、深夜業はなかった。そして、帝国製蔴は、女工の幼児を保育所のカリキュラムに沿って保育するモデル工場でもあった。

　一般に、女工の乳児は工場内の託児所に預けられた。大阪市の1919年の調査(36)によると、100名以上の従業員を持つ繊維染織工業39工場のうち、保育所を持つ工場はわずか6工場しかなく、大日本紡績津守工場、同福島工場、東洋紡績三軒家工場、同四貫島工場、帝国製蔴大阪製品工場、濱谷帽子であった。帝国製蔴の他は保育カリキュラムを持たず、子どもが好きな女工を保母にして、乳幼児の保護に当たらせるという不十分なものであったが、休憩中の母親が乳児に母乳を与えに来るため、保育所があれば、乳児は栄養上の疾患を免れることができた(37)。

　この調査で、合同紡績天満工場・今宮工場では保育所はなかった。しかし、両工場は人員不足になった時、保育所を設けて臨時の女工を募集した。日勤のみ、勤務時間を前後1時間ずつ減らし、10時間勤務、賃金は請負で毎日払い、子ども二人までは工場で保育するという条件で募集したのである(38)。これに車夫や日雇手伝などを夫とした工場近くに住む元女工が多数応募した。この時、倉庫などを転用した工場内保育所が、通勤の臨時女工を募集するために設けられた。その後、母親の臨時女工が解雇されると、工場内保育所も廃止された。工場内保育所は景気の動向により臨時に設置された。

2．栄養転換の理由

　農村の乳児の90.8％は母乳哺育であった。1923年、大阪府衛生課が西区の九条において、それ以前6年間の乳児の栄養調査をした。九条の1920年の下痢乳児死亡率は49.7パーミルで、大阪市平均の54.0パーミルよりも低

---

(35) 宇野利右衛門「模範工場集」（復刻、間宏『日本労務管理史史料集 第2期全10巻』1989年）pp.28-31、pp.56-58。
(36) 大阪市役所調査係『労働調査報告第三輯』（前掲書）1919年、p.3、p.17、p.20。
(37) 大久保直穆、三杉義利『乳幼児保護指針』大阪乳幼児保護協会、1928年、p.28。
(38) 宇野利右衛門 （前掲書）1912年、pp.98-100。

第 4 章　乳児死亡の低減のために

表 4-4　九条の栄養転換の原因となった母親の疾病（1918 〜 1923 年）

	脚気	乳腺炎	消化器疾患	腎臓病	心臓病	結核	その他	計
死亡乳児の母（人）	80	9	7	7	5	1	36	138
成長乳児の母（人）	61	9	7	3	4	5	61	120
計（人）	141	18	14	10	9	6	97	258
割合（％）	(54.7)	(7.0)	(5.4)	(3.9)	(3.5)	(1.9)	(23.6)	(100.0)

（出所）国澤健雄『乳幼児保護に関する報告』内務省衛生局、1926 年、pp.130-131。

かったが（121 頁）、それでも母乳哺育は 65.1％しかなく、人工栄養または混合栄養が 34.9％もあった。下痢で死んだ乳児の 58.6％は人工または混合栄養であった[39]。つまり、人工または混合栄養の乳児は、全体の 34.9％であるのに、下痢で死んだ乳児の 58.6％を占めていた。人工または混合栄養がこのように危険であるにもかかわらず、九条において母乳から栄養法を転換した 674 名の母親（死亡乳児 378 名と成長した乳児 296 名）の、その理由は、次の通りである。

　第一に、母乳分泌不足であり、30 人の母乳の出ない母親を含めて 45.5％と最も多く、乳児の吸引力の不足も 4.3％あり、栄養転換の時期は、生後 1 か月間が 71％であった。こうした母乳不足の原因は、母親の乳腺に関する生理的知識が欠落していたために授乳ができなかったことにあった。ゆえに、第 1 子や第 2 子を死亡させた母親が多かった[40]。

　第二に、死亡乳児の栄養転換の理由の中に、乳児の母親の死亡が 9 人、母親との生別が 17 人もあった。当時の学歴は生活レベルと関連しており、378 名の死亡乳児の母親の学歴の中の、高等女学校に入学できた 17 人のうち、母親の死亡は 1 名であったが、小学校中退や学歴不詳の 165 人の母親に限ると、母親の死亡が 5 人、母親との生別が 12 人と、その比率が目立って高かった[41]。当時の学歴は生活レベルと関連しており、母親を失ったために死ぬ

---
[39] 国澤健雄『乳幼児保護に関する報告』内務衛生局、1926 年、pp.85-86。
[40] 国澤健雄（前掲書）1926 年、p.129。
[41] 国澤健雄（前掲書）1926 年、p.163。1920 年の九条の乳児死亡率は 199.4 パーミ

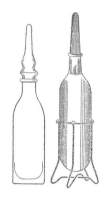
当時の哺乳器

乳児は貧困層に多かった。

　第三に、栄養転換の理由となった母親の疾病258人（38.3％）について表4-4で見てみよう。まず、予想される疾病の乳腺炎は18人しかなく、消化器疾患14人、腎臓病10人と続き、脚気は141人、54.7％を占め、最大の疾患であった。チアミンの不足で起こる脚気に関しては、脚気の母親がそれと知らずに哺乳すると乳児に脚気を起こさせるため、母親は母乳をやめ栄養を替えなければならなかった。その栄養転換を成長乳児の母親に指示したのは、医師が46％、産婆が6.1％で、残りは素人の勧告や自己判断によるものであった。死亡乳児の場合は、自己判断割合がもっと高くなった[42]。

　西区の九条の人工栄養は牛乳が41.2％、練乳が37.7％を占めた。牛乳は月齢に合わせて希釈しやすいが、氷式冷蔵庫が家庭に普及していない状態では、保存が難しく、腐敗しやすかった。練乳利用の死亡乳児の母親の63％は、経験による匙加減で練乳を希釈した。粉乳は成分の標準規格がなく、練乳も乳児用として不十分な規格であり、蛋白質や脂質が少なく、炭水化物に偏ったものなどさまざまであった[43]。月齢に応じて希釈率も的確に変えなければならず、医師などの専門家の指示なしには、人工栄養の希釈は難しかった。しかし、多くの母親は医師に相談することなど思いもよらず、吸う刺戟によって母乳が出る乳腺の生理も知らなかった。母胎の状態が悪いことから、おそらく出生体重も低く、母乳を吸う力も弱い新生児が多かったと考えられる。それでも、授乳は1週間か10日くらい根気よく吸わせ続けるしか母乳を出す方法はなかった。それにもかかわらず、母親は授乳を、2、3日で止めて

　　ルで大阪市平均の218.5パーミルよりも低かった（77頁、表2-6）。
(42) 国澤健雄（前掲書）1926年、p.132。
(43) 高井俊夫編『乳児栄養学：乳の組成と乳児栄養』朝倉書店、1968年、p.77。1900年制定の牛乳営業取締規則は1941年「調製粉乳は脂肪量16.5％以上、水分5％以下、指定または大臣許可のもの以外は混じない」と改正された。大臣認可とは厚生省告示で「調製粉乳混合物はショ糖、米、大麦、小麦溶性化精粉」と指定した。

しまい、練乳を適当に与えた。乳児は甘くて吸いやすい練乳を好み、母乳を吸わなくなった。そのため母乳は2～3週間で全く出なくなった。このように多くの母親が育児知識を持たず、教えられることなく乳児を育て、栄養不良にして、下痢で死なせていた。母親たちが乳腺の生理的知識を持たなかったのは、授乳法など育児法を教える親が遠くの農村にいて、産褥期に近くにいなかったことに加え、紡績工場で働いていた頃の寄宿舎で家事、育児、衛生の知識、とくに、授乳の仕方を教えられることがなかったからであった。

その上、女工は深夜業と、細民よりも動物性蛋白質の少ない食事（130頁）、長時間労働のストレスによって貧血に陥ることが多かった[44]。紡績女工の貧血が原因となって母乳不足を引き起こし、女工の乳児が栄養不足になることを『職工保健に関する調査』[45]の調査官は、「職工生活を久しくなすものは母体は漸次衰弱し終に貧血症に陥り母乳は欠乏するに至るを免れぬから幼児の営養に不足を来すことになるであらう」と記していた。結婚後も女工として働く者だけでなく、退職者の中にも、母乳分泌が悪かった者はいたと考えられる。

3．鐘淵紡績の産婦保護

鐘淵紡績（以下鐘紡と記す）の労務対策は違っていた。出産後5週間の休暇を規定する工場法が1916年から施行されたが、その前年1915年から、鐘紡は工場内の病院に産婆を配置するようにした。鐘紡の女工は、産婆が配置された病院で分娩のための入院だけでなく、産前産後の検診を受けることができ、産婆から母乳哺育の指導を受けた。もし、工場に病院がなく、あっても産婆がいないなどの理由で分娩入院を受けられない場合には、出産費用の補助として3円支給された。出産後の出勤に際しては、3時間まで勤務時間を減らすことができ、業務の軽い部署に移ることも可能であった。これは病

---

(44) 小西與一「婦人労働者の貧血 其の原因について」『労働科学研究』5-4、1928年、p.90。
(45) 大阪市社会部調査課「職工保健に関する調査」『労働調査報告第13号』1922年、p.51。

表4-5 鐘淵紡績淀川工場出産者名簿（1926年5月～1931年3月）

年令	産前休暇	産後休暇	実質産後日数	住所	栄養	復帰・退社	備考
(歳)	(日)	(日)	(日)				
19	*9*	58	58	K町	母乳	復帰	
19	*1*	42	46	T町	母乳	復帰	
21	147	42	135	K町	牛乳・母乳	復帰	産前悪阻と脚気で入院
22	28	42		社宅	母乳・牛乳	退社	妊娠中毒症で産前に30日病休
19	*0*	42		T町	母乳	退社	8か月早産、7日間感冒
22	*12*	42	113	社宅	母乳	復帰	
20	0	42	57	K町	──	復帰	*死産*
17	*2*	42	51	A町	──	復帰	*死産*
22	28	8	──	社宅	牛乳	死亡	1月3日産褥、腎炎、脚気、右肋膜 1月4日重態、*妊娠中毒症で死亡*
19	0	42	──	社宅	母乳	退社	
19	*6*	42	42	社宅	──	復帰	10月27日*新生児死亡*
19	30			K町	不明	欠勤中	産後経過不良入院
18	*1*			N町	母乳	欠勤中	
19	*5*	42		T町	──	不明	早産、*新生児死亡*
22	0	42	42	社宅	母乳	復帰	2回目の出産
24	*13*	42	──	社宅	不明	退社	2回目の出産
22	*14*	42	42	社宅	──	復帰	*新生児死亡*

（出所）鐘淵紡績株式会社淀川支店『産婦名簿』。
（備考）産前休暇欄の斜体数字は早産と早産の疑い、備考欄の斜体は周産期死亡である。

気やけがで休暇を取った人の再出勤条件と同じであった[46]。鐘紡の大阪工場と淀川工場にはいずれも保育所がなかったので、会社は3歳未満の乳幼児を

---

(46) 鐘淵紡績株式会社『従業員幸福増進ニ関スル施設及取扱方法』1919年、pp.26-28。

第 4 章　乳児死亡の低減のために

もつ女工に月 2 円の補助を与え、保育者を依頼できるようにした[47]。鐘紡共済組合は産前 30 日、産後 45 日の休暇に日額賃金の 7 割の額の扶助料を支払った。

　表 4-5 は、鐘紡淀川工場の 1926 ～ 1931 年の 6 年間の出産者名簿のうちの何らかの症状のある 17 名を示した。この間、2 回出産した 8 名を含め 63 名、71 回の出産があった。71 件のうち 2 名が死産、3 名が早期新生児死亡で周産期死亡は 5 児であった。この 6 年間の淀川工場の周産期死亡率は 70.4 パーミルであり、大阪市の同期間の平均 78.9 パーミルよりも少ないが、これは産前の検診や入院分娩の効果であろう。しかし、これら 5 名の異常出産は突然おこったようである。産前休暇が 28 ～ 30 日保障されていたにもかかわらず、産前休暇 2 週間以下の出産者が 13 名もいた。彼女たちは平均すると 4.85 日しか行使していない。この 13 名は早産の可能性が高く、出産に占める割合は 18.3％に達している。産前に妊婦検診を受けるとはいえ、深夜業などその労働の厳しさは他の紡績会社と変わらないことが、2 割近い早産率に現れている。これは労働科学研究所の小川惟煕が中国・近畿・四国の 4 紡績工場を訪問し、出産した 429 人の女工に面談調査をした結果に近い[48]。その上、妊娠中毒症（急性腎臓炎）で 1 名の産婦が出産後に死亡した。ひどい悪阻も妊娠中毒症とすると、3 人がこれに罹り、女工の妊婦を脅かしていた。死亡女工の乳児が牛乳栄養である。産前に脚気や妊娠中毒症で入院した女工の乳児が、混合栄養で計 4 名であった。不明者もいるが、残りは全員母乳哺育であった。おそらく母乳教育が入院中に工場内の病院でなされたと考えられる。

　出産後、退職したもの 30 名、仕事に復帰したもの 22 名、除名が 5 名、不明が 14 名であった。復帰した女工には、午前、昼食時、午後と合わせて 1 時間の哺乳時間が与えられた。保育を依頼された者が乳児を工場へ連れてき

---

(47) 大阪市調査課『労働調査報告第三輯』（前掲書）1919 年、p.32。
(48) 小川惟煕「婦人労働者の発育に関する研究その 1—特にそれと出産の関係について」『労働科学研究』5-3、1928 年、p.110。小川の調査によれば、分娩の総数 1058 件中 230 件が早産、そのうちの 9 割は妊娠 9 か月で、早産率が 21.7％であった。

た。出産をした女工の平均年齢は 22.3 歳であり、10 代の母親が 17 名いた。10 代の母親は初産でもあり、仕事と子育ての両立は難しかったのか、比較的退職者が多い。仕事に戻る人の産後休暇の平均は 45.4 日であるが、仕事に戻るまでに体力が回復するには平均 78.3 日の産後休暇が必要であり、32.9 日は欠勤していた。1927 年、健康保険の実施に伴って、共済組合は健康保険組合に変わり、出産休暇は 5 日減り、産前 28 日、産後 42 日に変わり、出産手当金が日額賃金の 6 割に切り下げられた。しかし、分娩費 20 円が加わったため、退職者の比率は 1927 年以降減少していった。1929 年には女子の深夜業が廃止されて、14 人の出産者の半数が働き続けた。

ところが、1930 年に不況の影響による賃下げとそれに反対する労働争議が起こり、10 名の出産者のうち職場に戻ったのは 1 名のみであった。社宅入居者は 37 名いるが、そのうち退職者が 20 名で、57％を占める。社宅入居者は社宅以外に居住する産婦よりも退職者は多い。社宅の家賃が 2 円以下と安く、再就職の情報が入りやすかったためであろう。反対に、間借り暮しの産婦 6 名のうち 5 名が復帰し、退職したのは 1 名のみであった。同じ家の別世帯の人や近所の女工仲間に乳児の世話を頼み、自分たちだけで暮らせる借家に移る資金づくりのために復帰したのであろう。景気の良し悪しにもよるが、会社は仕事に慣れた女工が働き続けるように処遇した。それでも退職する者のほうが多かったのは、夫の賃金だけで生活していける者が増加したからである[49]。

なぜ、ほかの紡績会社よりも鐘紡の従業員福祉が良かったのであろうか。その理由は次のようなものであったと考えられる。賃金など職工への配分よりも株主への配当金を手厚くする他の紡績会社と違って、福利を含む職工への配分を厚くすることにより、経営に対する安定的な評価を得て、株価を維

---

(49) 鐘紡淀川工場は各地の工場で生産された綿糸布の漂白、捺染加工を行う工場であった。1930 年の男工は 963 名、女工は 387 名で、未婚者は男女とも寄宿舎入寮であった。1930 年の労働争議以前の産婦 46 名の中で、夫が同僚である 40 名の産婦のうち 30 名は別姓、10 名が同性であった。その後、第 2 子の出生時には別姓から同姓に変わっていた産婦が 2 名いた。

持することが鐘紡の大家族主義的な経営方針の一つであったからである[50]。そのような経営方針を取らなくても、他の紡績会社が、工場内の診療所に産婆資格を持つ看護婦を雇い、この産婆が工場近隣の在住女工の分娩介助に往診し、母乳指導ができればよりよいが、少なくとも、産婆が未婚女工に母乳のしくみと授乳の仕方や人工栄養のリスクと配慮点の衛生講話を行い得たのではないか。1910年代からそれがなされていれば、元女工の母乳哺育の増加により、大阪市の大正期の下痢乳児死亡率はいくらか減らせたことであろう。

第4節　母乳指導と牛乳配給

1．大阪府立保嬰館

　大阪市立乳児院の乳児保育、小児科診療、訪問看護の活動についてはすでに述べた。この乳児院は母親が出産で死亡した場合の新生児の夜間の対応ができなかった。そこで、1926年6月に大阪府は、上福島の西成郡役所跡に、収容乳児の半分が1歳半までの昼間のみの乳児保育と、残りの半分は1歳未満児の昼夜保育を実施する保嬰館（ほえいかん）を設立した。それまでも、孤児、棄児、あるいは親から離された乳児が、博愛社、聖約翰（ヨハネ）学園、大阪汎愛扶植会、愛育社、弘済会育児部に受け入れられて、そのほとんどが里子に出されていた。博愛社では1923年に乳児園を設置して保母が人工栄養を試みたが、ミルクの希釈が難しかった。博愛社は「乳児保育は社会事業の中で最も至難である」と述べた[51]。しかし、保嬰館は里子に出さず、昼夜保育を行った。その館長上村雄は、その実態を公表した[52]。

　保嬰館での昼夜保育の入所児には、母親を亡くし、母乳を全く与えられず、

---

(50) 桑原哲也「日本における近代的工場管理の形成　下」京都産業大学『経済経営論叢』28-1、1993年、pp.41-43。
(51) 渡里洋亮『博愛社の来た道』2010年、p.59。1929年、資産家・鳴尾トク子の寄付により、働く単身の母とともに乳児が暮らせる「鳴尾母の家」を博愛社内に完成させ、昼間の乳児保育を始めた。
(52) 上村雄「亡び行く者」『乳幼児研究』3-6、1929年、pp.12-23。

免疫力の弱い乳児が多かった[53]。それゆえ、重篤な疾病児が多く、開館から1929年3月までの入所177名中63名が亡くなったが、その死因を多い順にみると、肺炎・気管支炎22名、そのうちの6名は消化不良を併発していた。3名の肋膜炎の乳児の親は、いずれも結核であった。つぎに、先天的な死亡の21名、その内訳は早産が1名、弱質が11名、梅毒が9名であり、出産時点での父母の梅毒の影響がみられた。第3位は消化器疾患の13名、内訳は腸カタル6名、消化不良6名、栄養障害1名であった。その他に腎臓炎2名、心臓麻痺と敗血症が各1名であった。この中には、入館までに母乳を与えられたことのない乳児が29名もいた。死亡児の大半が栄養不良で、平均体重の乳児は1名だけで、平均体重の半ばに達しない者が6名、半ば以上であるが平均体重に満たない者が56名であった。近親者の訪問回数は平均6.6回であり、訪問者のない乳児は11名を数えた。

一方、同期間中の退館児は114名で、入館までに母乳が与えられなかったものは20名であった。退館児は死亡児よりも母乳授乳率が高く、母乳（初乳・移行乳）の免疫力の証となった。それゆえ、保嬰館は2名の乳母を雇い、牛乳、重湯、ミルクフード、果汁とともに、必要な乳児に乳母乳を与えていた。また、退館児の体重は平均体重を持つ者が29名、平均体重の半ばに達しない者が3名、半ば以上であるが平均体重に満たない者が82名であった。退館理由は満期（預託期間は1年半）が80名、養子が10名などであった。近親者の平均訪問回数は7.4回、訪問者のない乳児が23名であった。

入館理由は、母の死亡17.5％、母の病気46.9％、父の死亡9.0％、母の家出6.8％、父の行方不明など4.3％、不明15.3％であった。父死亡など父親に理由がある場合も、母が住み込みで働くことが多かった。上村雄の報告はこうした最下層の乳児にも行政の保護が及び、その乳児の生存のために懸命に尽くす保嬰館のスタッフの姿が示された。

---

(53) 西川為雄「先天黴毒児の母は嘆く」『社会事業研究』19-11、1931年、p.77。
1931年朝日新聞社から先天性梅毒児治療費200円の寄付を受けた保嬰館では、高額なサルバルサン注射をして通院や入院の42名の患児に無料治療を行うことができた。

第4章　乳児死亡の低減のために

　谷沢弘毅は当時の東京の最下層の就業構造にふれ、東京では仲介業者が下層民を内職者として調達し、安定的な就業関係が築かれたこと、私設の児童保護事業があったこと、更に、1920年の東京の総世帯に占める細民居住世帯の割合は5%に満たないことが、ストリートチルドレンを抑制していたと述べている[54]。1920年の大阪府衛生課の乳児死亡調査では大阪市の細民居住人口の割合は11.39%と東京の倍以上であった[55]。保嬰館に乳児を入館させる母親の背景に、大阪の細民居住地域の女性の就業率の高さと乳児を取りまく状態の悪さが（第3章、131頁）存在し、母親の死亡、病気という厳しい生活状況があった。しかし、大阪にもストリートチルドレンが少ないのは、博愛社など5つの児童保護施設とともに保嬰館の働きも大きかった。

　保嬰館は保育の他に相談事業や外来小児科診察や小児研究も行った。開館当初、訪問指導はなく、次に述べる大阪乳幼児保護協会が保嬰館内に1929年4月、中央小児保健所を開設し、訪問指導を開始した。更に1933年、大阪府は昼間の乳児保育をやめ、定員を増やして幼児保育に変え、保嬰館の経営を大阪乳幼児保護協会に移譲した。乳児の昼夜保育は続けたが、里子の斡旋も始め、外来患者を診察する小児診療所の枠を広げた[56]。

　また、本格的な乳児入院施設として、1923年4月、日本赤十字社大阪支部病院（以下、赤十字病院と記す）に乳児部が設立された。50床の半分は救療用、半分は有料であった。病院内では篤志看護婦人会大阪支部が乳児育児相談を週3回実施した。相談によって医師の診察、投薬、入院が必要と判断されると無料で受診することができた。それだけでは不十分な場合は、看護婦が家庭訪問を行った[57]。

---

(54) 谷沢弘毅『近代日本の所得分布と家族経済：高格差社会の個人計量経済学史学』日本図書センター、2004年、pp.424-426。
(55) 大阪府衛生課『大阪府衛生資料 第三集』1925年、p.1
(56) 大阪社会事業連盟編『大阪社会事業年報 昭和6年』1931年、pp.56-57。
(57) 大久保直穆、三杉義利『乳幼児保護指針』大阪乳幼児保護協会、1928年、pp.13-14。

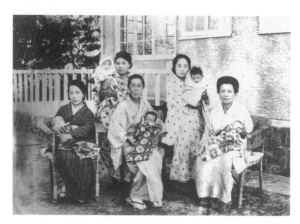
博愛社乳児園

2．大阪乳幼児保護協会

　赤十字病院大阪支部小児科医長の大久保直穆はアメリカを視察し、小児保健所がイギリス、アメリカ、ドイツに広がり、乳幼児死亡を減らしている実態を見聞した。大久保は乳幼児の死亡を減らすには、まず、家庭に乳幼児の栄養法に関する知識を普及すること、つぎに、一般教育を進め、国民の衛生思想を向上させ、女子の地位を高めて生活の改良を促すこと、つまり、子どもの保護にとって母親の教育が最も重要だと考えたのである[58]。　大阪ではすでに、妊産婦保護、乳幼児保護も本格的に取組まれ始めていたが、大阪市、大阪府、方面委員、社会事業団体、医療機関を連絡調整する組織はなかった。1926年12月、大阪府元知事林市蔵、大阪市保健部長安達將聰、小河滋次郎の救済事業研究会を引き継いだ大阪社会事業連盟の担当者である大阪府社会課主事の川上貫一[59]と大久保が中心となり、大阪乳幼児保護協会（以下保護協会と記す）の事業計画が準備され、各社会事業・医療施設への協力依頼

---

(58) 大阪乳幼児保護協会「大阪に於ける乳幼児保護施設増進の必要」『乳幼児研究』3-1、1929年、p.59。
(59) 村田恵子「川上貫一と児童保護事業構想」『広島大学教育学部紀要』47号、1998年、pp.105-107。

が開始された。まず、1927年7月に発会式が行われ、会長に大阪府知事、副会長に大阪市長が選出された。そして10月に、「小児保健所設置計画」とあわせて政策の指針である「乳幼児保護に於ける社会的施設の最低標準」が発表された[60]。要約は次の通りである。

① 妊娠中に少なくとも1～3回は医師の検診、検尿及び検査等を受けること、分娩後、産褥の安静が10日間は保てるように保護すること。
② 結核及び性病に対する予防と治療の施設を増やし、かつ、脚気に対する予防法を広めること、疾病の妊産婦には必要に応じて診療を受けさせること。
③ 経済的保護の必要ある家庭においては、方面委員などに通報すること。
④ 乳幼児死亡数の3分の1を入院させうる小児病院を設置し、その25％は無料の病床とすること、その病院には託児設備と小児無料診療所も付設すること。
⑤ 出生した乳児の7割は小児保健所によって保護されること。
⑥ 小児保健所の保健婦の養成と資格認定。
⑦ 女工の母性保護。とくに、妊産婦の女工の労働に関して必要な制限と、その生活に対する公的保護。また、寡婦の公的保護。
⑧ 私生児に対する法律上の差別の撤廃、および認知した父に対する養育義務の強制。

これらは、以前から取り組まれてきた妊産婦保護や乳幼児保護を充実させる方向での提案となっており、個々の母子にきめ細かく対応ができるように配慮された内容であった。たとえば、母親への育児法や栄養・衛生知識の普及のため、小児保健所の開設を提案するだけでなく、保健婦の養成と資格認定の必要性、診療所や託児所を付設する小児病院など、内務省の通牒「小児

---

(60) 大阪乳幼児保護協会「保護施設最低標準」『乳幼児』1-3、1927年、pp.93-94。

保健所指針」⁽⁶¹⁾にはない提案もあった。その上、梅毒罹患を調べるワッセルマン検査の実施や産婆学、小児科学の講習の開催、女工の母性保護、母子家庭、里子や貰子など、経済的に恵まれない乳幼児の生活条件を法制で保護することを求めていた。

そして、保護協会は乳幼児保護を府民に啓発するため、1927年11月に"一切を乳幼児死亡率の低減運動へ"をスローガンとした第1回乳幼児保護週間に取り組んだ。この期間中、大阪市医師会は市内の病院小児科に、乳幼児健康相談の日時場所を分担して割り振り、保護協会は三越、高島屋、松坂屋、十合など百貨店のフロアーを借りて、無料乳幼児健康相談を実施した。次いで、会長の大阪府知事や副会長の大阪市長がラジオ放送で乳幼児保護の講話をした。また、賀川豊彦や日本女子大学教授生江孝之を招き、毎日新聞社講堂や大阪朝日会館で講演会を実施するだけでなく、保護協会の理事や評議員が17カ所の地域講演会へ出向き、乳幼児保護の啓発活動を行った⁽⁶²⁾。たとえば、港区泉尾第三小学校では、泉尾婦人会の主催で大阪市民病院小児科医長谷口清一が、「父母の心得るべき子供の症状について」と題する講演を700名の聴衆に行った。

大久保は家庭の育児力を向上させるために、小児保健所の保健婦が出産後の新生児の母親を指導する必要があるとした⁽⁶³⁾。そこで、小児保健所の保健婦には、日本女子大学社会事業部⁽⁶⁴⁾などの専門学校の卒業生を採用した。大正年間に高等女学校教育が大阪に急速に普及し、高等女学校卒業の母親が増加した。彼女たちを指導するには、高等小学校卒業後1年間の看護婦養成

---

(61) 保健衛生調査会「小児保健所指針」『保健衛生調査会第11回報告』1927年、pp.1-5。
(62) 大阪乳幼児保護協会「保護週間事業概要」『乳幼児』1-3、1927年、pp.95-97。地域講演会は婦人会主催のほか、保育園や養護施設、産婆会や女子青年会などの主催で実施し、総計4,850名が参加した。
(63) 大阪乳幼児保護協会（前掲書）『乳幼児研究』3-1、1929年、p.59。大阪乳幼児保護協会は月刊誌『乳幼児』を1929年『乳幼児研究』と改題した。
(64) 日本女子大学校社会事業部児童保全科は児童学、児童保全事業概説、小児科産科及び看護法、育児学、母親養護事業、障害児の研究及び取扱などの科目があった。同学部には女工保全課があり、前述の寄宿舎舎監を養成した。

第4章 乳児死亡の低減のために

の後、看護婦試験を合格した看護婦よりも、より高学歴の女性がよいと大久保は考えたのである。つまり、看護婦による疾病治療支援ではなく、疾病予防相談や教育を小児保健所の中心業務にすべきであるとした。ところが、小児保健所が設置された乳児死亡率の高い地域は、日雇労働者や職工の家庭が多く、高等女学校卒業の主婦はわずかな地域であった。その地域の乳児は切羽詰まった治療を必要としていることが多かった。

実際には全国的に女子の初等教育が普及し、大正末から紡績工場の女工の採用条件が尋常小学校卒に変え

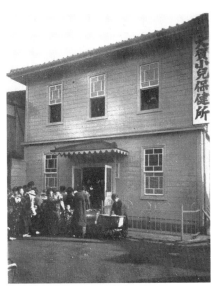

大賀小児保健所（港区市岡）

られつつあった。そして、代書費用を倹約して内縁のままにしている世帯に対して、地域の方面委員が働きかけて戸籍に登録し、子どもを嫡出子に換えるように援助した。その結果、無戸籍のために就学届が来ないという事態が避けられ、最下層の人々に教育を普及させる効果をもたらした。しかし、貧困が就学猶予の理由の一つに入れられたままであった。また、保護協会は中間層の賛助会員を募り、月刊雑誌『乳幼児』を発刊して、乳児の栄養、育児の配慮の仕方、疾病の応急手当、妊娠・出産のしくみなどを掲載した。

3．大阪乳幼児保護協会小児保健所

「小児保健所設置計画」は、乳児死亡率150パーミル以上の地域を小児保健所設置計画区域とし、一つの保健所における標準年間登録乳児数を500名とした。そして、小児保健所設置計画区域の中で出産数が2,000名を超える地域-九条、西九条、難波、三軒家、築港、市岡、西野田、天王寺、鶴橋、豊崎、鷺洲、今宮-の12カ所を候補地とした。小児保健所の主な業務は乳児

検診と育児相談であり、嘱託医1名、保健婦2名、牛乳保存用の冷蔵庫などの備品を完備し、相談室、検診室と待合室のある場所が許可された[65]。年間経費は3,000〜3,500円と極めて安かった。

1928年1月に、粉ミルク製造の和光堂・大賀彊二(きょうじ)の寄付によって、大賀小児保健所が港区市岡に開所した。保健婦は黒須節子と江崎貞子であった。これがわが国初の小児保健所であった。その後、同年3月に聖バルナバ小児保健所（天王寺）、10月鶴橋の長谷川愛児園内に長谷川小児保健所、1929年1月堺市に神明小児保健所、2月栄に浪速小児保健所、3月に西野田小児保健所、4月保嬰館に中央小児保健所、8月豊崎に長柄小児保健所、1930年5月整腸剤のわかもと・長尾欣彌の援助で、西九条に長尾小児保健所が設立された。たとえば、西野田小児保健所の経費を粉乳ラクトーゲン輸入商の乾卯兵衛が請け負うような寄付の申出がなければ、小児保健所は設立しなかったため、その後増えなかった。保嬰館が協会に移管された1933年の保護協会の歳入をみると、会費が138円、大阪府補助金が26,800円、寄付金が12,877円であった[66]。浪速小児保健所は、大阪市立浪速市民館の一部を無料で借用した。その後1934年、長柄小児保健所は大阪市立北市民館に移転して一部を借用し、北小児保健所と改称した。

1930年の大阪市の出生数73,983人、乳児死亡数9,463人であった。市内8か所の小児保健所、1か所500人の登録乳児数は4,000人にしか過ぎない。また、聖バルナバ小児保健所や中央小児保健所であれば、保健医の検診を受け、治療が必要とされた乳児は聖バルナバ病院や保嬰館での受診ができるが、他の小児保健所では、近くの開業医か、あるいは無料診察券を貰って、保嬰館か聖バルナバ病院へ行かねばならない。小児保健所は未登録でも利用可能であり、乳児が不調のとき、開業医に行くべきかどうかの判断を保健医に仰

---

(65) 保健衛生調査会（前掲書）1927年、pp.6-7。
(66) 大阪乳幼児保護協会『乳幼児研究』9-4、1935年、pp.47-55。1933年小児保健所の中で府の建物は保嬰館のみで、府の補助金のうち3分の2は保嬰館の運営費であり、乳児死亡率の高い築港、難波、鷺洲には最後まで協会の小児保健所はつくられなかった。

ぐために来所する親もいた。やがて保健医は薬の処方箋を渡すようになり、母親たちは軽症なうちに治療するために小児保健所を利用するようになった。当初から、保護協会の保健婦は就労の事前研修として、赤十字病院での看護実習を受けていたが、このような地域の乳児の需要に応ずることができるよう、保護協会は随時赤十字病院での保健婦研修を増やした[67]。そして、新たに保健婦を採用するときは、看護婦を採用するようになった。

4．長柄小児保健所の牛乳配給

大阪乳幼児保護協会は1929年から、乳幼児保護週間に牛乳を配給する資金の寄付を呼びかけた。貧しい母が母乳不足のとき乳児が栄養不良を起こしやすく、栄養不良は疾病の主因となるので、これを防ぐためであった。こうして集まった浄財により小児保健所を通じて1年間牛乳が配給された。その中でも、1日当たりの牛乳配達量が最も多いのは、長柄小児保健所の11.46斗であり、8か所の小児保健所の中で長柄の乳児死亡率は191パーミルと2番目に高かったのである[68]。長柄小児保健所の保健婦は長柄・本庄地域の登録乳児542名の家庭の実態調査を行った。まず、表4-6では両親の職業を示した[69]。

父の仕事は職工・職人、大工・左官、家内工業が41.0％で、商業、会社員、官吏などの25.1％を超え、仲士・手傳い、馬力運送業、運転手・車掌の22.9％の中には木賃宿の居住者もいた。無職の母が88.3％を占めるのは、乳児を持つためである。一方、小売商24名、内職10名は仕事と育児が両立しても、行商6名、女工19名、看護婦、事務員の各1名は、仕事中の乳児の保育をどうしたのであろうか。当時、豊崎保育会の露天保育所や、大阪市立北市民館託児所、長柄の南に弘済会の天満保育所があったが、そこでは離

---

[67] 1909年開設の赤十字病院救護看護婦養成所、優秀な看護婦を輩出した養成所であった。赤十字病院前田松苗院長は「看護が患者を治す」と看護婦の看護を重要視した。
[68] 庭木真一「小児保健所における昭和4年度中の乳児保護成績」『乳幼児研究』4-11、1930年、p.24。
[69] 野口イエ、片阪静「乳児の環境調査」『乳幼児研究』5-5、1931年、pp.16-18。

表4-6 長柄小児保健所の登録乳児の父母の職業とその割合（1930年）

父親			母親		
	（人）			（人）	
職工・職人	158	（29.2%）	女工	19	（3.5）
大工・左官	20	（3.7）	商業	13	（2.4）
家内工業など	44	（8.1）	駄菓子屋	5	（0.9）
仲士・手傳	58	（10.7）	髪結い	5	（0.9）
運転手・車掌	39	（7.2）	飲食店	1	（0.2）
馬力運送業	27	（5.0）	事務員	1	（0.2）
会社員	34	（6.3）	女給	2	（0.4）
商業	76	（14.1）	内職	10	（1.8）
官吏など	16	（2.9）	看護婦	1	（0.2）
鋳掛け	12	（2.2）	辻占売り	2	（0.4）
駄菓子行商	10	（1.8）	駄菓子乾物行商	2	（0.4）
その他	30	（5.5）	屑買い	2	（0.4）
無職	18	（3.3）	無職	479	（88.3）
計	542	（100.0）	計	542	（100.0）

（出所）野口イエ、片阪静「乳児の環境調査」『乳幼児研究』5-5、1931年、pp.15-19。

乳していることが入所の条件であった。堀川乳児院か近隣に居住する者あるいは子守に乳児の保育を依頼しているのであろうか。女給2名の乳児は祖父母が世話をしていた。

　つぎに、月収入は40円〜50円が116世帯と最も多く、21.7％を占めた。家族総働きで収入が60円以上ある世帯でも、食費が嵩むため家計は逼迫していた。大阪市の医療機関は世帯年収800円以下の証明があれば無料であったが、この地域の家族数が5人以上の家庭の平均月収は53円であり、平均収入でも医療機関が無料になる水準である。そして、家賃の平均は12円、表4-7の屑買いと飴売りと5か月乳児を持つ手傳いの3世帯が、木賃宿居住である。不潔で採光が不十分であるにもかかわらず、家賃は割高であった。家賃は5円〜15円までが、324世帯と過半数を占めていた。15円以上の家賃を払わないと1軒の借家を借りられないため、上と下、入り口と奥のよう

第4章 乳児死亡の低減のために

表 4-7 長柄小児保健所の牛乳配給家庭一覧（1931 年）

乳児の月齢	年齢 父	年齢 母	同居者 大人	同居者 小人	職業（父／母）	収入	月払い家賃	備考
	（歳）	（歳）	（人）	（人）				
9 か月	36	24	2	1	硝子工／紙行商	日2.2円	9.0円	父収入不足
3 か月	44	38	2	4	手傳い	日1.5円	9.0円	毎日仕事なし、方面の援助を受ける
4 か月	—	28	3	2	母女給	母の送金月30.0円	9.0円	母は京都カフェー住込み、祖父母が哺育
4 か月	42	40	2	5	仲仕／内職	月45.0円	12.0円	収入は兄を含め3人分
16 か月	37	31	2	3	煮豆売／昆布巻	月25〜30円	3.0円	双生児 2名
12 か月	36	32	2	4	手傳い	月20〜30円	7.0円	双生児 2名
5 か月	離	22	1	1	母女給	月20〜25円	なし	祖父母に哺育される
7 か月	25	離	3	4	麩職人	父日1.5円 叔母0.5円	9.0円	父は15日、叔母は20日仕事がある
5 か月	23	21	5	2	手傳い	月41.0円	15.0円	祖母は駄菓子屋、木賃宿住居
8 か月	40	34	2	2	回転焼	日1.5円	6.3円	収入は売上高
9 か月	37	37	2	2	青物行商／毛糸かがり	日0.9円	9.0円	父は失業したため行商をしている
10 か月	52	45	2	5	屑買い	日0.8円	0.2円（日払い）	父子の収入、木賃宿住居
17 か月	離	23	2	1	ミシン裁縫	月30.0円	7.0円	祖父病気、乳児虚弱
5 か月	26	死	3	1	飴売り	日1〜0.8円	0.5円（日払い）	木賃宿住居
6 か月	31	29	2	2	床屋職人	月20.0円		1年間の家賃70円滞納

（出所）日比勝代、本多ちゑ「小児保健所の牛乳配達に就いて」『乳幼児研究』5-2、1931 年、pp.22-23。

（備考）離＝離別、死＝死別

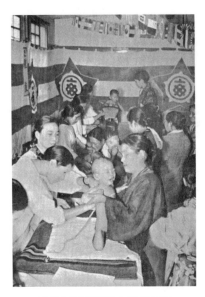

乳幼児保護週間の健康相談
（今宮乳児院）

に、2世帯、3世帯の同居が多かった。このような所得が最も低い地域で、小児保健所の冷蔵庫にある牛乳を、表4-7の乳児の家族が毎日受け取りに来た。牛乳がなければ、乳児の命は保てなかったかもしれない。これらの世帯は母親の年齢が比較的高く、母親の栄養不足、月40円以下の低収入、生活環境のストレスが母乳を不足させていたと考えられる。小児保健所の保健婦たちは早朝から牛乳配給の準備をした。小児保健所は不況の波をかぶる地域において、貧困ではあるが法令や方面委員の救助を受けるまでには至らない母子に対して社会事業的な支援を強め、1932年から生活の扶助、栄養品の補給、医療の救護を始めた。財源は大阪府の罹災救助基金の利子の一部であった[70]。

　その後、保護協会と連絡を取って小児保健所を開始した施設としては、赤十字病院や赤十字江ノ子島診療所がある。江ノ子島診療所は、1926年12月から外科・内科の無料・軽費診療を行っていたが、1928年から妊婦育児相談所を設け、上六の赤十字病院大阪支部妊婦育児相談所とともに、区域を限って来所・訪問の保健・栄養・育児相談の活動を開始した。また、保護協会は育児相談所や社会事業施設に牛乳配給を依頼した。これを受けて牛乳の配給に協力する社会事業施設が10数か所あった。その中の、聖約翰学園（ヨハネ）の上村女医は、1929年に毎金曜日、地域の乳児健康診断を始め、巡回保健婦も置いて、育児相談を開始した[71]。その他に、大阪毎日新聞慈善団が1931年、

---

(70) 大阪乳幼児保護協会『乳幼児研究』16-2、1942年、pp.9-10。
(71) 社会事業連盟『社会事業研究』17-1、1929年、p.24。聖約翰学園は1889年設立

第4章　乳児死亡の低減のために

猪飼野に慈善団共栄館小児保健所を開設し、小児科は菅沼巌雄、産科は菅沼静子、保健婦の伊藤花子が相談を担当した(72)。翌年に善隣館と改称し、隣保事業を、翌々年にランバス女学院の支援を受けて、大毎保育学園を開始した。そして、1934年に内科、眼科、小児科、産科の軽費診療と無料診療を始めた。

1922年、上六に開校したランバス女学院は児童中心主義の保母を養成した。ランバス女学院は児童相談所（142頁）での母親の育児力を向上させるための活動を、一般から募集した母親学校として継続した。また、1933～1938年に社会事業連盟と朝日新聞社会事業団共催の「農繁期託児所保母講習会」に協力した(73)。

こうした活動の広がりから、1934年12月に、天王寺区の浄土宗の尼僧が運営する累徳学園は学園内(74)に保護協会の累徳小児保健所を小児診療所もともなって開設し、1935年11月に、泉尾愛児園は園内に保護協会泉尾小児保健所を開設、1937年1月には、桃谷順天館の桃谷順一の寄付で、保護協会の西成小児保健所と西成小児診療所が開設された。このような小児保健所の日常的な保健活動と、毎年恒例の子どもの日前後の牛乳募金を訴える乳幼児保護週間の乳幼児保護の啓発キャンペーンが、大阪市民に乳幼児保護の意識を徐々に浸透させた。

乳児の生存は、母乳や人工栄養の適切な与え方における母親の知識の有無によって大きく左右されるため、この知識や方法を母親に教えることは非常に重要なことであった。大阪市立乳児院や大阪乳幼児保護協会の小児保健所の保健婦の活躍は大きい。それに加えて労働者などの実質賃金の上昇、健康

された孤児のための育児施設。聖約翰学園の小児保健所は1929年から保護協会の最後1943年まで共に活動し続けた。
(72) 毎日新聞大阪社会事業団『五十年史』1961年、pp.95-97。室戸台風の時、倒壊した鶴橋第2小にかわり200坪の善隣館集会場を幕で仕切って翌年まで教室として提供した。この慈善団善隣館は大毎保育学園を除いて開館から5年半足らずの1936年末に閉館した。
(73) 聖和保育史刊行委員会『聖和保育史』1985年、p.88、p.118、pp132-133。ランバス女学院は1941年聖和女子学院として西宮に移転した。
(74) 浄土宗尼僧が1904年天王寺大道に累徳夜学校を建て、1922年寒行浄財300円を資金に昼間託児園の累徳文殊園を始めた。その一部を小児保健所と診療所にした。

表4-8　行政区別下痢乳児死亡率と減少値（1920年、1935年）

	北区	此花区	西区	港区	大正区	東区	南区	浪速区
1920年	48.5	54.1	34.3	58.0	57.2	44.8	34.5	69.5
1935年	14.9	15.2	8.6	21.0	18.8	8.7	10.4	19.1
減少値	33.6	38.9	25.7	37.0	38.4	36.1	24.1	50.4

（出所）大阪府衛生課『大阪府衛生資料第二集』1924年。大阪市保健部、大阪乳幼児保護協
（備考）1920年の西成区・西淀川区・東淀川区は西成郡の数値、旭区・住吉区・東成区は東成郡の

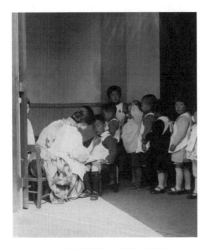

大毎保育学園、視診の様子

保険の施行、工場の福利厚生対策も実施された。1935年の大阪の下痢乳児死亡率は、表4-8に示したように西淀川区がまだ高く24.7パーミル、東成、東淀川、西成、港の各区も20パーミル以上であった。しかし、15年前と比べると、栄養不良が減少したので、大阪市の下痢乳児死亡率は、1920年の54.0パーミルから1935年の18.1パーミルへと3分の1に低下した。とくに、浪速区の50.4パーミルを始め、天王寺43.0パーミル、西成区39.6パーミル、東淀川区39.3パーミル、此花区38.9パーミルも減少した。栄養不良の減少は呼吸器疾患も減少させるが、下痢ほどの下げ幅はなかった。この点は、次章で述べる。

まとめ

大阪の工業化は紡績を中心として進み、その労働力の中心は西日本一帯から移入してきた10代の少女と20代前半の女性であった。彼らは拘束12時間の長時間労働に従事し、その勤務日の半分は深夜の労働を強いられた。長く働くほど母体は貧血などの影響を受け、出産後母乳不足になりやすい状態

単位：パーミル

西成区	西淀川区	東淀川区	旭区	東成区	住吉区	天王寺区	市平均
61.7	61.7	61.7	51.1	51.1	51.1	56.0	54.0
22.1	24.7	22.4	16.5	23.8	13.0	13.0	18.1
39.6	37.0	39.3	34.6	27.3	38.1	43.0	35.9

『大阪市衛生組合地域別出産、死亡、乳児死亡調査』1937年。
値で同じ。

　が生じた。また、妊娠中も働き続けると、長時間の立仕事であるため、早産の確率を高めた。とくに、新生児に乳首を吸わせるときの刺激によって母乳が出るようになるという乳腺の生理的知識を、女工であった母親は知らず、母乳を吸わせることを諦めてしまった。その結果、母乳が出なくなった。産褥期に育児法を教える親が身近にいず、寄宿舎では、女工が家事を習うことは始まっていたが、育児や母乳・ミルクの授乳に関する知識を教わることはなかったからであった。更に、彼女たちは、専門の保母でさえ乳児の月齢に合わせて正確に希釈することが至難と言わせた、成分が不均質な調合の難しい粉乳や練乳を適当に希釈して飲ませたため、乳児を栄養不良にさせ、重篤者を下痢で死なせていた。母親が授乳や栄養法についての知識を持つか持たないかは、直ちに乳児の生死を左右したのである。

　元女工の多くは職工の妻となり、工場のそばで暮らした。工業地帯の乳児死亡率は高いだけでなく、母胎の状態が悪いため、先天的な乳児の死亡と新生児死亡が多くなった。更に、母乳不足があり、母親の10代のころからの栄養不足と貧血が、その原因となっていた。一方、細民居住地域では乳児死亡率もα-インデックスも高く、後天的な疾患である下痢、呼吸器疾患、脚気、脳膜炎の死亡が多かった。脚気の場合、母乳を飲ませてはいけないという知識が下層にも広まると、人工栄養に転換する者がますます増えた。しかし彼女らはミルクを月齢に応じて正しく希釈できず、栄養不良のあと重篤な下痢にかかった乳児は死亡した。

　大阪の工業従事者は外から寄留した者が多く、自らの労働のみを生活の糧としてきた。反対に、商業従事者の多くは大阪に居住する本籍者が多かった。

彼らは、農業にかかわることで得た土地に関する権利を資産に替え、土地か住居かを賃貸しし、商業に仕事を替えた富裕者が比較的多かった。そのために、娘や嫁の出産に際しても、母乳で育てるように確実な援助ができ、小売商の多くは、商品を販売しながら母乳で育てることができたのである。従って、商業従事者の乳児死亡率は低かった。そして、この階層の家業を継ぐ嫡男以外の息子が、中等以上の教育を受け、給料生活者となっていった。娘は高等女学校で「良妻賢母」教育を受け、給料生活者の妻となり、専業主婦となった。主婦・母親の、労働と子育ての両立を認めない明治期の大阪の富裕商人の考え方は、大正期に中間層・新中間層に広がり、学歴によって良縁を得ようとする傾向と「良妻賢母」の花嫁教育とがあいまって増幅された。その結果、女性の労働人口は減少し、女性の経済的地位は低下し、女性が受ける中等教育のコストが社会に活用されることは少なかった。一方、経済発展を担った女工は自らの母胎を損ない、出産した乳児を失う状態に陥り、働くことと出産・育児を両立させることができなかった。彼女らは自らの内職で配偶者の収入を補填することで、家族経済を成立させ主婦となった。

　大阪乳幼児保護協会は、乳幼児保護週間に"一切を乳幼児死亡率の低減運動へ"のキャンペーンの下で牛乳資金の募金を行い、母乳で育てることのできない母の乳児に小児保健所を通じて新鮮な牛乳を配給し、下痢による乳児死亡を減らそうとした。たとえば、長柄小児保健所は、貧困層の乳児に配給する牛乳量が8か所の小児保健所の中で最も多く、乳児死亡率も2番目に高かった。小児保健所の保健婦たちは早朝から牛乳配給の準備をし、生活困難な乳児の家庭を訪問し、栄養・育児指導だけでなく、母子扶助や救護を取り計らうなど生活全般にわたって支援した。保健婦の訪問を受けた母親の中には産後休暇中の女工もいたが、多くは退職していた。鐘紡は、保育手当金や哺乳時間を与えて働き続けるようにしていたが、淀川工場の60％の産婦は退職した。第一次大戦中から1920年前後に職工の世帯は、妻が内職をして夫の収入と合わせれば生活ができるようになり、生活水準が徐々に向上していた。

　こうして下痢による乳児死亡率は、1920年の54.0パーミルから1935年

の18.1パーミルへと35.9パーミルも低下した。とくに、細民居住が多い浪速区の50.4パーミル、天王寺区の43.0パーミルもの大幅な減少は特筆すべきである（表4-8）。

　鐘紡は工場内に助産もできる病院を設置した。この章ではその一つ、淀川工場の産婦名簿、6年間の71回の出産状況をみてきた。産前休暇の少ない突然の出産の事例を早産と考えると、早産は全体の18.3%も占めていた。また、1名の産婦の死亡もあって、1930年前後においても女工の労働の厳しさを浮き彫りにしている。一方、産前の定期検診や分娩も病院でなされ、周産期死亡率は大阪市の平均よりも低かった。加えて、分娩後入院中に母乳指導がなされ、ほとんどの産婦が母乳で育てた。鐘紡以外の紡績会社も、各工場内の病院に産婆資格を持つ看護婦を雇い、早い時期から工場近在の女工の母乳指導をするか、少なくとも寄宿女工に母乳での授乳法と練乳のリスクの講話をする必要があった。しかし、講話をしなかった。

第5章

住宅の改善と社会事業

はじめに

　図5-1は各都市の呼吸器疾患乳児死亡率を示したものである。名古屋と大阪では、1年おきに呼吸器疾患乳児死亡率が正反対に変動している。東京市の死亡率は1920年がピークで、その後急速に減少している。他のいずれの地域も1920年代には低下している。大阪市の1921年の呼吸器疾患乳児死亡率は47.6パーミルから1932年の25.7パーミルへと、栄養不良予防の効果によって2～3年の流行の周期を繰り返しながら21.9パーミルも低減した。それでも下痢に比べるとその低減率は小さかったため1927年から下痢乳児死亡率よりも高くなった。

　この点について、赤十字病院大阪支部小児科の大越信吾は、西九条にある長尾小児保健所と大阪市の乳児死因[1]を比較し、次のように述べている[2]。以下、要約してみよう。

　　大阪乳幼児保護協会の小児保健所は、乳児死亡率の特に高い地域に、人口2万～3万を一保健区域として小児保健所を設置し、来所者の相談

---

(1) 本多ちゑ「長尾小児保健所保護区域内乳児死亡率の趨勢及将来への希望」『乳幼児研究』11-11、1937年、p.240。
(2) 大越信吾「乳児死亡率の推移並に乳児死亡率に就て」『乳幼児研究』12-5、1938年、pp.23-24。

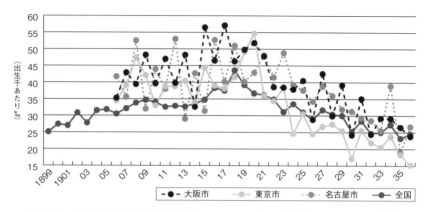

図 5-1　呼吸器疾患乳児死亡率（1899～1936 年、都市部 1906～1936 年）
（出所）内閣統計局『日本帝国人口動態統計』各年、同『日本帝国死因統計』各年。

と家庭訪問によって、乳児とその家庭の経済とを保護してきた。その区域の乳児死亡率は、最近著しく低下した。しかし、その病因を見ると、下痢死亡は特に予防されたが、呼吸器疾患死亡率は市平均よりも高い。小児保健所の区域においては、過密住居等によって、呼吸器疾患死亡の予防が市の比較的富裕地域に比べて、はるかに困難であったという事実を示している。下痢は、乳児保護の指導によって母親の栄養に関する知識を広めれば比較的容易に死亡を予防できたけれども、呼吸器疾患は住宅環境、換気など生活条件と密接な関係があり、社会衛生学的施設の増進によらなければ、その予防が困難であったからであろう。

多くの労働者が水田跡の湿地帯における長屋を、工場に近いという理由で、工場の煤煙、水はけの悪さにかかわらず住居とした。こうした住宅の改善、都市環境の整備、軽費診療など、貧困層が利用できる医療の充実と公衆衛生制度の整備がなければ、呼吸器疾患乳児死亡を減らすことは困難であると、大越は述べた。実際、イギリスではスラム・クリアランスを行い、新たに労

働者住宅を建設して乳児死亡率を低下させた都市もあった⁽³⁾。大阪市は1924年保健部を設置し、1928年安達將聰(まさとし)保健部長は乳児死亡率低減方法として、住宅の過密の解消と医療の充実を提案した⁽⁴⁾。

　本章では、大阪の都市計画と労働者⁽⁵⁾の住宅問題を取り上げ、住宅環境と密接に関係する呼吸器疾患の乳児死亡率の変化を検証する。更に、1925年、普通選挙法が成立したのち、多数の無産政党が誕生し、同時に、労働者やその家族が無産者診療所設立の運動に自ら立ち上がり、大阪市には軽費医療機関が増設された。それだけでなく社会事業関係者が避妊普及の取り組みを始めた。呼吸器疾患乳児死亡の減少も含め、利用可能な医療要求や避妊の普及運動にかかわった人々が、どのような親の下に生まれようとも、乳児が育ちうる環境をつくろうと努力したことを明らかにしたい。

第1節　大阪市の都市開発

1．大阪市における労働者の住宅事情

　大阪の西部には江戸時代に豪農や豪商によって干拓、開発された水田が多かった。所有者である大地主の多くは日清戦争後、土地株式会社を設立した。会社は土地を宅地に変え、大工に長屋を建設させた。大工は借家人を募集し、賃貸後、長屋棟を販売した。長屋の購入者が借家人の家主になり、土地会社あるいは地主に地代を支払ったのである⁽⁶⁾。土地会社の株は不況時も、安定株として高値を持続していた。

　第一次大戦の好景気で仕事を求めて大阪への移入者が増加し、住宅需要が急増した。しかし、投資は重化学工業に向けられ、住宅への投資は増加せず、

---

(3) Glenister, P. 2009. *Infant Mortality in England 1890-1913: A Study of Five Urban Areas*, VDM Verlag, Saarbrücken Germany. p.141.
(4) 安達將聰「本邦大都市における小児保護施設（二）乳幼児死亡の低減方法」大阪乳幼児保護協会『乳幼児』2-8、1928年、pp.17-18。
(5) 大阪市の昭和期の社会部報告の表記に合わせた。大正期の社会部の労働調査報告では職工が多い。
(6) 玉置豊次郎『大阪建築史夜話』大阪都市協会、1980年、p.210。

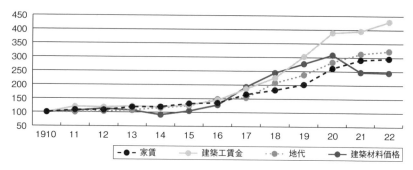

図 5-2　大阪市の家賃、建築工賃金、地代、建築材料価格の指数比較
　　　　（1910 〜 1922 年）

（出所）大阪市社会部調査課「土地住宅賣買と家賃」『労働調査報告　第 21 号』1923 年、p.123。

（備考）1910 年の数値を 100 として基準とした。

　家賃は上昇傾向にあった。更に、転売によって家主が変わるたびに家賃は上げられた。1920 年の世帯数は 276,331 世帯であったが、家屋数は 224,250 軒しかなく、1 軒当たり平均 1.23 世帯という結果が生じた。従って、1 世帯の平均人数は 4.53 人であるにもかかわらず、1 軒に住む平均人数は 5.59 人であった。居住平均人数は世帯平均人数を 1.06 人上回っており、全体の 2 割以上の 52,081 世帯は、1 軒に 2 世帯以上で暮らした。住宅は少なく見積もっても 3 万軒は不足していたのである[7]。

　労働者家族は、2 世帯あるいは 3 世帯が 1 軒の家に暮らしていることもあり、共同上水道、共同便所を使用している家庭も多かった。また、第一次大戦の好景気によって建築材料、家賃や地代も上昇したが、建築工の賃金の上昇幅が最も大きく、大工や左官だけでなく労働者の実質賃金も上昇し、家族のみで暮せる 1 軒の借家を労働者家族が求め始めたことが、住宅の需要をさらに増大させたのである。建築工の賃金、地代、建築材料の高騰に比べると、家賃の上昇率は低かった。従って、好景気の間は重化学工業への投資が増加し、

---

(7) 大阪市社会部「大阪市住宅年報（第 1 号）」『労働調査報告　第 35 号』1925 年、p.4。

第 5 章　住宅の改善と社会事業

表 5-1　大阪市の中心部と周辺部の住宅・保健状況（1924 年）

	一戸当り建坪平均	千坪中の戸数	1 人当り2 畳未満割合	罹患率（対千）	死亡率（対千）	罹患者百あたりの死亡数	総死亡に占める 5 歳未満児死亡割合
	(坪)	(戸)	(%)	(‰)	(‰)	(%)	(%)
中心部	23.6	42.3	12.2	314	9.3	9.3	17.0
周辺部	8.1	124.0	45.2	360	25.0	25.0	50.3
市平均	13.9	72.0	──	340	18.7	18.7	41.2

（出所）大阪市立衛生試験所『大阪市保健調査』1927 年、p.4、pp.10-13。

不景気による材料価格の下落を待って投機は住宅建設へ向けられることとなった[8]。

　藤原九十郎(くじゅうろう)は労働者の密集した住環境の改善に関心を持った。京都帝国大学医学部研究科で「畳と衛生」の研究をしたあと、京都市立衛生研究所長をしていたが、1922 年研究科を修了後、大阪市立衛生研究所長に招かれた。藤原は、1924 年保健施策の基本となる罹患・乳児死亡・住宅の調査を、中心部（船場、島之内）と、周辺部（堂山町、西九条）を対象として実施した。

　表 5-1 にみられるように、周辺部の死亡率、総死亡に占める 5 歳未満児死亡の割合は、中心部の 3 倍であった。反対に、中心部の住宅の広さは周辺部の 3 倍であった。この調査は大正末の大阪市中心部の富裕地域と、周辺部の労働者居住地の健康実態と住宅の格差を如実に示すデータとなった。藤原は、周辺部の住民が大阪市民の大多数を占めることから、彼らの健康状態の改善方法を模索し始めた。乳児死亡の統計を 1926 年から大阪市立衛生試験所が実施することとなり、大阪市の行政町村別出生・死亡・乳児死亡の統計に、旧大阪市・旧西成郡・旧東成郡ごとの死因別乳児死亡を加えた。初めて大阪市の行政区町村別の乳児死亡率が公表され、1926 年の西九条・西野田・下福島の乳児死亡率は 166 パーミル、北区の堂山町は 250 パーミル、船場 95 パーミル、島之内は 102 パーミルであった[9]。

---

(8)　大阪市社会部『労働調査報告　第 35 号』（前掲書）1925 年、p.3。
(9)　大阪市立衛生試験所『事業成績概要　昭和 2 年』1929 年、pp.63-64。

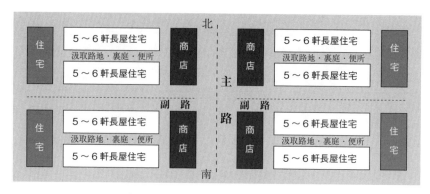

地図5　阪南土地区画整理組合の区画
(出所)「阿倍野区」『大阪府都市地図』1994年、p.45より筆者作成。

　また、住宅開発ブームに際して、藤原は衛生的な街づくりについて提言した。南北に少し広目の主路を、東西に副路を数多く取り、そこに一棟5～6軒の長屋を1棟から3棟建設する。これは南向きか北向きの住居となるが、一区画に横広のH字の汲取り路地が配され、それぞれの長屋棟の住宅や商店には裏庭があり、建物から庭にはみ出た便所と裏木戸があった。この空間によって北向きの家も採光が取れ、通気も良くすることができると藤原は提案している[10]。そして、便所は排泄口の排泄管と汲取り口とを別の溜便層にして堆肥化を図り、衛生に配慮できる新式の大正便所を推薦した[11]。この街づくりの区画は、地図5のように、1923年阪南土地区画整理組合に採用され、その成功から昭和初期に次々とつくられた土地区画整理組合のひな型となって、新市の新興住宅地に拡がっていった。

2．新市における土地区画整理組合の開発と市営住宅

　1919年、東成郡の猪飼野の農民は鶴橋耕地整理組合を設立し、畦道や水路を整備し、宅地に変えた。1920年代に地主(農民)から依頼された建売

---

(10) 藤原九十郎「都市衛生の概論並に其の改善問題」『通俗衛生』別刷1922年、p.27。
(11) 藤原九十郎『衣食住の衛生』カニヤ書店、1926年、p.319。

業者は建坪を最大限にして、長屋棟をぎっしり建設した。狭い道路は袋小路になっているところさえあった。超過密地域の借家人は、すでに鶴橋に集住し始めていた朝鮮人が比較的多かった[12]。鶴橋の直前につくられた西成郡の今宮耕地整理組合も鶴橋と同様に建物密度が高く、近隣の細民居住地の影響を受けて人口密度も高い、最も厳しい細民居住地域（戦後のあいりん地区）となった。1924年、東成郡の古市と田辺に耕地整理組合がつくられ、耕地整理のあと宅地化された。しかし、この宅地は、長屋棟建設に先立って市街地建築物法による建物の敷地と道路の境界である建築線指定を受けたため、道路が先に割り振された。そのため区画が整然とした長屋街となった[13]。以前よりも建築戸数が減ったものの、これらの地域は細民居住地化しなかった。地価も家賃も高価になり、かえって地主に喜ばれた。整理組合を構成した地主はその中の道路を無償で大阪市に提供した。

　大阪市が都市計画用途地域を設定した時、居宅ゾーンとしたのは工業化されてない旧東成郡の地域と、旧西成郡の淀川北岸の一部の地域であり、旧西成郡の大半は工業ゾーンになった。最初に都市計画法にもとづく土地区画整理組合をつくったのは、東成郡天王寺村の阪南土地区画整理組合であった。39.6万坪の測量や市街地計画に手間取り、申請は1923年に、認可はその翌年になった[14]。その計画には上下水道、ガス、電気だけでなく、人口の増加を見越して小学校、浴場、私設市場、幼稚園が組み込まれ、大阪市の北畠分譲住宅が区画内に計画された。建築線による道路で区画を整理し、宅地に代えれば地価が上昇し、高い地代収入が見込まれるので、地主たちが道路を無償で負担することは当然のこととなった。東西方向は60間ごとに幅員3間、南北方向は41間ごとに3間の道路が配置された（地図5参照）。そして、地下鉄御堂筋線の延長ルートとして、幅員27mの道路（現在のあびこ筋）が桃山中学校前に計画された[15]。市長の関一にとって、居住ゾーンと市の中心

---

(12) 玉置豊次郎（前掲書）1980年、pp.191-192。
(13) 大阪都市協会『まちに住まう―大阪都市住宅史』平凡社、1989年、pp.336-337。
(14) 鈴木勇一郎『近代日本の大都市形成』岩田書院、2004年、pp.228-230。
(15) 大阪市都市整備協会『大阪市の区画整理―まちづくり100年の記録』大阪市建設局、

部との交通機関は不可欠であった。

　つぎに、関は、排水がすこぶる困難な都島地区の水田を宅地に替えるために、土地区画整理組合の結成を都島選出の市会議員山野平一に勧め、大阪市都市計画部次長の瀧山良一を都島土地区画整理組合の組合長に任命した。瀧山は下水設備を完備した区画整理を行った[16]。阪南、都島と土地区画整理組合の成功が、近隣の農民に土地区画整理組合設置を促し、こうした動きは、友渕、生野、住之江と第2次拡張で編入された新市域に急速に拡がった。1938年までの住宅開発の内訳は次のようなものであった。土地区画整理組合が造成、開発したものが1,617万坪、土地会社の造成・開発したものが394万坪、それに耕地整理組合のうち建築線で設計変更開発したされた239万坪、合計2,250万坪であった[17]。

　住吉区は都市計画用途地域居住ゾーンに指定され、新しい住宅地が建設されたが、そこには労働者でなく、給料生活者が住み付いた。その上、大阪市は、分譲用に建てた市営住宅はローンの返済ができる安定収入層でなければならないとして、給料生活者や自営業主を多く入居させた。1919年の平均労働者世帯の収入は75.79円、家賃平均は7.33円であった[18]。桜宮や鶴町の賃貸用市営住宅は労働者のためにつくられた。1戸当たり6畳、3畳、2畳の広さであり、家賃が平均5円の破格の安さであった。しかし、表5-2にみられるように、1920年代の有業者のうち56％を占める労働者が市営賃貸住宅の34％を、17.5％の給料生活者が49％を占めた。通勤費を支給されない労働者は、市営住宅近くの工場で働く労働者しか借りられなかったからである。労働者の住宅問題を解決したのは、たとえば、表5-2の姫島分譲住宅のような、工業ゾーンにつくられた住宅であった。労働者の多い大阪市西部には土地会社、北部には耕地整理組合、北東部と西淀川区には土地区画整理

　　　1995年、pp.186-187。
(16) 鈴木勇一郎（前掲書）2004年、pp.232-233。
(17) 玉置豊次郎「大阪の都市形成と都市計画の特性」『都市計画』通巻84号、1975年、pp.10-13。
(18) 大阪市役所調査課「六月中生計調査結果」『労働調査報告 第2号』1919年、p.51。

表 5-2　大阪市営住宅の入居者の職業（1926 年、1927 年）単位：人、%

	給料生活者		労働者		業主	
	（人）	(%)	（人）	(%)	（人）	(%)
桜宮市営賃貸住宅	57	28.6	13	68.3	6	3.1
鶴町Ⅰ市営賃貸住宅	71	38.2	109	58.6	5	3.2
鶴町Ⅱ市営賃貸住宅	410	58.6	166	25.9	64	15.5
鶴橋市営賃貸住宅	26	23.4	58	52.3	27	24.3
その他市営賃貸住宅	207	45.4	69	15.1	180	39.5
賃貸住宅合計	771	48.5	538	33.8	282	17.7
北畠分譲住宅	86	44.8	2	1.0	104	54.2
姫島分譲住宅	30	42.9	40	57.1	0	0
都島分譲住宅	42	70.0	14	23.3	4	6.7
分譲住宅合計	158	49.1	56	17.4	108	33.5
1920 年国勢調査	98,942	17.5	315,965	55.8	150,920	26.7

（出所）大阪市社会部「大阪市住宅年報昭和元年」『社会部報告 65 号』1928 年。「同昭和 2 年」『同 71 号』1928 年。大阪市『大阪市統計書』1924 年。

（備考）1920 年と 1930 年の国勢調査の職員（給料生活者）、労務者（労働者）、業主の割合は、ほとんど変化がなかった。

組合の宅地が広がっていった。都市計画用途地域が、厳しく適用されなかったことが労働者に幸いした。

　このような宅地の増加の結果、大阪市の住宅の 1 人当たりの平均畳数は、1921 年の 2.7 畳から 1932 年の 3.1 畳へと広くなった。大正期の住宅と変わらない平均 11 坪前後の敷地でも、2 階建が増加し、建築資材の質も向上したため、4 室に増加した。新築長屋棟のトイレは専用、上水道も完備していたので、大阪市のトイレの専用率平均が 92.9%、上水道の専用率の平均が 60.9%と上昇した[19]。家賃は 15 ～ 20 円が最も多く、他の物価ほどではないが若干下がり気味で、生活費の約 2 割くらいであった[20]。

---

(19) 大阪府学務部社会課『実地調査の結果から見た大阪市内の住宅』1934 年、p.96、p.104。調査地域は戎、天満、市岡、天王寺、九条、泉尾、朝日橋、福島、築港、中本であった。
(20) 大阪市社会部「大阪住宅年報（昭和八年版）」『社会部報告 186 号』1933 年、p.9、

1927年、大阪市は不良住宅改良法により、天王寺区の下寺町、日東町と浪速区の關谷町、廣田町（旧長町一帯）の不良住宅の改良を、700万円余の予算で計画し、1938年に鉄筋コンクリート3階建728戸、木造改良住宅282戸、仮住宅144戸、合わせて1,154戸の市営住宅を完成させた[21]。更に同年、淀川の毛馬閘門・都島橋間に停泊する家舟居住者のために、東淀川区長柄濱通に116戸の市営淀川住宅を建設した。下寺町、日東町、關谷町、廣田町の不良住宅地域の1926年の乳児死亡率は188パーミルであった。1935年には比較的所得の高い元地区住民は市営住宅に戻らなかったにもかかわらず[22]、天王寺区側の乳児死亡率は131パーミルと57パーミルの低下、浪速区側の乳児死亡率は115パーミルと73パーミルも低下した。この事実は、何よりも住宅の質が乳児死亡に大きな影響を与えることを示している。そこで、乳児を取り巻く生活環境の変化の中で住宅が乳児死亡、とくに呼吸器疾患に与える影響をつぎにみていく。

第2節　住宅と呼吸器疾患による乳児死亡

1．乳児の生育環境――乳児の死亡調査

　1898年、大阪府は伝染病予防法に基づいて数町単位に防疫のための衛生組合を設置した。衛生組合は消毒・器具・薬品などを備えた事務所と組長を置き、町民から組合費を集め、防疫や屎尿などの保健衛生事業を行った[23]。1935年、藤原九十郎は大阪市保健部長となると、衛生組合の事務所を乳児保護のセンターにしようと考え[24]、すぐに乳児保護がより必要な衛生組合を明らかにするため、衛生組合ごとの出産・死亡・乳児死亡の調査を大阪乳幼

---

　　p.211。
(21) 大阪市社会部「大阪市社会事業要覧　昭和十五年版」『社会部報告　250号』1940年、pp.39-41。
(22) 門田耕作「住宅問題と都市支配1910年〜20年代の大阪市を中心に」『ヒストリア』114号、1987年、p.49。
(23) 大阪市衛生局『大阪市衛生事業小史』1968年、p.13。
(24) 藤原九十郎「達成したい愚案」『乳幼児研究』9-1、1935年、p.4。

第5章　住宅の改善と社会事業

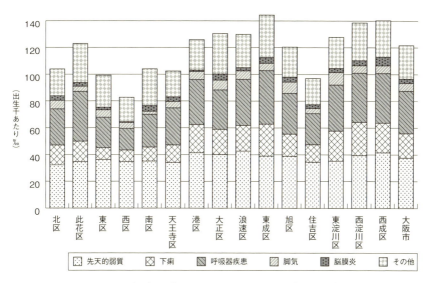

図 5-3　行政区ごとの死因別乳児死亡率（1935 年）
（出所）大阪市保健部、大阪乳幼児保護協会『大阪市衛生組合地域別出産、死亡、乳児死亡調査』1937 年。

児保護協会と共同で実施した。保健部は衛生組合ごとと行政区ごとに『大阪市衛生組合地域別出産、死亡、乳児死亡調査』を集計した。この調査の行政区ごとの死因別乳児死亡率を図 5-3 に示した。また、表 5-3 は 1920 年の大阪府衛生課調査の乳児死亡率と、1935 年の調査の乳児死亡率、その減少値を示したものである。1935 年の乳児死亡率は東成区の 144 パーミルが最も高い。西成区 140 パーミル、西淀川区 138 パーミル、大正区 130 パーミルの順で、大阪市平均は 122 パーミルであり、1920 年の乳児死亡率と比べると、96 パーミルも減少している。呼吸器疾患死亡率も東成区の 40.0 パーミルが最も高く、最低の西区 16.1 パーミルの 2 倍以上もあり、此花区 37.2 パーミル、西成区 37.1 パーミル、西淀川区 36.8 パーミルと続き、市平均が 31.8 パーミルで、工業地帯の区が高い。工場の煤煙、汚水など公害の影響が考えられる。1935 年の死因別乳児死亡率の各区の差を 1920 年（図 4-2）と比べると、先天的な死亡、脚気、脳膜炎のいずれの乳児死亡率も 1920 年

203

表 5-3 乳児死亡率、呼吸器疾患乳児死亡率と減少値（1920年、1935年）

単位：パーミル

区	1920年		1935年				減少値	
	乳児死亡率	呼吸器疾患乳児死亡率	乳児死亡率	呼吸器疾患乳児死亡率	下痢死亡率	α-インデックス	乳児死亡率	呼吸器疾患乳児死亡率
北区	215	49.9	104	26.9	14.9	2.83	111	23.0
此花区	226	62.9	122	37.2	15.2	2.87	104	25.7
東区	185	41.0	99	22.7	8.7	2.49	86	18.3
西区	132	32.7	82	16.1	8.6	2.28	50	16.6
南区	150	34.8	103	24.4	10.4	2.61	47	10.4
天王寺区	186	41.4	102	27.6	13.0	2.54	84	13.8
港区	216	54.6	126	33.7	21.0	2.61	90	20.9
大正区	222	51.3	130	29.5	18.8	2.93	92	21.8
浪速区	287	67.7	129	34.5	19.1	2.73	158	33.2
東成区（東成郡）	213	37.7	144	40.0	23.8	2.96	69	-2.3
旭区（東成郡）	213	37.7	120	30.5	16.5	2.62	93	7.2
住吉区（東成郡）	213	37.7	96	23.2	13.0	2.55	117	14.5
東淀川区（西成郡）	254	52.6	127	34.5	22.4	2.81	127	18.1
西淀川区（西成郡）	254	52.6	138	36.8	24.7	2.71	116	15.8
西成区（西成郡）	254	52.6	140	37.1	22.1	2.74	114	15.5
市平均	210	50.0	122	31.8	18.1	2.73	88	18.2

（出所）大阪市保健部『大阪市衛生組合地域別出産、死亡、乳児死亡調査』1937年。大阪府衛生課『大阪府衛生資料第2集』1924年。

（備考）1920年欄の東成・西成郡は1914～1918年平均。

に高かった区の乳児死亡率ほど大きく減少し、1935年には平準化した。しかし、下痢乳児死亡率は北区、東区、西区、南区、天王寺区が15パーミル以下で、東成区と、旧西成郡の西成区、西淀川区、東淀川区は20パーミルを越えて若干の差が残る（表5-3）。更に、呼吸器疾患乳児死亡率の各区の差は大きく、他の死因による乳児死亡率に大きな差がなくなり、乳児死亡率を決定する死因は呼吸器疾患であることが見てとれる。

第5章　住宅の改善と社会事業

　もう少し詳しく表5-3の減少値を見ていくと、1920年の乳児死亡率の最高値の浪速区は158パーミルも減少し、それに次ぐ此花区は104パーミルも減らした。1935年の元西成郡3区の乳児死亡率が高いとはいえ、東淀川区127パーミル、西淀川区116パーミル、西成区114パーミルも減らし、乳児死亡率の高い区ほど低下幅が大きかっただけでなく、すべての区のα-インデックスは3以下になった。同じく呼吸器疾患乳児死亡率も浪速区が33.2パーミル、此花区が25.7パーミルと大きく低下させたが、東成区は2.3パーミル上昇し、旭区は7.2パーミルの僅かな減少である。どうして15年間に減少値にこのような大きな差が起こったのか、『大阪市衛生組合地域別出産、死亡、乳児死亡調査』の衛生組合ごとの呼吸器疾患乳児死亡率と衛生組合ごとの不良住宅居住者の割合からその原因を調べ、不良住宅が乳児死亡率や呼吸器疾患など死因別乳児死亡率にどのような影響を与えるかを分析したい。

2．不良住宅地区と呼吸器疾患乳児死亡率

　1937年、大阪市社会部は給料生活者失業対策事業として不良住宅地区の調査を実施した。そこで、この調査の不良住宅居住者を衛生組合ごとに分別し[25]、衛生組合の不良住宅居住者率（衛生組合員1,000人あたりの不良住宅居住者数）を計算した[26]。この調査の不良住宅の基準は次の通りである[27]。

① 土地が湿潤なこと、採光と通風が悪いこと。
② 明治時代につくられ、甚だ狂いかつ破損する建築後20年以上の長屋など。
③ 10戸以上のまとまりがあること。

---

[25] 大阪市社会部「本市における不良住宅地区調査」『社会部報告241号』1939年、pp.1-10。
[26] 大阪市保健部『大阪市衛生組合地域別出産、死亡、乳児死亡調査』、社会部『本市における不良住宅地区調査』は、町名、番地、人数が記載されているので、不良住宅の該当する衛生組合を調べ、衛生組合ごとの不良住宅居住者率を計算した。
[27] 大阪市社会部「本市における不良住宅地区図集」『社会部報告236号』1938年、p.8。

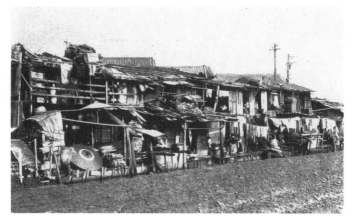

不良住宅（大正区）

④ 路地または袋路に面する裏町で、道路は概ね6尺以下である。
⑤ 家賃が概ね15円以下、方面委員の支援を受けるカード世帯に近い貧困な生活程度。
⑥ トラホーム患者、肺結核患者などが多く、伝染病の発生が頻繁なこと。

　不良住宅地区の居住者は85,702人、大阪市人口の3％弱、28.6パーミルであった。このうち、23,412人27.3％は朝鮮人であり、彼らは中小零細工場が密集し、住宅と混在する東成区が最も多く、東淀川区、大正区、西成区に多く住んでいた[28]。この年の大阪市に居住する朝鮮人は23.4万人、人口の7.29％であった。残りの朝鮮人は土方や人夫として働き、多くは独身男性であった。工事現場の飯場や労働下宿、共同宿泊所で暮らす者が多かった[29]。飯場や労働下宿は住宅とされていないから、調査から外された。一方、貧民・細民居住地域は不良住宅が地域のかなりを占めていた。その他に明治

---

(28) 大阪市社会部「朝鮮人労働者の近況」『社会部報告177号』1933年、p.51。
(29) 大阪市社会部「本市に於ける朝鮮人住宅問題」『社会部報告120号』1930年、付録 pp.4-6。

第 5 章　住宅の改善と社会事業

表 5-4　衛生組合地域の不良住宅居住者率、乳児死亡率、死因別乳児死亡率、
　　　　 新生児死亡率、粗死亡率（1935 年）　　　　　　　　単位：パーミル

衛生組合	不良住宅居住者率	乳児死亡率	死因別乳児死亡率			新生児死亡率	（粗）死亡率
			呼吸器疾患	先天性弱質	下痢		
	(‰)	(‰)	(‰)	(‰)	(‰)	(‰)	(‰)
北中道森	99.1	253.9	70.3	58.6	62.5	70.3	21.5
福	269.9	241.8	44.0	33.0	44.0	76.9	18.2
敷津	0	235.3	102.9	29.4	88.2	58.8	26.4
東今里	0	218.8	20.8	104.2	23.6	135.4	26.5
加島	52.7	216.0	56.0	48.0	32.0	64.0	16.2
今二	193.5	206.6	68.0	54.4	30.6	62.9	25.3
安立町	100.6	194.3	71.1	42.7	23.7	90.0	16.7
猪飼野	19.3	189.7	57.3	49.7	30.1	59.7	21.8
佃蒲島	5.2	187.7	46.2	70.8	36.9	89.2	15.3
亀の橋	30.9	180.4	51.6	36.1	25.8	46.4	18.1
中本西今里	53.6	167.4	50.7	44.6	23.0	59.9	17.7
野里御幣島	25.0	166.7	41.1	43.5	38.7	67.6	14.9
西九条	211	162.6	69.2	29.9	16.8	43.0	17.1
傳高	54.1	160.3	50.8	36.9	47.3	46.1	19.9
津守	101.4	160.2	44.2	42.4	29.5	66.3	24.2
港南	0	160.0	64.0	24.0	24.0	48.0	16.7
依羅	107.6	159.8	28.7	65.6	24.6	61.5	23.0
榎本	33.0	159.5	41.0	53.9	19.4	62.5	19.7
御勝山桃谷	0	159.3	63.7	27.0	7.4	53.9	18.7
新喜多	165.6	158.6	22.0	44.1	26.4	66.1	17.9
今福	145.2	156.3	69.2	49.1	8.9	60.3	21.2
東小橋	81.9	155.3	65.4	51.8	24.5	46.3	17.3
栄	538.9	150.8	49.2	36.1	14.8	49.2	22.5
鳴野	7.6	148.5	37.1	35.1	22.7	41.2	24.6
天下茶屋	0	147.5	36.0	49.2	27.7	60.9	19.9
中道	64.6	145.9	32.9	31.5	32.9	45.8	18.5
大和田	34.4	145.1	46.0	35.9	46.0	58.9	16.4
上住吉	51.2	144.3	41.2	82.5	20.6	72.2	15.4
大阪市平均	28.6	121.5	31.8	37.7	18.1	44.5	15.8

（出所）大阪市保健部、大阪乳幼児保護協会『大阪市衛生組合地域別出産、死亡、乳児死亡調査』
　　　1937 年、大阪市社会部「本市における不良住宅地区調査」『社会部報告 241 号』1939 年。

期に旧大阪三郷の周辺につくられた中小工場の労働者や業者が暮らす安普請の、手入れが行き届かない 30 〜 50 戸ほどの裏長屋があった。つぎに、年齢構成は朝鮮人の出生率が高く、住民のうち 15 歳未満が 36％ も占めていた。職業は職工が 15,115 人、仲仕など交通関係が 1,636 人、人夫・手伝などが 4,760 人、商業などの自営業者が 5,939 人で 30,881 人が働いていた[30]。そのうち、女子は 5,790 人であり、有職者の 18.7％ に過ぎなかった。

　表5-4 は、不良住宅居住者率、死因別乳児死亡率などを乳児死亡率の高い順に 28 位までの衛生組合を並べたものである。呼吸器疾患乳児死亡率は敷津（住吉区）が 102.9 パーミルと最も高い。安立町（同）が 71.1 パーミル、北中道森（東成区）70.3 パーミルであり、西九条（此花区）と今福（旭区）が 69.2 パーミル、今二（西成区）が 68.0 パーミル、東小橋（東成区）65.4 パーミル、川北（西淀川区）64.5 パーミル、港南（住吉区）64.0 パーミル、御勝山桃谷（東成区）63.7 パーミルであり、大阪市の平均は 31.8 パーミルである。これらの地域に生まれた 1,000 人の乳児のうち 30 〜 70 人が呼吸器疾患のため大阪市の平均よりも多く死んでいた。これらの地域は、乳児死亡率の高い衛生組合や不良住宅居住者率が 100 パーミルを超える衛生組合が多い（地図 6 参照）。

　呼吸器疾患乳児死亡率第 1 位の敷津は、木津市場に蔬菜を搬送する農村であった[31]。ところが、敷津の北の大正区の船町の埋め立てや木津川飛行場の整地を行った朝鮮人が、1921 年に始まった敷津浦の埋め立て工事に移動した。この工事を請負人平林甚輔から引き継いだ飛鳥組は、1932 年に平林南之町を完成させた。敷津の北隣の港南も、釜口政吉が平林北之町の埋め立て工事を進めていた[32]。この間の 1926 年の阪和軌道の依羅（よさみ）の工事現場へは、大島組の朝鮮人人夫が敷津の飯場から通っていた[33]。1932 年大阪市は木津川飛行

---

(30) 大阪市社会部「本市における不良住宅地区調査」『社会部報告 241 号』1939 年、pp.37-39。
(31) 川端直正『敷津浦の歴史』1958 年、p.63。敷津、港南は天保年間から加賀屋新田を開拓した桜井氏を地主としていた。
(32) 大阪市港湾局『大阪港史 第一巻』共成社、1959 年、p.475。
(33) 大阪市社会部「バラック居住朝鮮人の労働と生活」『社会部報告 51 号』1927 年、

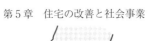

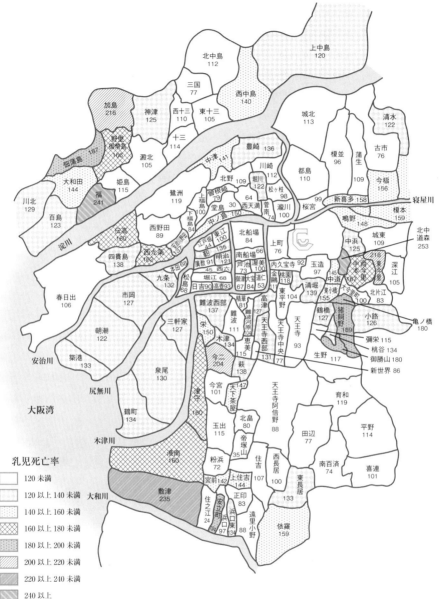

地図6 大阪市衛生組合別乳児死亡率（1935年）

（出所）大阪市保健部、大阪乳幼児保護協会『大阪市衛生組合地域別出産、死亡、乳児死亡調査』1937年。

場の廃止と平林南之町の先に南港町を埋め立て、そこに新飛行場の建設を決めた。その工事が大阪市港湾局によって1933年から再開された[34]。この年から朝鮮人女性の渡来が増え、朝鮮人男性は出稼ぎ型から定住型に変わりつつあった。1935年に出生68名の敷津に7名の呼吸器疾患乳児死亡があったのは、埋め立て工事の朝鮮人人夫の家族が、飯場か10戸に満たない住宅に暮らし、その不安定な生育条件によってもたらされたものと考えられるが、大阪市社会部の調査では、不良住宅はなしとされたのである。しかし、1939年には60戸の朝鮮人のみの町会が成立していた[35]。

　不良住宅調査で住居とは言い難いトタン葺のバラック建てが7.1％を占めているが、その最大の分布地域は大正区の南恩加島であり、ほかには同区の小林町、此花区の新家町、港区の田中元町、西淀川区の加島町、東淀川区の山口町、住吉区の浅香町、西成区の中開、東成区の南生野などであった。調査住宅のうち455戸（3.14％）が公有地などを無断・無償で使用していた[36]。多くは土木工事に雇われた朝鮮人が、飯場がなくなった後も、監視の少ない港湾部[37]や河川の堤防の斜面に、バラックを建てて住みついた[38]。多くの家主が朝鮮人に家を貸したがらない傾向があったからである。

　保健部・乳幼児保護協会の調査は、社会部の調査では切り捨てられた地区における呼吸器疾患乳児死亡率の高さを明らかにし、渡来数が増した朝鮮人に対する差別を浮き彫りにした。

　地図6から、乳児死亡率の高い地域は、住吉区の敷津と安立町、福から加島にかけての西淀川区域であることがわかる。福は肥料工場など重化学工場

---

　　p.8。
(34) 大阪市港湾局（前掲書）1959年、p.405、p.512。
(35) 「町会1ヶ年 国旗掲揚式」『大阪朝日新聞』1939年4月16日刊。
(36) 大阪市社会部「本市における不良住宅地区調査」『社会部報告241号』1939年、pp.1-10、p.28。
(37) 水内俊雄「スラムの形成とクリアランスから見た大阪市の戦前と戦後」『立命館大学人文科学研究所紀要』83号、2004年、pp.27-28。
(38) 杉原薫・玉井金五編『大正／大阪／スラム―もうひとつの日本近代史』（第二刷）新評論、1987年、p.172。

のプラントが稼働し、煤煙、汚水の公害地域であった[39]。つぎに、東成区は、乳児死亡率の最高の北中道森から東今里にかけては家内工業地帯であり、住宅と零細な工場が未分離で広がっていた。更に亀の橋から猪飼野にかけて朝鮮人の集住地域でもあった[40]。

　大阪市の乳児死亡率の平均は121.5パーミルであったが、地図6を大正期の乳児死亡の地図3（第2章81頁）と比べると、乳児死亡率は大きく様変わりして旧長町周辺が140パーミル未満となり、日稼ぎ者の多い今二は204パーミルと僅かな減少であるが、ほとんどの地域で大きく減少した。しかし、新市地域の乳児死亡率が初めて示された1926年と比較して、増加した若干の例外地域がある[41]。その増加地域の増加幅は、榎本が130.5パーミルと最高で、北中道森64.9パーミル、新喜多40.6パーミル、今福38.3パーミル、鴫野34.5パーミルである。10年間に北中道森一帯の工業化の進展とともに、旭区の農村であった榎本、新喜多、今福、鴫野は急激な工業化とそのための人口集住によって乳児死亡率が高まったのである[42]。

　1910年代後半の東成郡では住吉区域も含み、工業地域は北・中部の僅かであって、呼吸器疾患乳児死亡率は平均値のため37.7パーミルと低くでていたが、1935年の調査では3区に分割され、工業化の進展度がより高い東成区では、呼吸器疾患乳児死亡率は40パーミルと2.3パーミル上昇し、旭区は30.5パーミルと7.2パーミルの僅かな減少となった。工業化の進展度の低い住吉区は14.5パーミルの減少となった。

　そこで、135組合の不良住宅居住者率を説明変数にし、①乳児死亡率、②呼吸器疾患乳児死亡率、③先天性弱質乳児死亡率、④下痢乳児死亡率、⑤新生児死亡率、⑥粗死亡率、の①～⑥を目的変数にして最小2乗法で単回帰分析した。その結果を表5-5に示した。

　乳児死亡率、新生児死亡率、粗死亡率とともに呼吸器疾患乳児死亡率は1

---

[39] 小田康徳『近代大阪の工業化と都市形成』明石書店、2011年、p.155
[40] 川端直正『東成区史』共成社、1957年、p.146。
[41] 大阪市立衛生試験所『事業成績概要 昭和2年』1929年、p.66。
[42] 大阪市旭区役所『旭区勢大要』1936年、pp.18-19。

表5-5 不良住宅居住者率が乳児死亡率・死因別乳児死亡率（呼吸器疾患、先天性弱質、下痢）・新生児死亡率・粗死亡率に与える影響

	①乳児死亡率	②呼吸器疾患乳児死亡率	③先天性弱質乳児死亡率	④下痢乳児死亡率	⑤新生児死亡率	⑥（粗）死亡率
不良住宅居住者率	0.275**	0.102**	0.029	0.030	0.064**	0.024**
t値	5.8545	4.7708	1.6476	1.7098	3.2902	5.0806
決定係数	0.2049	0.1461	0.0200	0.0215	0.0753	0.1625

（備考）**は1％水準で有意を示す。n = 135 最小2乗法。

％水準で有意である。不良住宅に暮らせば、乳児死亡率、新生児死亡率、呼吸器疾患乳児死亡率、粗死亡率が高くなる。一方、先天性弱質死亡率が有意にならないのは、環境の影響よりも先天的な要因が大きいためかもしれないが、下痢乳児死亡率も5％水準では有意にならない。栄は不良住宅居住者率が539パーミルであるにもかかわらず、先天性弱質乳児死亡率は36.1パーミル、下痢乳児死亡率は14.8パーミルと大阪市平均より低く、散布図では特異点となる。また、西九条も不良住宅居住者率が211パーミルと高い割に下痢乳児死亡率は16.8パーミルと低い。いずれも小児保健所があり、乳児の栄養指導がなされていた。それにもかかわらず、呼吸器疾患が有意になったのは、他の死因よりも住居の影響が大きいことを示している。そこで特異点の栄を外して、不良住宅居住者率が下痢や先天性弱質乳児死亡率に与える影響を、最小2乗法で単回帰分析すると、下痢乳児死亡率の偏回帰係数は0.064、t値が2.7235、決定係数が0.0532であり、1％水準で正に有意となった。先天性弱質乳児死亡率の偏回帰係数は0.056、t値が2.2956、決定係数が0.0384であり、5％水準で正に有意となった。不良住宅居住が乳児の死亡に与える影響を死因で見た場合、呼吸器疾患が最も大きく、つぎに下痢で、先天性弱質は比較的小さかった。

3．乳児発育健康調査

　1937年、大阪市保健部は70衛生組合を選んで、4月～6月に生まれた乳

児の発育健康調査を実施した。保健部職員や大阪市立乳児院の保健婦が、新生児の母親を訪問し、誕生のようす、身長・体重・頭囲・胸囲の月ごとの変化、発育と疾病、授乳と離乳など母子手帳のような「私の赤ちゃん時代記録票」の記載方法を説明して配布し、初誕生が過ぎたころに回収した。同時に、調査員は親の職業、収入や教育、在阪期間、母親の分娩歴や今回の出産の状態、家賃や一人当たりの畳数など、住宅や家庭状況を調査票に記録した。生存者3,009名の親と、264名の死亡児の親が調査に協力し、43.8％の回収率であった。しかし、乳児の死亡、転居や拒否により、4,204名が調査未了となった[43]。最初の訪問では調査依頼ができたものの、回収時には転居し、転居先行方不明となることも多かった[44]。これは、1980年代にユニセフが取り組んだ「子供健康革命」の４項目のうちの経口補水塩を除く、３項目の母乳哺育、毎月の乳児の身長・体重の計測と記録、予防接種を盛り込んだ画期的な育児指導を兼ねた調査であったが、回収した親の学歴でさえ、父の74％、母の79％が小学校卒業で、小学校中退は父が３％、母が４％と少なく、残りはそれ以上の上級学校に進学していた[45]。おそらく小学校中退以下の母親の多くは、乳児の身長・体重・頭位・胸囲のメートル法での計測・記録が至難の業のため、「記録票」記載ができず回答に挫折したのではないだろうか。このような家庭の乳児の生育環境は厳しいことが予測され、学歴の低い母親が４％なのは、調査の回収率を低くする最下層の未回収を示すと考えられる。

表5-6は、乳児居住住宅の台所の共有と母乳栄養率、調査の回収率、母の平均出生数を行政区ごとに示したものである。一戸の家に二世帯居住するため台所を共有すると考えられるので、一戸に二世帯以上が２割を超えた大正期と比べると、台所の共有は市の平均では7.6％しかなかった。

母乳が86.5％を占めていた。東区、西区の母乳率が平均より10％ほど高い。母乳率の低い東成区、東淀川区、此花区、西淀川区、西成区は、呼吸器系疾患乳児死亡率がいずれも高い。母乳率の影響を見るために、母乳率を説明変

---

(43) 本調査対象のうちの行方不明は14％、この他に住所不明が23％である。
(44) 大阪市保健部『大阪市乳児発育健康調査成績』1939年、pp.7-8。
(45) 大阪市保健部（同上書）pp.61-64。

表 5-6 乳児発育調査の回収率、台所の共有割合、母乳率、
平均出生数 (1937 年)　　　　　　　　　　　　単位：％、人

	台所の共有	母乳率	回収率	母の平均出生数
北区	11.0 (％)	82.9 (％)	55.6 (％)	2.5 (人)
此花区	33.3	85.1	58.5	2.4
東区	5.4	98.6	53.8	2.3
西区	4.4	98.9	46.1	2.7
南区	4.1	95.9	53.5	2.8
天王寺区	3.3	92.3	52.3	3.0
港区	8.9	95.4	36.5	2.9
大正区	7.0	96.4	24.4	2.4
浪速区	10.6	98.4	32.0	3.7
東成区	3.1	82.8	39.5	2.9
旭区	0	97.7	34.1	2.7
住吉区	0.9	85.8	28.9	3.1
東淀川区	5.0	78.9	62.9	3.1
西淀川区	8.1	77.0	57.9	3.0
西成区	3.1	77.2	36.5	4.2
市平均	7.6	86.5	43.8	3.0

(出所) 大阪市保健部『大阪市乳児発育健康調査成績』1939 年、p.34、pp.56-57、p.72。
(備考) 発育健康調査であるが、調査に協力した死亡乳児の回収数も含めた回収率である。

表 5-7 母乳率が（呼吸器疾患・先天性弱質・下痢）乳児死亡率
と乳児死亡率に与える影響

	呼吸器疾患	先天性弱質	下痢	乳児死亡率
母乳率	-0.455*	0.036	-0.386*	-1.053
t 値	-2.4711	0.3339	-2.7219	-1.9733
決定係数	0.3196	0.0085	0.3630	0.2305

(備考) *は 5％水準で有意を示す。n = 15、最小 2 乗法。

数とし、乳児死亡率、死因別（呼吸器疾患、下痢、先天性弱質）乳児死亡率（図5-3）をそれぞれ目的変数として単回帰分析をし、表5-7に示した。

呼吸器疾患と下痢の乳児死亡率は5％水準で負に有意であったが、先天性弱質では有意ではなかった。つまり、母乳哺育が下痢や呼吸器疾患の乳児死亡率を減らすが、先天性弱質には効果がないことを示している。乳児死亡率が5％水準で負に有意とならないのは、回収率の少ない浪速区、大正区、旭区の母乳率が高いにもかかわらず、乳児死亡率が高いためである。もし、この3区の回収率が上がり、母乳率が正確に掌握されれば、この3区の母乳率が下がり母乳率は負に有意となると思われる。母乳以外では混合栄養が9.9％、人工栄養が3.6％を占めた。

乳児の成長について述べておこう。大阪市の出生時平均体重は、男3,219g、女3,075gであり、学校衛生の創設者三島通良博士の日本標準よりも200gほど重かったが[46]、10か月で逆転した。離乳は歯が生え始める8～9か月児に粥を与えることから始めるのが一般的であった[47]。3,009名の乳児のうち、種痘の接種率は55.4％で、ジフテリアの予防接種も始まっていた[48]。1,809名はいずれの疾患からも免れていた。残り1200名の乳児のうち、最も多く罹った感冒は940名（死亡8名）、消化不良が330名（同42名）、呼吸器疾患が113名（同76名）、百日咳が98名（同2名）であった。罹患の月齢割合は1～4か月が18.6％、5～8か月が33.4％、9～12か月が48％であり、月齢が進むにつれて罹患しやすくなっている。麻疹罹患者は40名であり、1925年以降、隔年に春から夏に流行した。1937年は麻疹流行の年であったが、流行期に対象児は6か月未満であり、母からの免疫のため罹患しにくく死亡者もなかった[49]。264名の乳児が死亡したが、親は回収に協力した。57.5％の152名は生後1か月以内に、しかもその半数は生後5日以

---

(46) 大阪市役所教育部『日本人男女の発育標準及其の発育過程』1930年、p.67。全国標準の出生児体重の男は3,037g、女は2,850gであった。
(47) 大阪市保健部『大阪市乳児発育健康調査成績』1939年、pp.21-33。
(48) 大阪市保健部（同上書）pp.50-51。
(49) 大阪市保健部（同上書）pp.47-49。

内の死亡であった[50]。母乳開始以前に死亡し、その死因は先天性弱質とされることが多いから、母乳率は先天性弱質では有意とならなかったのであろう。

　つぎに、両親について述べておこう。父親は30代がほぼ半数、平均年齢は34.9歳、母親は29.7歳であり、20代後半が3分の1を占める。大阪市出身の父親・母親ともに26％を占めるにすぎなかった。74％の大阪市外出身の父母は、いずれも15歳前後から来阪した者が多く、在阪期間は父親が20年、母親は15年平均で、父母の年令差の5年ほど父親が長かった。母親3,009名は8,888名の新生児を出生していた。一人当たりにすると、3.0人となる。これは、西成区4.2人と浪速区3.7人が多いからであり、ほかの地域のみの平均は、2.8人でしかない。何らかの避妊の実施が考えられるが、これはのちに述べる。職業を持つ母は130名しかいない。莫大小（メリヤス）などの繊維関係の工業が43名で北区に多い。つぎに、物品販売などの商業が西淀川区、天王寺区に多く、49名である。事務員・教員などが38名で東淀川区に多い。西区、南区、西成区、住吉区、大正区には一人も職業を持つ者がいなかった。これらの区の下層の家庭が回答から漏れていることを、端的に示している。回答した父親の職業は工業が1,255名で、商業が1,043名である。西区、南区、浪速区、住吉区、天王寺区では商業が最も多い。その他の10区では工業が最も多い。公務・自由業が第2位の職業である区は、南区、旭区、東淀川区である[51]。調査における平均の住居は、4室16.7畳であり、家賃の平均は23.9円であった。本調査は、乳児の寝室の採光と換気が悪いのは東淀川区、大正区であると述べるが、回収率の低い区の生活環境は十分把握できず、母乳率にみたように不十分なものとなった。しかし、乳児発育健康調査は、大阪に移入した若者が工業や商業に従事し、同じ移入者の女性と安定した家庭と家族経済を成立させたことを示している。乳児の母親の多くは職業を持たず、母乳で育てるだけでなく、ユニセフの「子供健康革命」の嚆矢であった大阪市保健部の「私の赤ちゃん時代記録票」にそって乳児の身長・体重を毎月計測、記録し、予防接種を受けさせた。

---

(50) 大阪市保健部『大阪市乳児発育健康調査成績』1939年、pp.97-99。
(51) 大阪市保健部（同上書）pp.61-64。

第5章　住宅の改善と社会事業

4．大阪乳幼児保護協会浪速小児保健所

　1920年、大阪府の調査では栄を含む木津の乳児死亡率は363.8パーミルであったが、1929年は212.6パーミルに、浪速小児保健所開設までに乳児死亡率は150パーミルも減少した。大阪の細民居住地域の乳児死亡率は、1920年からの15年間に大きく低下した。表5-8は栄の乳児死亡率を示したものである。1935年の栄の下痢や先天性弱質の乳児死亡率が特異点となり、下痢や先天性弱質の乳児死亡率と不良住宅居住者率との相関関係を成立させなくするほど顕著に低下した。この低下理由の一つとして大阪市立今宮乳児院の訪問看護婦による育児・栄養指導が挙げられる。栄と今宮は近い。1923年以降、今宮乳児院の訪問婦が脚気撲滅のために、蛋白質を米・大豆から摂取するだけでなく動物性蛋白を魚介類や肉類から得るようにと、母親に栄養改善を指導し、骨付き肉や腱、内臓を含めた牛肉と野菜との煮物を多く摂取する食事と母乳指導が乳児死亡率低下に効果があった[52]。そして、済生会西浜診療所や今宮乳児院の小児外来診療所も乳児の疾病治療に威力を発揮した。しかし、1929年の栄の母親の母胎の状態はあまりよくなかった。栄での母胎の状態を示す死産率と生後10日児死亡率の合計は101.2パーミルで、大阪市の82.9パーミルよりも18.3パーミル高かった[53]。

　大阪乳幼児協会浪速小児保健所は1929年2月、栄に建設された大阪市立浪速市民館の中に開設された。保健婦は岩井登喜子と鈴鹿平子である。開館当初から翌年6月までの浪速小児保健所地域の死因別乳児死亡率と大阪市内7か所の小児保健所の平均、大阪市の平均の死因別乳児死亡率を表5-9に示した。1929年の大阪市内7小児保健所の中で、浪速小児保健所の乳児死亡率が最も高く、とくに、先天性弱質、呼吸器疾患乳児死亡率が高かったが、小児保健所開館後、1935年には150.8パーミルまで低下した。

　1929年以降に乳児死亡率が低下した理由の一つは、大阪乳幼児協会浪速

---

(52) 大阪府衛生課『大阪府保健衛生調査報告　第2編』1921年、p.279、pp.196-197。
(53) 庭木真一「小児保健所における昭和4年度中の乳児保護成績数」『乳幼児研究』4-11、1930年、p.24、pp.26-27。周産期死亡率のない当時、庭木は死産数と10日以前新生児死亡数を分子に、分母は出生数で計算した。

表 5-8　浪速小児保健所地域の乳児死亡率（1920〜1935 年）単位：パーミル

年	1920	1929	1930	1931	1932	1933	1934	1935
乳児死亡率	363.8	212.6	195.0	208.9	180.7	184.8	175.1	150.8

（出所）「小児保健所統計」『乳幼児研究』7-2、p.26、p.30。『同』9-3、p.5-6。『同』10-4、p.4。

表 5-9　小児保健所地域の死因別乳児死亡率の比較（1929 年）単位：パーミル

	先天性弱質	梅毒	下痢	麻疹	呼吸器疾患	脚気	伝染性その他	脳膜炎	計
	(‰)								
浪速小児保健所	56.4	2.4	37.2	13.2	56.4	20.4	15.6	10.8	212.6
7 小児保健所平均	35.3	3.1	34.4	9.8	46.9	12.6	15.1	9.5	166.7
大阪市平均	32.2	2.5	31.6	8.8	37.5	8.7	29.9	7.8	159.0

（出所）庭木真一「小児保健所における昭和 4 年度中の乳児保護成績」『乳幼児研究』4-11、1930 年、pp.27-28。
（備考）7 小児保健所平均 7 小児保健所地域の平均。乳児死亡率は浪速小児保健所地域が最も高く、長柄、長谷川、大賀、西野田、聖バルナバ、中央の各地域順に低くなる。

小児保健所の活動によるものである。次の文は、ある家庭の状況から、地域の生活改善法を‘空想’として述べている小林平子（旧姓鈴鹿）の一文である[54]。少し長いが紹介したい。

　　開所して二三か月位過ぎた頃、不良住宅のならぶ路次の或家を尋ねました、その家は奥の間四畳半表の間二畳庭が台所です。奥の間は朝起きたまゝで、ふとんなどかたづけず表の間では父親が靴の仕事をして居まして、母親はその下手（下仕事）を手傳って居りました。庭の台所には朝飯の茶碗も洗はずにおいてありましたが、母親の横には赤ちゃんがミルクを寝かせたまゝゴム管の乳首で支へて居りました。その時私は乳瓶、乳首に注意して牛乳配給のお話もし栄養相談に来所する事をおすゝめして後、せめて哺乳の間だけでも抱いて與へてあげては如何でせうと申し

---

[54] 小林平子「感想」『乳幼児研究』11-11、1937 年、pp.252-254。

ますと、こんな仕事をして居りますと、一寸の時間もおしくて抱いて輿へる気持ちになれませんと申しました。

其後度々、此の様な家庭の数多くある事を見まして靴職の或お母さんに聞いて見ました。お母さんの申しますには靴職は孫子の末までさせたくないと思います。朝寝は常習慣で朝は通学の子供の間に合う時間にやっと起きて朝飯をすませ、洗濯物もそこそこにして親方の家に仕事の材料を取りに行きますが、一度でとゝのふ事がまれで二三度足を運ばねばなりません。やっととゝのった頃はもうおひる前です。それからご飯を炊きお采は外に売りに来る煮た物を買って間に合わせます、仕事の終わるのは（午後）十時頃で遅くて十二時頃になる事もあります。遅くなればお腹がすきますから無駄とは知りながら、うどんなどの夜食を取ります。仕事の出来高は一日二足くらいで、一足壱圓五十銭二足で三圓ですが、それは冬の忙しい時で、夏など一日一足隔日に一足で半分又は三分の一です。収入一か月二日の公休日を引き、諸材料をのぞいて実収入七拾五圓内外です。それは冬の事で夏はたいてい借金をして生活します（六月初より九月末）。そして冬にその借金がかへせない内に夏が来る時もありますと語りました。

この程度の無知な不経済な生活をしているお母さんたちは、子供の四人位もあれば拾圓までの家賃で生活費が六十圓はどうしても要るとの事です。勿論米は一升買で一銭二銭高くても平気です。其他炭醤油などに至るまで一貫匁一合と小買いたします。これは平常の時ですが家が不衛生な上に不規律な生活をして居ります故、病人の絶えた間がありません。又父親は常に運動不足勝ですから病気にかゝります、其時たちまち収入はなくなります。又貯金などあるはずはありません。親方も小資本で大差ない生活をして居りますから健康保険など利用されていません。医療は濟生会でお世話になるとしても毎日の生活費が借金になり上の子供が小学校を卒業する頃には借金を返へす為に将来見込のない所へでも、すぐに金になる所へ就職させます、女の子は女工に出しますから裁縫など習ふ機会もなく、又母親自身も裁縫家事など知りませんから教へられず、

又早婚の習慣もありますので家庭を持つ嫁になっても向上した生活が出来ないのです。

　この生活を改善するには母の教育は申すまでもありませんが、母親に今少しの時間が與へていただけたならばと思ひますが、その下手間を雇へば月二十圓かゝるとの事です。この種類の職業は区域内の中産以下の重なる職業ですが、能率については九年後の今日も進歩いたして居らない様に思ひます。又此頃では朝鮮人の生活費の低い人たちが工賃を安く致しますので、年々工賃が下ります、そうして職人気質とでも申しますか、時々変化のないうかばれない生活にあきてついなまけものになり年中不安定な生活暗い家庭です。この問題は一朝一夕には解決されない難問題ですが、株式組織の会社にして資本家と職人の間を圓満に取りはからっていただき時間制度にして年中（或程度の）仕事の平均をお考え下さって、不良住宅の改善と母親の教育と相俟って行はれる様になりますれば、区域内のこの様な職業を持つ家のお母さん小児たちに取ってどんなに幸福な事だろうと思います。

　これは私の空想で実行できかねます事で不行届きな自分として申し上られない事ですが、或家庭を訪問して感じたまゝをのべさせていただきました。

　小林は浪速小児保健所開所当時から保健婦として働き、地域の乳児の命を救い、乳児の家庭の生活向上を心から願った。まず、母親の教育と育児の時間、住宅の改善を必要と考えた。そのために地域の産業を株式組織の会社にすることで、乳児の家族経済を安定させ、地域を発展させる方向を真剣に模索した。もし、靴工場による生産に移り、父親が靴工場に職工として採用されたとしても収入の増減はわからない。収入が減るので家族による小経営を続けても、手作り靴は価格が高く負けて失業することもありうる。それでも小林は母親に育児や家事の時間を持たせたいと願った。この母親は見習いを雇えば20円払うことになるので製靴の準備作業をしているというが、母親は仕事にやりがいを感じていたと思われる。そこで小林は、母が授乳のとき

に子を抱くことを大切にすべきであり、小児保健所は新鮮な牛乳を無料配布していること、乳児の栄養に配慮することを熱心に教えた。徐々に小林の努力は母親たちを変え、乳児死亡率の低下に結実したのであろう。

第3節　社会事業と無産者運動

1．大阪市の出生率と避妊

1930年、愛染園[55]において設立された日本産児制限協会の柴原浦子は、4月にその優生相談所設立に当って次のように述べた。

> わが国は世界一の小児死亡国です。徒らに死なす位なら、最初から産まない方がよろしい、われわれは刃を使はずして今まで小児大虐殺罪を犯してきました。産児制限は、せめてものその罪滅ぼしだといふ事。
> 人間として生まれてくる子供の完全な生存の権利保護のため、真に児童愛護の強き信念からこれを行ふという事をご了解ください。「優生相談所」は同時に、乳幼児の健康相談をするのもそれがためです[56]。

当時、大阪では避妊のことを Birth Control の訳語、産児制限としていた。東京では「産児制限」のもつ妊娠中絶のニュアンスを嫌がり、避妊の意味で産児調節を使った。ここでは、当時のまま「産児制限」を使うが、避妊のことである。社会事業者の中から、社会事業の対象者の貧困の連鎖を断ち切るには避妊が必要であり、彼らにも利用可能な避妊相談と軽費医療を組織化しようとする動きが出てきた。この動きを中心に検討してみよう。

表5-10は1924～1942年の日本の合計特殊出生率（女子一人が一生に産む子どもの数）を示したものである。1935年の大阪府の合計特殊出生率は3.02で、全国は4.61であり、大阪府の合計特殊出生率は最低値を示し

---
(55) 財団法人石井記念愛染園は大阪のセツルメントの中心であった。
(56) 大阪市社会部「本市における優生相談所に関する資料」『社会部報告184号』1934年、p.22。

表 5-10　日本の合計特殊出生率（1924 ～ 1942 年）

年	1924	1927	1930	1933	1936	1939	1942
合計特殊出生率	5.2	4.9	4.7	4.5	4.3	3.8	4.2

（出所）ジョイセフ「合計特殊出生率の推移」『世界と人口』No.399、2008 年、p.8。

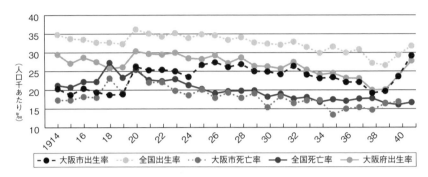

図 5-4　出生率と死亡率（1914 ～ 1941 年）　　単位：パーミル

（出所）内閣統計局『日本帝国人口動態統計』各年。

た[57]。一般に、乳児死亡率が低下すると出生率も低下する。出生児の生存率が上昇すれば、子ども希望数以上に出産しなくてもよいからである。大阪市では乳児死亡率の高い大正期でも、出生率は低かった。図 5-4 は、全国、大阪市の出生率と死亡率を示したものである。大阪市は死亡率が全国と同値にもかかわらず、出生率の低い都市であった。おそらく長期の授乳によって排卵を抑制する、あるいは一定期間禁欲する避妊方法など、何らかの避妊が行われていたと考えられる[58]。大阪市の出生率は 1941 年の 29.2 パーミルが最も高いが、1920 年の第 1 回国勢調査においては寄留届不備によって、実際の人口数は 30 万人少ないことが判明した。従って、分母の 30 万人が減少した 1920 年の出生率・死亡率は 6.2 パーミル上昇した。つまり、見かけ上は

---

[57] 石崎昇子『近現代日本の家族形成と出生数─子どもの数を決めてきたものは何か』明石書店、2015 年、p.192。
[58] 大淵寛『出生力の経済学』中央大学出版部、1988 年、p.139。

人口（分母）が実際より30万まで多くなったことで、1910年代の大阪市の出生率・死亡率は低くなっている。1918年をはじめ1910年代の死亡率は低すぎる。1910年代の市の出生率はもう少し高率で、20パーミルから徐々に23〜24パーミルに増加したと思われる。1920年前半の出生率は25パーミルであり、1926年の27.4パーミルをピークに、それ以降漸減傾向にあった。

1937年大阪市の出生率は23.1パーミル、全国の出生率は30.9パーミルで大阪市は7.8パーミルも低い。前節の乳児発育調査時の母親の平均出生数は、大阪市では平均3.0（表5-6）であり、行政区ごとに3パターンに分けられる。

① 西成区4.2、浪速区3.7の高出生数の区。
② 農村地域を持つ新市の住吉区、東淀川区、西淀川区は大阪市の平均と同じ3.0である。例外が天王寺区で、東側は住宅地域、西側は細民居住地の平均値3.0となる。
③ 商業地の北区、東区、西区、南区は2.3〜2.8、工業地域の此花区、大正区、港区、東成区、旭区は2.4〜2.9で低出生地域である。

調査によると出産はほぼ35歳までとされていた。閉経でなければ35歳以降の多くの女性は明らかに避妊していたのであり、35歳以前も低出生数の区域は一般に避妊を実施していたと推測される。1928年、花柳病予防法の施行によって性病予防薬具の販売が開始されたが、これが避妊に転用された[59]。また、先天性梅毒や脳膜炎のところで述べたが、不妊をもたらす淋病も蔓延しており、出生率を下げた[60]。1937年時点では、給料生活者居住地域だけでなく労働者居住地域も低出生地域であった。1924年、新潟医科大学の荻野久作が月経日の12〜16日前に排卵が起こると発表した[61]。雑誌『主

---

(59) 大阪市社会部（前掲書）『社会部報告184号』1934年、pp.24-25。
(60) 大阪市保健指導研究会「妊娠登録制を誇る」『大阪市における保健婦活動とその背景』1970年、pp.56-57。
(61) 杉立義一『お産の歴史』集英社新書、2002年、p.210。

婦の友』は1927年12月号に「妊娠する日とせぬ日の判別法」を掲載し、オギノ式の体温表を付録とした[62]。これが大阪市の庶民の間にひろがり、徐々に効果を奏したとも考えられる。

2．朝日新聞社会事業団公衆衛生訪問婦協会

　大阪社会事業連盟は大阪の活発な社会事業の動きを支えた。大阪府顧問の小河滋次郎が中心になり、『救済研究』を発行していた救済事業研究会が1925年発展的に解消され、大阪社会事業連盟（以下連盟と記す）が府庁内に設立された。連盟は社会事業関係者がお互いに連絡を取り、社会問題について研究討議をする研究会と、社会部・児童部・経済部・救護部・教化部・婦人部に分かれ、それぞれが研究を行っていた[63]。連盟の研究会参加者は、社会事業関係者のみならず、特高課長から無産政党の党員、医師会代表までが議題に応じて参加し、きわめて幅の広いものであった。研究会や各部会の報告者は基調報告を行い、参加者が質疑した。この研究会と各部会の報告者を依頼するなど連盟の中心になって活動したのが大阪府社会課の川上貫一であり、愛染園の冨田象吉であった。川上は、研究会や各部会の主要な内容を機関誌の『社会事業研究』に掲載した。

　冨田は欧米の社会事業施設の視察に行き、ニューヨークのヘンリーストリート・セツルメントを見学し、コロンビア大学で公衆衛生を学んだ後、実習していた保良せきを知った。1929年、帰国した保良は乳児死亡率、結核死亡率ともに高い大阪にこそ公衆衛生事業が必要と考え、来阪した。連盟の研究部長でもあった冨田は、保良に「米国における訪問看護事業」についての講演を依頼した。保良の講演を聞いた朝日新聞社会事業団（以下事業団と記す）の濱田光雄は、事業団が計画していた公衆衛生事業に保良を主宰者としてスカウトし、事業団の公衆衛生訪問婦協会を任せることにした[64]。保良は1930年8月、北区万歳町に事業団の公衆衛生訪問婦協会（以下訪問婦協会

---

(62) 成田龍一『大正デモクラシー』岩波新書、2007年、p.173。
(63) 木村武夫『大阪府社会事業史』大阪府社会福祉協議会、1958年、p.307。
(64) 朝日新聞大阪厚生文化事業団『先駆―五十五年のあゆみ』1984年、p.75。

第5章　住宅の改善と社会事業

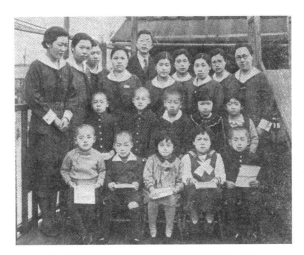

公衆衛生訪問婦と協会保育部の子どもたち

と記す）を開設した。訪問婦協会が受け持った梅田新道、済生会大阪府病院、天神橋六丁目、空心町を四隅とする北野地域は、当時、給料生活者居住地、細民居住地、中小工場地域、商業地域と、大阪の縮図のような多様な地域であったが、3名の訪問婦が訪問看護、分娩介助、育児指導を始め、やがて、10名の訪問婦で分担した。

　保良は訪問婦の資質を重視した。彼女は、高等女学校卒業後に正規看護婦（赤十字、慈恵、聖路加各病院3年課程卒業）の資格か産婆の資格を取得し、実務を2年以上経験し、家庭の雑事を担わない者という条件を付して、1年間公衆衛生看護学の学習と実習をした者を採用した[65]。こうした条件の下でも、保良の最新の公衆衛生看護を学ぶため、遠方の者は保良の千里山の自宅で寄宿し、通勤者も設定された時間に公衆衛生看護学の講義・実務実習を受けた。訪問婦協会は産婦人科、小児科、内科の嘱託医を置くのみで、訪問婦と保良の主体的な活動で事業を運営した[66]。小児科医の来診日に乳幼児健康

---

(65) べっしょちえこ『生れしながらの一わが国保健事業の母　保良せき伝』日本看護協会出版部、1980年、p.87。
(66) 社団法人朝日新聞社会事業団『朝日新聞社会事業団公衆衛生訪問婦協会　第五周

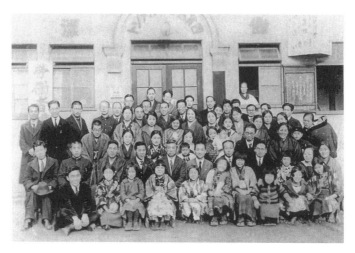

四貫島セツルメント

相談、産婦人科医の来診日に妊産婦健康相談をし、夜間内科医の来診日に成人健康相談を実施し、医者の来診日にさまざまな予防注射や駆黴治療を行った。保良が避妊相談を随時担当した。訪問婦は病院紹介や入院手続きなどに付き添い、必要な場合は方面委員や社会事業施設に連絡を取り、治療費や生活費、資金貸付けの相談も受けた。分娩介助料は5円、その他看護料は50銭であったが、無料・減額の場合もあった。里子の相談は大阪乳幼児保護協会に連絡した。訪問婦協会は昼間保育をしていた。その上、夜間も必要とするが、子どもを手放したくない親の子を保良の自宅で預かり、全寮制の託児を行った。更に、妊婦が梅毒反応陽性の場合、夫も治療しなければ分娩を取り扱わず、夫にも指導が向けられた。訪問婦協会の指導を受けた子どもの健やかな成長を見た父親は「父の会」を設立した[67]。その他、保育学校、子ど

年事業報告』1936年、職員名簿欄。
(67) 大阪市保健指導研究会(前掲書)1970年、p.20。父の会への参加のきっかけを「主人が(協会の介助で出産した)今度の子は前の子に比べ血色もええし、又良く肥えて元気がよく、何でこんなに違うのやろと云います。それで私は当たり前です。茶漬けの子と滋養を食べた子とは違いますよと云いましたら、本当にそうやなあ、えらいもんや」と述べている。

第 5 章　住宅の改善と社会事業

もクラブや夏のキャンプ、虚弱児の栄養指導、分娩介助した子どもたちの季節の行事、料理講習会と、生活改善の取り組みも行っていた。このような訪問婦協会の活動が大きく貢献したのであろうか、この地域の乳児死亡率は、1930 年の 134 パーミルから 1935 年には 108 パーミルに減少した。

訪問婦協会は、受け持ち区域の 3 分の 1 近くの住民に利用されて絶大な支持を得ただけでなく、1932 年に四貫島セツルメント、愛染園、淀川善隣館にそれぞれ出張所を設置し、1934 年にミード社会館にも出張所を増設し、訪問婦を派遣した。四貫島セツルメントの吉田源治郎は、訪問婦の来訪を待つ地域の母親の様子を「訪問婦路傍の石がしがみつき」と川柳を詠み、次のように述べた[68]。

> 此頃では毎週一回の乳幼児健康相談者も激増し、約 70 名以上一時には 90 名以上襲来して保健上の指導を受けに来られる。訪問婦の姿が路の角にでも見えると近所合壁（がっぺき）から、子を持つ母親が次から次へと取巻いて街頭で栄養上や看護上の相談にのることもしばしばである模様である。そうした母たちが訪問婦を信頼して百般の指導を受けに来られる光景には、涙ぐましいものがある。

訪問婦協会の訪問婦は受持ち地域の人々の健康づくりと、衛生的な街づくりに全力で取組み、出産・育児、看護を指導し、母親たちだけでなく父親たちの意識をも変えていった。保良は当時の最高レベルの公衆衛生看護技術を訪問婦一人ひとりに要求した。訪問婦は朝のミーティングでその日の訪問内容予定、夕方は訪問事例を報告し、その検討を行い、技量を絶えず向上させ、仕事への熱情と資質を培った。保良は自由な発想と主体性を持つ保健事業の運営は民間でないと続けられないと考えていた。ところが、1937 年の保健所法により保健事業は公的機関かそれに準じる機関が行うという国の方針が

---

[68] 吉田源治郎「母術技師としての訪問婦」『社会事業研究』25-7、1937 年、pp.60-61。四貫島セツルメント、愛染園、淀川善隣館、ミード社会館は、キリスト教系のセツルメント、保良もキリスト教のつながりで渡米した。

出された。その上、1938年の社会事業法により、社会事業の資金面の公的助成と引換えに国家の統制を受ける厚生事業への方向転換が始まり、大阪朝日新聞社会事業団（1936年名称変更）が公衆衛生訪問婦協会から手を引くと、訪問婦協会は3月に解散した[69]。保良は藤原九十郎から大阪市立保健所の主任保健婦の就任を打診されたが、小川忠子を推薦し、万歳町の建物を事業団から退職金代わりに譲り受け、経営の苦労をしながら地域住民の支持のもと万歳町訪問婦協会として、1944年に戦災で焼けるまで訪問看護事業を続けた。保健所法による公衆衛生一般については、次章で述べる。

　また、保良は戦前に看護婦の地位向上のための活動をした数少ない一人であった。看護学を学んだ3年課程の看護婦は少数であった。多数の看護婦は医師の補助を職務とし、患者の看護を家族や付き添いに任せた。これらの看護婦の多くは高等小学校卒業後、医院での見習の間に養成所の学科を1年間受講し、18歳以上で看護婦試験に合格して資格を得た。病院付属看護婦養成所2年課程を卒業後に看護婦試験に合格した看護婦はこれらの中間にいた。1929年の国際看護婦協会第6回大会で日本看護婦協会の加入申請が拒否されたのは、日本看護婦協会が機関誌を持たず、男性医師によって看護婦養成が行われ、看護婦には自主性がないからであった。保良は、国際看護婦協会に日本も加入できるように、日本の看護婦には自主性と機関誌があることを示そうと、1930年に大阪看護婦協会、1934年に大阪公衆衛生看護婦協会を結成し、看護婦の看護知識の再教育の雑誌として『看護婦』を創刊し、1943年まで発行し続けた[70]。保良のねらいは、看護婦の地位と看護技術を国際水準に高めることであった。訪問婦協会の訪問婦は『看護婦』の編集と、国際看護婦協会へ送るための『看護婦』の英文訳にも協力した。訪問婦協会が解散した後も、訪問婦は保良のもとに残り、あるいは郷里の保健所の保健婦に

---

[69] 牧哲男「済生会巡回看護婦事業の全国組織への前提（その二）―大阪府下に於ける巡回看護婦事業を観る」『社会事業』23-6、1939年、p.71。「…保良せき女史は、これを新聞社の事業としての使命と時代は終熄したと…述べた」。

[70] 1933年日本帝国看護婦協会は国際看護婦協会に入会した。大国美智子『保健婦の歴史』医学書院、1973年、pp.37-39。

第5章　住宅の改善と社会事業

なった。日本赤十字社出身の訪問婦は戦場に行くこともあったが、それぞれ専門職として、多くは結婚しても働き続けた。

3．大阪社会事業連盟婦人部会

　1929年、大阪社会事業連盟の婦人部会部長東政子は、大阪府社会課の岩崎盈子(えいこ)と今後のテーマを相談し、婦人職業問題、婦人及び児童の扶助の問題、産児制限問題、政治上及び法律上の婦人の権利に関する問題の中から産児制限問題を選んだ[71]。そこで、婦人部会において冨田象吉が欧米で視察した避妊の状況を報告した[72]。その冨田の報告に啓発された婦人部会参加者は、費用が少なく簡易で安全な避妊方法の普及を決定し、貧困家庭の避妊実態調査を目的として、子ども数、出産間隔、避妊に対する希望などのアンケート調査を企画した。セツルメント、託児所や産院、乳児院、小児保健所に働く会員がアンケートを集め、1,396通回収された。1930年3月の連盟の婦人部会で、集計結果「40代271人のうちの40%は子どもが5人以上、30～40代の682人のほとんどが避妊方法を知りたい」旨が報告された。前月2月の婦人部会には避妊に実績のある尾道の産婆の柴原浦子を招いて、学習会を行った[73]。その時、連盟常務理事で大阪府社会課長の大谷繁次郎が「産児制限」の研究・調査は構わないけれども、避妊普及活動のための会議は連盟のある大阪府庁ではなく外でするようにと指示した。

　その後の婦人部会の避妊の普及活動は立ち消えとなった。一方、貧困家庭に避妊の普及を図る者や避妊の実践運動家は、愛染園に場を移し、光徳寺善隣館の佐伯祐正[74]、大原社会問題研究所の大林宗嗣、川上、冨田、柴原浦子

---

[71] 大阪社会事業連盟婦人部会の中心メンバーは自由に話せる女性のみの木曜会を1930年8月に結成。松本員枝聞き書きの会『自由と解放へのあゆみ』ドメス出版、1980年、p.69。
[72] 大阪社会事業連盟「婦人部会委員会」『社会事業研究』17-10、1929年、p.11。
[73] 大阪朝日新聞社主催の全関西婦人連合会に柴原が参加し、婦人部会のメンバーと懇意であるため、来阪した。
[74] 佐伯祐正は光徳寺の住職、1922年、寺院の社会活動としてセツルメントを開始した。「大阪の社会福祉を拓いた人たち」編集委員会『大阪の社会福祉を拓いた人たち』1997年、p.70。

などが日本産児制限協会を結成した[75]。

連盟は4月から、婦人部会を母性部会と名称を変更、座長に四貫島セツルメントの吉田源治郎が就任した。6月「母性保護」をテーマとする母性部会で、保良は「米国における母性崩壊の危機と保護」について、ニューヨークのヘンリーストリート・セツルメントの妊産婦保護の取り組みについて述べたあと、日本の婦人は妊娠出産期において疾病の発症が多いことを指摘した。とくに、多産者は分娩時の死亡率が高まり、月収100円以下の家庭の母は死亡率が高くなること、これらの婦人の生命を守るためにも避妊が必要であると報告した[76]。つぎに、博愛社の小橋実之助が鳴尾母の家について、田中藤太郎が泉尾節婦館について、その利用者の母子の様子を説明し、母子寮の必要性を述べた。大阪市立産院余田院長は貧しい女性に育児知識を普及する施設と母親年金について言及した。それに対し冨田は、翌年施行が予定されていた救護法[77]の母性保護施設について、次のように指摘した。

① 少女期からの育児教育を徹底する。
② 妊産婦相談所、無料産院の開設、巡回産婆制度を充実する。
③ 性病その他婦人病の治療所を開設する。
④ 多産に悩む者のための産児制限相談所が必要である。

ここに大阪の社会事業関係者における母性保護への共通認識がみられる。この時、大谷繁次郎は、母性保護と避妊を大阪府社会課長としてではなく連盟の一会員として、2月の婦人部会で府庁のなかで避妊普及活動のための会議をされては困ると指示したことを、次のように釈明した[78]。

(75) 大阪社会事業連盟「研究部婦人部会」『社会事業研究』18-4、1930年、p.112。
(76) 大阪社会事業連盟「第三部会（母性）」『社会事業研究』18-8、1930年、pp.143-148。
(77) 1932年1月実施、救護の種類は生活・医療・助産・生業扶助があり、方面委員が救護事務に関し市町村を補助することになった。大阪市『昭和大阪市史社会篇』1953年、p.321。
(78) 大阪社会労働運動史編集委員会『大阪社会労働運動史（戦前編下第2巻）』1989年、

第5章　住宅の改善と社会事業

① 小児保健所は乳児死亡低減効果があるので、市内の要所に増やしたい。
② 妊産婦相談所も開設したい。
③ 私見として優生学上の予防の避妊は必要と思う。

　4か月前の2月の婦人部会では、このテーマを決定した大谷の部下である岩崎盈子は大谷の申し出を受諾した(79)。参加していた30余名の婦人部会員は、岩崎に従い、大谷の指示で生活上差し迫って避妊知識を必要とする浪速区、西成区、天王寺区の細民居住地域の母親への働きかけを中止した。そのため、1937年の保健部の調査において、最も避妊を必要とする3行政区のみ母親一人当たりの出生数が高くなった（表5-6、204頁）。婦人部会の目的はリプロダクティヴ・ヘルス＆ライツ（妊娠・出産をめぐる母子の身体保全と決定権）の視点から的確なものであるにもかかわらず、婦人部会員は行動しなかった。しかし、例外もあった。泉尾愛児園の蛸島ふくは、1932年来阪した石本静枝の日本婦人産児調節同盟の大阪支部設立に参加し、産児調節を工場に広めようと移動クリニック設置などを申し合わせた(80)。このように、社会事業施設で働く女性職員は、大阪社会事業連盟の研究会や児童部会、婦人部会などに参加し、広い視野に基づく知識、進んだ実践を学ぶきっかけを得て、学習を糧に社会事業の現場で活躍した。

---

　　p.1611。
(79) 岩崎盈子「婦人問題批判」『社会事業研究』18-6、1930年、p.88。岩崎盈子は「産（児）制（限）の実行により人口を調節することによって、世のすべての不平等と貧困と女性の不幸とを取り除くことができると考えるほどの空想家にはなり切れない。…産制の意義は、無産者の消極的自己防衛の権利である」と述べている。女性の権利を階級の利害に従属させて、リプロダクティヴ・ライツに至らない中途半端な考え方は、当時の運動の制約を受けていたためであり、岩崎は妥協したと思われる。岩崎は1933年3月川上貫一とともに共産党シンパ事件で逮捕された。
(80) 『大阪朝日新聞』1932年5月25日刊。平民病院大阪分院の加藤時也が協力を申し出た。

4．優生相談所と産児制限相談所設置要求

1929年の2月、大阪セツルメント協会の発会式が行われた。冨田象吉、川上貫一、吉田源治郎、大阪市立北市民館長の志賀志那人、光徳寺善隣館の佐伯祐正が発起人となり、大阪市の善隣事業を行う港市民館、天王寺市民館、浪速市民館のほかに、弘済会、淀川善隣館、泉尾愛児園、四恩学園（浄土宗僧侶による今宮にある児童保護施設）が参加した。そこでセツルメント活動の目的が話し合われ、コミュニケーションを通じて地域の協同社会を建設することに決まった。田中の泉尾愛児園は、愛染園に次いで早くから児童保護と家庭改善を目的として活動したセツルメントであった[81]。

1929年、国の人口食糧問題調査会の人口部で第4回総会が開かれた。総会での答申「人口統制に関する諸方策」の一つに「結婚、出産、避妊ニ関スル医事上ノ相談ニ応スル為メ適当ナル施設ヲ為スコト」があった。東京市は防貧事業として「東京市立産児調節相談所」を企画していた[82]。一方、1929年末、大阪市会で労農党の小岩井浄は、大阪市の産児制限相談所の設立について質問した。その質問に対して、社会部長山口正は、国が政策として示していない現状で相談所設置は適当ではないと回答した[83]。その後、大阪では産児制限相談所は「優生相談所」として実現した。1930年3月、前述の社会事業連盟の関係者、労働運動家、農民運動家が会員となり、日本産児制限協会を結成した（221頁、230頁）。

4月に、医師の飯島近治、柏原長弘と柴原浦子が優生相談所を阿倍野橋の南の旭町に開設したところ、翌年2月までの10か月間に、男505人、女6,120人が相談に来所した。1930年から1932年の3年間、柴原は阿倍野、

---

(81) 大阪セツルメント協会「大阪に於けるセツルメント」『社会事業研究』17-5、1929年、p.7、p.69。
(82) 東京市の相談所はなかなか進まなかったが、大阪の優生相談所の開設を受けて、東京市立健康相談所に産児調節相談を併設させた。『社会事業研究』18-5、1930年、p.130。
(83) 『大阪朝日新聞』1929年12月25日刊。『太陽』は1926年10月号、12月号に産児調節アンケート（160名）を採録したが、賛成論がほとんどであり、国会議員は反対が多かった。

十三、港区の各相談所において、計18,515件の優生相談を受けた。柴原は出張もし、相談を受け、なにより「生計困難のため母体の栄養が足らず育たぬと思われる方」と、経済的理由で避妊を必要とする者に手を差し伸べ[84]、親身に相談に乗るだけでなく、相談者が妊娠した時も他に方法がなければ中絶手術もいとわなかった。柴原は岸和田市下野町の田辺納(おさむ)の無産産児調節所の相談に出張中、中絶手術をしたことが1933年1月判明し、岸和田署に連行され、6月堕胎罪で起訴された[85]。同時にこれ以外の15件の中絶手術が発覚した。その被手術者の多くは、25歳から35歳までの、多産と身体虚弱で生活苦に悩む妻だった。柴原は執行猶予3年の判決を受けたが、執行猶予中も中絶を頼まれると手術し、再び、1935年今福署に検挙され、1年半の実刑判決を受けた[86]。

田中藤太郎は日本産児制限協会の会員であった。1930年の方面常務委員連合会において、被救護者の優生相談所における手術料5円を無料にする証明書を認めるよう提案した。しかし、ほとんどの方面常務委員は優生相談所を相談所とは認めず、議長の大谷繁次郎は、優生相談所を無視すること、相談料の50銭を無料にする証明書も方面委員は関与しないことを決めた[87]。その時、田中は何も反論しなかった。

大阪市は1929年に救護法を念頭に大阪市社会事業研究会を設立した。市会議員あるいは市の職員である59名の会員が、失業、救護、経済、医療、児童など7体系部会に分かれ、大阪市の社会事業関連の政策を体系的に各部会で議論し、その討議内容を研究会総会で順次報告して検討した。児童保護事業に関する体系部会は、港区選出の田中藤太郎を議長とした。その部会は、

---

(84) 大阪市社会部（前掲書）『社会部報告184号』1934年、pp.6-7。手術処置料は5円～20円だった。
(85) きしわだ女性史編纂委員会編『きしわだの女たち』ドメス出版、1999年、p.30、p.32。
(86) 藤目ゆき『性の歴史学』不二出版、1997年、pp.273-274。
(87) 大阪府学務部社会課「五月方面常務委員会聯合会速記録」『大阪府方面委員事業年報 昭和5年下』（復刻、『日本近代都市社会調査資料集成9 大阪市・大阪府調査報告書30』近現代史刊行会、2006年）pp.171-174。

乳児院の保育定員増、2歳児以上の保育所の増設、工場内託児所への補助金を要求し、貧困を就学猶予の理由から外し、貧困児の就学保障を家庭への補助を通じて行うこと、また、学校給食の実施、就労少年少女に対する援助、妊産婦に対する巡回産婆の充実と妊産婦相談所の設置などとともに、産児制限相談所についても討議した。大阪市立本庄産院長余田忠吾は、国家があまり避妊に干渉しない方がよいが、避妊に失敗して妊娠することもありうるので、医者が中絶の手術をする場合、その範囲を法律で定めるなど、安全な妊娠中絶の法整備が必要だと述べた[88]。1931年3月、研究会総会で、古畑銀次郎が児童保護事業に関する体系部会の議論を、次のように基調報告した。

「母性保護問題と最も緊密の関係にあるものは産児制限の問題であります。産児制限は優生学上よりも、むしろ今日の産業組織の下に於いて必要なことは明らかでありましょうが、これを直ちに都市社会事業として実施すべしと言うが如き簡単な問題ではなく、更に大阪市に於いては之を重要問題として研究を重ね、将来善処すべきと云うことで一致しました」[89]

ここで議長の田中藤太郎は、産児制限相談所設立の要請を児童部会として提案することができなかった。それにもかかわらず、田中は1933年5月の大阪市会において「産児制限相談所設置に関する意見書」を提出した。以下にその主旨を要約する[90]。

「今宮の細民街に彷徨する遊離の群、天満の職業紹介所に殺到する失業者の集団を、私たちは現実の都市の姿をみながら、このままにしておくことは許されない。失業人口を吸収する生産組織が望ましいが、事実上不可能な事情下においては、過剰人口を自ら制限する、つまり産児制限以外にない。そこで、大阪市が健全な産児制限指導機関を設け、市民のよりよき生活よりよき道徳建設の一助を、殊に産児制限相談所を設置せられんことを。」

---

(88) 大阪市社会事業研究会「児童保護事業に関する体系」大阪市社会事業研究会編『大阪市社会事業体系』1931年、p.24。
(89) 大阪市社会事業研究会編（前掲書）p.24。児童保護事業に関する体系部会の部員は6名。
(90) 大阪市社会部（前掲書）『社会部報告 184号』1934年、pp.11-12。

田中は貧困の連鎖を断ち切るためにはなによりも避妊が必要と考えたが、他の議員との見解の違いを認識し、賛同を得難い大阪市会の現状にあって自ら意見書を撤回した。

5．無産者診療所と軽費医療

　無料、軽費診療について大正期に続いて昭和期の状況を述べておこう。
　1925年、馬島僴の実費診療所の医師であった岩井彌次（ゆたか・ひつじ）が、労働者を対象に東野田に公衆病院を開設した。無産者の「自らの手で低料医療機関を」という声が医師と薬剤師を巻き込んで診療所づくりが進んだ。1929年8月、無産者診療所である会員制の愛生会玉造診療所が設立された。わずかな会費で会員になれば、軽費で診療が受診できることが広まり、翌年にかけて大阪市内に11か所の愛生会診療所が設置された。つぎに、社会民衆党は、天神橋筋7丁目の蒲池病院を譲り受け、1930年5月、社会民衆保健組合診療所として開設した(91)。その他、全国大衆党系の大衆診療所が3か所、会員制の更生会嘱託実践浪花診療所の系列が7か所、その他と合わせて35か所の無産者診療所が設立された。
　1928年、扇町の北野病院は、臨床医学研究を目的とした場合の無料診察だけでなく、軽費診察の枠も設けた。この年、投資家小川平助が大阪医科大学の学用無料診療費用に10万円を寄付した。これをきっかけに、翌年、大阪毎日新聞社が所有していた泉尾愛児園の隣の土地を寄付し、大阪医科大学は付属泉尾診療所の建設と軽費診療の実施を決定した。無産者診療所の勃興と不況という状況の下で、大阪市医師会は無産者診療所には対抗したが、大阪の医師を養成する大学の軽費診療決定には抵抗できず、大きな打撃を受けた。大阪市医師会は1930年4月、処置料と薬価を含めた治療料を25銭以上2円以下に改定することにした。大阪市もまた、大阪市民病院の診察券「1円1カ月有効」を「50銭3カ月有効」に下げ、薬価や処置料を2割値下げした。そして、従来の世帯年収800円以下は無料とした他に、年収1,200円

---

(91) 大阪社会事業連盟『大阪社会事業年報　昭和六年版』1931年、pp.158-159。

表5-11 実費診療所の受診者の男女性比と利用者の
被扶養人割合（1927～1935年） 単位：％

年	1927	1928	1929	1930	1931	1932	1933	1934	1935
性比（男／女）	1.97	2.01	1.84	1.88	1.60	1.74	1.74	1.82	1.81
被扶養人割合（％）	30.0	36.0	44.0	47.7	49.2	50.8	51.9	52.8	53.1

（出所）鈴木梅四郎監修、実費診療所『社団法人実費診療所の歴史及び事業　第三巻』1935年、巻末第3表。
（備考）性比は大阪支部のみ、利用者の被扶養人割合は全支部平均。

以下の世帯に対して低料（軽費）診療枠を新たに設置した。当時、世帯年収は1,200円以下が多く、低料診療による利用増加が見込まれたので、市は入院病床を増やした[92]。それだけでなく、6月には大阪市民病院が利用しにくい地域の十三、今福、海老江、四貫島に大阪市民病院付属診療所を、8月には市岡にも診療所を開設し、入院が必要な患者は市民病院へ移送した。今福と四貫島は昼間診療、その他は夜間診療で、薬価1剤15銭～20銭であった。この開設により1930年の軽費診療所の利用者が前年の倍になった。それだけ待ち望まれた施設であった。大阪医科大学は1931年大阪帝国大学医学部となり、附属医院泉尾診療所を開設し、結局、軽費診療ではなく、1日70件もの学用無料診療を実施した[93]。一方、恩賜財団済生会は、1931年に月収50円以下の患者に対しては無料診療を続け、それ以上の月収のある患者に

表5-12 行政区別粗死亡率（1925年、1935年）

	北区	此花区	東区	西区	南区	天王寺区	港区	大正区
1925年	20.66	16.41	11.95	13.93	14.65	26.34	18.23	
1935年	14.85	15.75	11.29	11.29	12.17	14.44	15.99	15.74

（出所）大阪市「人口」『大正14年版大阪市統計書』1927年、p.40、p.90。大阪市保健部、大阪乳幼児

---

(92) 大阪社会事業連盟（前掲書）1931年、p.149。患者の取り扱い種別で無料取扱、低料取扱は方面委員の証明書が必要で大阪市民の6割を占め、有料取扱が中間層で3割、市民病院を利用できない家族所得3,000円以上の上層は1割であった。
(93) 大阪大学『大阪大学五十年史　部局史』1983年、p.303。

第5章　住宅の改善と社会事業

は半額施療券による軽費診療を開始した。

　無産者診療所の料金は、1914年に南区瓦屋町につくられた実費診療所大阪支部の治療費の1日（1回診察1剤）10銭を基準にしていた(94)。実費診療所大阪支部を受診する男性は女性の1.9倍であった。鉄筋造りの実費診療所浅草支部の男女比は1.5倍であり、町家を改造しただけの大阪支部は女性が診察を受けにくかったため、本部は女性の早期受診のためにと、1932年大阪支部を鉄筋コンクリート4階建てに改築した。しかし、女性の受診はあまり増えなかった(95)。不景気ゆえとも考えられるが、女性は自身にかかわる出費を抑えようと、耐えがたくなるまで受診しないからではないか。昭和に入って健康保険が実施されても、扶養家族に適用されたのは1940年であり、それまで、健康保険が利用できない家族の疾病、とくに子どもの疾病は受診への要望を強めた。実費診療所各支部の利用者は、表5-11をみると、被扶養人の割合が大きく増加している。女性の利用が少ないのにもかかわらず、健康保険が使えない被扶養人の割合が高まったのは、扶養される子どもの比率が高くなったからであろう。

　1935年から1936年にかけて赤十字社の救療診療所が津守、安立、市岡、伝法、東淀川、生江に設置された。また、赤十字社大阪支部は、疲弊する大阪府下農村部に、従来の赤十字常設診療所の延長で巡回無料診察班を増やし、5週間に6か村を6回継続して診察できるようにした(96)。

単位：パーミル

浪速区	東成区	旭区	住吉区	東淀川区	西淀川区	西成区	大阪市
16.91	21.39		20.85	18.85	20.67	20.29	18.56
16.59	17.52	16.63	15.31	15.87	17.11	18.11	15.78

保護協会『大阪市衛生組合地域別出産、死亡、乳児死亡調査』1937年。

---

(94) 1911年、鈴木梅四郎が日給1.5円以下の人が利用できる社団法人医療機関として開始した。
(95) 鈴木梅四郎監修、実費診療所『社団法人実費診療所の歴史及び事業　第三巻』1935年、pp.37-38。
(96) 日本赤十字社大阪支部『昭和十一年事業要覧』1937年、pp.5-9。

昭和に入ってからの軽費診療の隆盛は、手遅れになってから医者にかかるのではなく、早期・軽症治療によって死亡を低減させる大きな力となった[97]。表5-12のように、軽費診療は1925年からの10年間に大阪市全体の粗死亡率（人口千あたりの死亡数）を2.78パーミル低下させるのに貢献した。しかし、西成区、東成区、西淀川区などではまだ高かった。

　1931年4月、大阪市医師会から各無産者診療所に、医師会既定の料金で営業しない場合は医師の健康保険指定医を取り消すという通知があった。そこで、愛生会玉造診療所、同西野田診療所、同萩之茶屋診療所、公衆病院、平民病院、実践浪速診療所、生活費低減期成同盟鶴橋診療所は関西実費診療連盟を結成し、「大衆を搾取しつつある医薬報酬規定の撤廃を期する」と大阪市医師会に対抗する姿勢を示した。このような状況に直面して大阪府は無産診療所を調査した。その結果、愛生会天満診療所の3名の医師のうち2名が無免許であることが判明し、彼らは7月に検挙された。大阪府衛生課は愛生会診療所8か所の認可を取り消し、8月に愛生会全診療所に閉鎖命令を下した。愛生会は無産婦人同盟の田万明子(あけこ)に玉造診療所の病院経営を依頼した[98]。

6．無産者産婆会と無産者病院

　田万明子と無産者産婆会、無産者病院について述べておこう。優生相談所の柴原浦子は全国大衆党の田万清臣に依頼されて、1930年11月から全国大衆党関係者が設けた港区東田中町の無産診療所の近くの優生相談所支所に、毎火・金曜日夕方から優生相談のために出張した[99]。

　同月、全国大衆党を支持する女性は無産婦人同盟大阪支部を発足させ、田万明子を支部長に選んだ。そして、1931年3月、無産婦人同盟（以下同盟

---

(97)毛利子来『現代日本小児保健史』ドメス出版、1972年、p.104。
(98)『大阪朝日新聞』1931年8月26日、『同』1932年9月5日刊。
(99)田万清臣、明子『行雲流水』青巧社、1977年、pp.200-206。清臣は弁護士、全国労働組合同盟の大阪の中心人物、全国大衆党の大阪府連合会の執行委員長、1935年合同により社会大衆党に改称、翌年総選挙に立候補し、当選した。

238

第5章　住宅の改善と社会事業

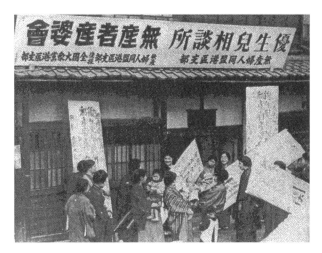

無産者産婆会・優生児相談所

と記す）は労働婦人の労働時間の延長に反対し、工場主に工場内託児所の設置を要求するなどの運動方針を決定した。同時に、同盟は田万明子を委員長とする無産者産婆会を組織した(100)。発足当時の産婆数は11名であり、以下の項目を含む12項目の主張を掲げた(101)。

① 助産制度の公設
② 無料産婦人科診療機関の急設
③ 無料乳幼児託児所の急設
④ 母子保護法の即時制定
⑤ 勤労婦人の妊娠出産即時公休
⑥ 勤労婦人の7時間労働制確立
⑦ 18歳以上の男女に選挙権被選挙権を与えよ
⑧ 婦人に政治結社の自由を与えよ
⑨ 失業と戦争絶対反対

---

(100) 大阪社会事業連盟「無産者産婆会結成」『社会事業研究』19-4、1931年、p.128。
(101) 石月静恵『戦間期の女性運動』東方出版、1996年、pp.286-287。

書記の井原輿襧子は、港区夕凪町の無産者診療所の隣に開設した優生児相談所の相談員となった。1932年の相談はほとんど女性からで、2,040名であった。
　無産婦人同盟は無産者産婆会の趣旨に照らし、女性・子どもを中心とした医療機関を以前から計画していた。田万明子は、閉鎖命令を受けた愛生会玉造診療所の病院経営の申し出を受けて、1932年9月、無産者病院を開院した。産婦人科は柏原長弘が着任し、優生相談所は井原輿襧子が午前中出張した。その他に小児科、内科、外科、耳鼻咽喉科、皮黴科を設置し、薬価1剤8銭、入院1日1円と食費のみの料金で治療した。
　無産婦人同盟は田万明子を中心に、医療・母子保健に関わるだけでなく、同盟大阪支部発足の翌々日、第4師団を訪問し、入営兵家族の生活保障、除隊した兵士の職業斡旋、軍縮による余剰金を失業救済事業にまわすことを要請した。同盟は大阪府工場課に対して女子工場労働者の産前産後休暇の遵守、工場内託児所設置などへの尽力を要請した。田万は日本橋梁など多数の労働争議を支援し、その上、松島遊廓金寶来の娼妓のハンガーストを仲介して、13名の娼妓を自由廃業させ、女給税導入に反対する女給連盟設立を援助した[102]。このような無産婦人同盟の活動は、大阪支部、此花区支部、港区支部、淀川支部、大阪府支部連合を設立させ、海老江に大衆診療所、玉造に無産者病院を設立させた。しかし、その他の地域に支部はなく、リプロダクティヴ・ヘルス＆ライツを含め、さまざまな女性の要求にそって運動を展開したにもかかわらず、運動の広がりは小さかった。
　大阪市立トラホーム診療所が1928年、市岡、放出、福に設置され、1933年に泉尾に増設された。この年、医師による管理を義務づける「診療所取締規則」が制定された。医師は無産者診療所1か所のみの関与とされ、無産者診療所の減少が企てられた。また、警察の干渉もあった。こうした状況の下でも、1935年、トラホーム診療所のない矢田の水平社矢田支部はトラホーム診療所の設立を行政に求めた。無産者病院は東成診療所、築港大衆診療所、

---

(102) 大阪社会労働運動史編集委員会（前掲書）1989年、pp.1617-1618。

第 5 章　住宅の改善と社会事業

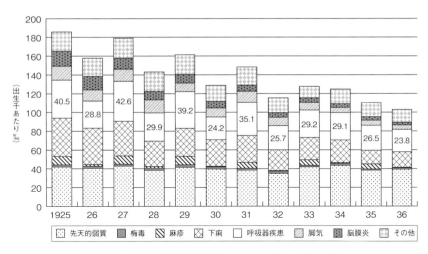

図 5-5　大阪市死因別乳児死亡率（1925 〜 1936 年）
内閣統計局『日本帝国人口動態統計』『日本帝国死因統計』1925 〜 1936 年。

社民病院と共同して、水平社矢田支部の支援を行った[103]。しかし、1938 年には無産者病院という名称も使えず「興亜病院」と改称させられ、その病院も戦災にあって焼失した。

　一方、社会事業連盟で女性会員のエンパワーメントに尽力した冨田象吉は、乳幼児を死亡させ、貧民を苦しめ、そして、転落の大きな原因となる疾病に対し、軽費の医療施設をつくろうと考え、1934 年愛染橋診療所を開設し、1937 年鉄筋コンクリート 3 階建ての愛染橋病院を完成させた。無産診療所は弾圧され、1938 年までに閉鎖されたが、愛染橋病院は空襲にも耐え、医療の不足する戦後、いち早く妻のエイの尽力で診察を再開した。

　結局、大阪医科大学が泉尾診療所での開設前に軽費診療の実施を決定したことによって、大阪市医師会は薬価を含めた治療料を 25 銭以上 2 円以下に改定した。乳児死亡率の高い新市地域では、医師会の医師のみの開業地域が多く、治療費の低廉化は乳児の治療を受診しやすくした。図 5-5 は 1925 年

---

(103)　大阪社会労働運動史編集委員会（前掲書）1989 年、p.1789、p.1953。

からの死因別乳児死亡率を示したものである。麻疹の流行が1925年から奇数年にあり、麻疹乳児死亡率が1925年8.9パーミル、1927年8.8パーミル、1929年9.0パーミル、1931年6.3パーミルとなり、その影響が呼吸器疾患乳児死亡率にも及び、乳児死亡率を上昇させた。1925年に40.5パーミルであった呼吸器疾患乳児死亡率は、流行に左右されながらも、1936年には23.8パーミルに減少した。これは、食生活の改善、母乳率の上昇とともに、低料金で利用できる診療所の増設と大阪市医師会による治療費の減額が、受診しやすい医療の広がりとなり、呼吸器疾患の乳児の早期治療を可能にすることになった。

まとめ

　関一は、労働者が「住み心地よき都市」で暮らせるようにと考え、投機に走る地主に対し、土地からの利益に節度ある負担を負わせることによって、都市計画を実行していった。関のねらいは、御堂筋や船場の商業ゾーンでは成功したといえるが、労働者は住み心地の良い居住ゾーンを給料生活者に譲ったかたちとなり、労働者の「住み心地よき都市」ついては成功しなかった。これは労働者には通勤手当が出ず、労働時間からも通勤のゆとりがなかったからであるが、皮肉にも都市計画用途地域ゾーンの適用が厳しくなかったことで、かえって工業ゾーンにも住宅が建設され、労働者ための長屋棟が建設された。たしかに平均すれば一般的には住宅環境は改善されたといえるが、労働者に十分光があたったとはいえなかった。それでも、10代に大阪に来て20年ほど働き続け、父親となった者は子どもを2～3人持ち、母親のほとんどが主婦であっても生活できる所得を得て家族経済を成立させていた。母親は母乳を与え、粥で離乳し、料理をする「居場所」としての家庭の姿が、乳児の発育健康調査からうかがえた。

　1924年、大阪市衛生試験所による大阪市の中心部と周辺部の住宅保健調査は、両地域の住宅・健康実態の格差の大きさを明らかにした。藤原九十郎は、1935年大阪市保健部長となり、大阪乳幼児保護協会とともに衛生組合

第 5 章　住宅の改善と社会事業

ごとの乳児死亡調査を行い、その集計が済むと半数の衛生組合の乳児発育健康調査を実施した。発育調査における行政区別母乳率調査から、母乳栄養は乳児の下痢死亡や呼吸器疾患死亡を減らすことが明らかとなった。そして、住宅と乳児の死因別死亡の関連について、大阪市社会部の不良住宅地区調査と保健部・大阪乳幼児保護協会の乳児死亡調査から、不良住宅居住者率と乳児死亡率、呼吸器疾患乳児死亡率、新生児死亡率、粗死亡率は正の相関関係がみられた。呼吸器疾患乳児死亡率が最高値を示す敷津には不良住宅はなかったが、朝鮮人人夫の住環境の生育条件の悪さが呼吸器疾患乳児死亡率を高めた。不良住宅居住者率が最高値の栄は、1920 年から 1935 年の 15 年間に乳児死亡率を 213 パーミルも激減させて、不良住宅居住者率と乳児死亡率の散布図では特異点となった。この 15 年間は乳児死亡率の高い地域ほど乳児死亡率低下が著しかった。

　このような地域の社会事業施設や小児保健所で働く保母や保健婦の研修の場であった大阪社会事業連盟婦人部会は、産婆の柴原浦子を大阪に招いて避妊の学習をした。そして、仕事として貧困層の乳児やその母の生活をサポートするだけでなく、生活改善のための避妊についても援助しようとしたが、挫折した。主だった社会事業関係者は、日本産児制限協会を設立し、柴原浦子の優生相談所の活動は産児制限運動としてのピークを迎えつつあったが、柴原は堕胎罪で検挙され、相談所は閉鎖された。

　当初、柴原は港区の無産診療所に出張して優生相談を行った。この診療所は全国大衆党が運営した。その全国大衆党を支持する女性が、田万明子を中心に無産婦人同盟を結成した。無産者産婆会も 11 名の産婆が参加して結成され、井原輿禰子は優生児相談所や無産者病院で活躍した。この運動の大きな特徴は、女性の生活に深く根ざした無産者女性運動であった。日本産児制限協会の会員となって、これらの産児制限運動に賛同し支援した冨田象吉、小岩井浄や田中藤太郎のような人々がいたが、優生相談所、無産者産婆会などの運動は弾圧された。しかし、治療費 1 日（1 回診察 1 剤）10 銭の無産者診療運動は、薬価 1 剤 15 銭～ 20 銭で治療する大阪市民病院付属診療所を 5 か所も成立させた。また、大阪医科大学が泉尾診療所の建設にあたって軽

費診療の実施を決定したことから、大阪市医師会は処置料と薬価を含めた治療料を 25 銭以上 2 円以下に減額することを決定した。

　罹患早期に利用できる医療施設が増え、住宅の一人当たりの面積も若干広くなり、その上、食生活が改善されつつあり、3 か月以上の乳児の栄養不良が減り、急性の呼吸器疾患も生存率が高まったのであろう。呼吸器疾患乳児死亡率は 1927 年 42.6 パーミルから 1936 年 23.8 パーミルに減少した。そして、これらの運動に参加した「いのちを守ることは何より大切であり、ないがしろにさせない」という人たちの思いは、戦争に巻き込まれながらも、戦後の生存権の主張と民主化の大きなうねりのひとつに繋がっていった。

第6章

公衆衛生体制の成立と
占領下の保健事業

はじめに

　明治期の大阪市における公衆衛生事業は、衛生組合の活動を統括する防疫中心の庶務部の衛生係が担当し、1902年に衛生課が設置された。母子保健・疾病予防の取り組みは社会事業が担っていた。それが公衆衛生へ転換するのは、1937年の保健所法を契機として、保健事業は公的機関かそれに準じる組織が行うという国の方針が出されたことと、1938年、社会衛生の機関として厚生省が設置されたことが大きい。

　看護職の資格は看護師と助産師の2種類が一般的である。しかし、日本は保健師が加わり3職種の看護職の国家資格がある[1]。日本では何故保健師が独自に国家資格になったのであろうか[2]。最初の保健師活動は1919年、大阪市立児童相談所の所員による訪問保健指導である。その後、戦時体制による保健婦の活用を国策とする後押しがあった。更に、保健婦は公立保健所に勤務することとなり、看護職の中で独自の資格として残るきっかけとなったのである。

　大阪市の公衆衛生を組織的に構築した中心人物は藤原九十郎（くじゅうろう）である。1935年、社会事業として民間で行われていた公衆衛生事業を、藤原九十郎

---

(1) 福本惠「保健師教育の変遷と今日的課題」『京府医大誌』117-12、2008年、p.948。
(2) 菅原京子「＜国家資格＞としての保健婦の終焉・Ⅰ」『現代社会文化研究』No22、2001年、p.14

は公の保健所によってなされるべきとして、公立の保健婦養成所を設立した。保健婦の地位の確立を図ったのは、前章でみた保良せきであった。公衆衛生事業の訪問看護婦活動は、保良せきによって1930年から北野地域で取り組まれていた。藤原は「保健所事業の要は保健婦」と述べている。大阪は保健婦の誕生の地であるばかりでなく、保健婦大会を2回開催し、その資格確立に貢献した。日中戦争の開始から、保健婦は結核・性病撲滅と、兵士となる若者の体位向上政策の中心となって働いた。敗戦から1948年の新保健所法施行まで、大阪市保健所の医師・保健婦は、伝染病・性病対策、食料難からくる栄養不良問題など差し迫った課題に引き続き取り組んだ。

本章の目的は、国民の生命が脅かされる危機的な状況下にあった戦時期と占領下の1940年代に、乳児死亡を予防する公衆衛生体制がどのように成立したのかを明らかにすることである。つぎに、大阪の保健婦の活躍から「保健婦規則」「保健婦助産婦看護婦法」によって、看護職の中で保健師が国家資格として成立する過程を検討することである。

第1節　公衆衛生体制の成立

1．結核対策

大阪市における母体の状態の悪さの背景には結核が蔓延し、とくに、女子の結核死亡率の高いことがあった（73頁、図2-1）。さまざまな職業と疾病との関係を研究した大阪府技師阿部利雄は、深夜業を廃止した1929年6月以前と以後の紡績女工の死亡に占める結核の割合を比較し、他の職種の女工についても同様に調査した。それを表6-1に示した。

15～19歳の紡績女工の結核死亡割合の高さが顕著であるが、深夜業廃止後は大きく低下した。1926年、工場労働者最低年齢法が施行され、工場従事の最低年限が14歳とされた。小学校卒業後は特例として認められていたものの、15歳未満の紡績女工数は減少した。一方、25歳以上・35歳以上の結核が徐々に増えるのは、胸膜炎、腹膜炎が増えたためである。また、他の職種の女工と紡績女工を比べると、深夜業廃止以前は結核の割合に大きな差

表 6-1 疾病死亡に占める結核（年齢別内訳）の割合（1912〜1932年）単位：%

		紡績女工			他の職種の女工	
		1912年7月〜1920年6月	1920年7月〜1929年6月	1929年7月〜1932年12月	1924年1月〜1929年6月	1929年7月〜1932年12月
全年齢		42.8（%）	58.26（%）	50.97（%）	32.2（%）	49.65（%）
内訳	12〜14歳	6.61	4.59	1.94	1.69	2.03
	15〜19歳	22.18	28.44	20.87	8.47	21.88
	20〜24歳	8.17	16.51	15.53	5.08	11.45
	25〜34歳	3.89	4.59	7.28	8.47	7.80
	35〜44歳	0.78	2.75	3.88	3.95	4.05
	45歳以上	1.17	1.38	1.46	4.52	2.43

（出所）阿部利雄『女子労務の職業学的研究』銀行信託社、1943年、pp.371-381。
（備考）結核は肺結核、その他の結核、胸膜炎、腹膜炎を合わせたもの。

があったが、深夜業が廃止されたのち両者の差が縮まった。紡績以外の女工は通勤者であり、既婚者の割合が紡績女工より高いこともあって、家事・育児の負担が加わり、年齢の高い層の結核の割合が高くなった[3]。このように現職疾病死亡の半数を超える結核は、女工にとって脅威であった。また、大阪市の若年女子の結核死亡率の高さに影響した。

政府は1914年「肺結核療養所の設置及び国庫補助に関する法律」を公布し、東京、大阪、京都に結核療養所の設置を命じた。大阪市は1917年、日本最初の公立療養所である大阪市立刀根山療養所を350床で開設した。この法律は療養所の入所対象者を「療養ノ途ナキ者」と規定したため貧困者あるいは重症者が多くを占め、開所1年間の入所結核患者の致死率は44.0％、その翌年は47.5％という高さであった[4]。また、空床がないため伝染の恐れがありながら家庭で療養せざるをえない結核患者も多く、彼らへの訪問指導者が求められた。

---

(3) 助川浩「工場労働者の肺結核に関する研究」『労働科学研究』9-2、1932年、p.15。
(4) 青木純一『結核の社会史―国民病対策の組織化と結核患者の実像を追って』お茶の水書房、2004年、pp.205-206。

1919年、国際赤十字連盟が結成され、平時の赤十字の目標として看護学校の増設と公衆衛生看護婦の養成を決議した。この決議によって1928年、田淵まさ代が、日本赤十字社の救護看護婦3年課程を卒業した者に限って入学できる1年間の社会看護婦コースの養成を担当した。これは日本で最初の保健婦養成コースであり、東京本社看護婦養成所に置かれた[5]。日本赤十字社大阪支部は1931年から、社会看護婦による社会看護訪問事業を開始した。社会看護婦は入院前・退院後の比較的重篤な患者の家庭ケアを担った。9名の社会看護婦が、空床待ちの患者を中心に、赤十字病院近くの玉造、日本橋、天王寺、木津、生野と医療機関の少ない伝法、築港など11方面地区を分担して、訪問看護を行った[6]。とくに結核患者の場合は、11方面以外でも訪問看護を実施したので、結核患者の訪問がかなりの割合を占めた。1934年の大阪市の年間結核患者数は7.3万人と推定されていたが、刀根山療養所や慈恵病院など合わせても入院治療が受けられるのは約1,100名だけであった。他は自宅療養を余儀なくされ、7,301人の死亡者のうち89.7%は自宅で死亡した[7]。ちなみに、健康保険を持つ工場労働者でさえ結核に罹患すると150日で解雇され、180日間で疾病手当は打ち切られた。健康保険法改正が施行された1940年、疾病手当は1年に延長された。

　安達將聰大阪市保健部長は、減少しつつある乳児死亡よりも、一旦減り始めたにもかかわらず再び増加し始めた結核死亡に対する取組みを重視した。1931年、安達は地方行政官の会議である京阪神参事会において、結核の治療施設の財源としてラジオ税の新設を提案し、参事会はこれを内務、大蔵、逓信の各大臣へ陳情した。一方、日本放送協会はラジオ税よりもラジオ納付金を希望し、国はラジオ納付金を府県の結核予防費に充てることを決定した[8]。大阪府からラジオ納付金を交付された大阪市は、1932年から結核患者

---

(5) 衛保会歴史部会「大阪府保健所保健婦の歴史」『保健婦雑誌』37-4、1981年、p.32。
(6) 日本赤十字社大阪支部『昭和十一年事業要覧』1937年、pp.22-25。
(7) 藤原九十郎「結核の豫防」大阪市保健部『保健月報』1巻11月号、1935年、p.4。
(8) 安達將聰「大阪市の結核豫防事業」『乳幼児研究』9-4、1935年、p.9。
　「…更に早期診療の施設を持ち始めてその完璧を期し得べきに依り、之を企画

表6-2 結核死亡の多い行政区の結核死亡数と結核死亡率（1937年）

結核死亡率は人口10万あたり

	東成	天王寺	旭	北	住吉	東淀川	西成	浪速	市平均
結核死亡数	（人）1,181	416	588	822	575	655	575	396	―
結核死亡率	344	326	312	311	297	268	263	257	262

（出所）大阪市保健部『大阪市結核予防施設概況』1938年、pp.3-4。

の早期診療のための健康相談所を北野、朝潮、泉尾、猪飼野、西今宮に開設した。更に1938年までに、表6-2に示した結核死亡率の高い行政区の西中島、城北、平野、塚西、春日出に増設し、浪速、十三、今福、市岡、海老江、塚本、古市には市費による健康相談所を開設した。健康相談所はレントゲンを完備していた。健康相談所の看護婦は、結核予防、結核の早期発見、初期治療のための診療や検査だけでなく、困窮家庭への訪問指導に医師とともに活躍した。1939年には都島、本田、傳高に健康相談所が設立され、20か所となった[9]。

　結核患者の家庭療養が家族に結核を蔓延させ、30歳未満の結核死亡者が表6-3のように3分の2を占めていた。結核予防には学齢期が最も効果的とされ、1939年、小児健康相談所が天王寺、鶴町、東雲に開設された。小児健康相談所は20か所の健康相談所にも併設され、全小学校通学区域を小児健康相談所で分担した。小児、学童の結核感染の有無をツベルクリン反応で調べ、感染者にはその症状を検査し、生活指導をして予防に努めた。とくに、医師・看護婦が栄養・療養指導のため患者の家庭を訪問した[10]。こうした活

　　しつ、ありし所、昭和六年十一月京阪神参事会に於て内務、大蔵、逓信の各大臣に対し、ラヂオ税を新設して救護及び社会事業の財源に充つべしとの陳情書を提出せし所、日本放送協会より毎年一定の金額を納付することに依りラヂオ税の防止を嘆願せり。依って主務大臣は之の申請を納れ、放送協会納付金は之を直接府縣に衛生費中特に結核豫防に充当せしむ…」
(9) 大阪市保健部『昭和十五年編 大阪市保健施設概要』1940年、pp.148-157。市岡、海老江健康相談所は地域の労働者の需要に応え、夜間診療を実施した。
(10) 大阪市保健局『昭和十八年度 保健局事業概要』1944年、pp.28-29。

表 6-3 大阪市の年齢別結核死亡数とその割合（1937 年）

	0-4歳	5-9歳	10-14歳	15-19歳	20-24歳	25-29歳	30歳～	計
結核死亡数（人）	692	360	511	1,580	1,364	1,199	2,835	8,541
割合（％）	8.10	4.21	5.98	18.50	15.98	14.04	33.19	100.0

（出所）大阪市保健部『大阪市結核予防施設概況』1938 年、pp.5-6。

動の下で 1942 年、ツベルクリン反応陰性者の 10 歳以上の学童に BCG 予防接種が開始された[11]。

　健康相談所の料金は、相談は無料、診察は世帯年所得 800 円以下なら無料、有料の場合もレントゲンなどは低料金であり、日平均 50 ～ 60 人の来訪があった。1930 年代の全国の結核死亡率は上昇していた。大阪市の結核死亡率も、これらの結核対策がなされたにもかかわらず、高い水準で横ばいを続けた（73 頁、図 2-1）。

2．大阪市立保健所

　1930 年、藤原九十郎は 1 年間に及ぶ欧米の保健衛生施設の視察を行い、「公衆衛生の上から衛生監視員と訪問衛生婦の制度」を最も学ぶべきものとした[12]。とくに、ロンドンのケンジントン区貧民地区の Infant・Welfare・Center（小児保健所）視察に大きな影響を受けた。そこでは、妊婦相談、乳児の巡回訪問、診察及び相談、歯科診察、衛生講話だけでなく、母親の手内職まで教え、住民の健康と生活改善に多大な効果をあげていた。また、イギリスでは性病予防対策として公営病院、慈善病院で秘密無料施療が行われ、その効果は大きかった[13]。日本では 1922 年、保健衛生調査会の花柳病部会が「性病である事を知りながら告知せず結婚をした場合は罰金もしくは禁固刑とする」草案を作成したが、内務省は性病患者の結婚禁止には否定的であ

---

(11) 厚生省 20 年史編集委員会編『厚生省 20 年史』1960 年、pp.188-189。
(12) 藤原九十郎「保健婦事業と大阪」大阪市厚生女学院『創立 50 年記念誌』1992 年、p.117。
(13) 藤原九十郎「都市衛生論策」『都市問題』14 巻 3 号、1932 年、p.15。

ったため事態は進展しなかった。結局、翌年私娼を中心とする性病対策の花柳病予防法が成立し、1928年に施行され、私娼以外の性病患者の治療施設設置は10年間猶予された。その対策も含め、藤原は、大阪の周辺部労働者の衛生状態の改善の方法は保健所・保健婦にあることをイギリスで発見したのである。

　1935年に大阪市保健部長となった藤原は、内務省に保健所設置案を進言した。すでに保健所法の制定準備中の内務省案が保健所の設置主体を道府県としたのを、六大都市も保健所設置主体にするように働きかけ、保健所法制定の推進力となった。1937年に保健所法が制定された。その施行規則は保健所に3名の保健婦を置くことを義務づけた。その資格は看護婦であること、そのうちの1名は産婆[14]でもよいとされた。1938年、最初の大阪市立阿倍野保健所が開設されると、藤原は「保健所の要は保健婦」[15]と考え、朝日新聞社会事業団公衆衛生訪問婦協会の小川忠子を保健婦長として迎え、8名の保健婦を採用した。小川は訪問婦協会と同じように、保健婦を業務の中心として、保健婦の訪問指導の事例報告と検討会議を重視した。業務は主に結核予防、伝染病予防、トラホーム・寄生虫・性病の予防と治療であり、母子衛生では離乳食や人工栄養だけでなく育児体操など最新の指導を行った[16]。

　藤原は東京で公衆衛生を学んだ聖路加女子専門学校研究科[17]卒業生の戸辺操など3名を招き、1939年に開所した生野、中津、西淀川の各保健所の婦長に任命した。これらの保健所は新市地域にあり、とくに乳児死亡率の高い地域に設置された。この年、大阪市の保健婦は藤原と保健係長広島英夫の後押しを受け、資質向上と研鑽を積むため大阪市保健指導研究会を発足させた。大阪市は1940年に新町保健所、1941年に森小路保健所と市岡保健所、

---

(14) 1942年「国民医療法」により呼称が助産婦に変えられるまでは産婆であった。
(15) 藤原九十郎「都市衛生論策」（前掲書）1932年、pp.309-310。
(16) 大阪市保健指導研究会『大阪市における保健婦―活動とその背景』1970年、pp.32-34。
(17) 3年課程の東京の聖路加高等看護学校は1927年に聖路加女子専門学校となり、1930年、3年課程卒業者を入学条件とする公衆衛生看護婦養成の研究科1年コースを設置した。

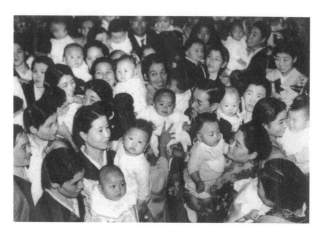

優良児にかこまれた藤原九十郎保健部長

1942年に天王寺保健所を開設し、その保健婦長に社会衛生院本科1期生の石田吉子が就任した。

3．大阪市立育児相談所

　社会衛生院は、大阪府が設立した最初の公立保健婦養成所である。1935年、大阪乳幼児保護協会の小児保健所は大阪市内に11か所しかなく、藤原は衛生組合事務所の一部を利用して、小児保健所を必要とするすべての地域に普及させることを考えた。地域の開業医に保健医を嘱託し、保健婦が衛生組合事務所に常駐した小児保健所を開設する提案である[18]。保健婦の養成は大阪乳幼児保護協会に依頼した。そこで、大阪府社会課で大阪乳幼児保護協会担当の長部英三は、保健婦の養成機関を大阪府知事に上申し、1937年に大阪府立社会衛生院が天王寺区の大原社会問題研究所跡に開校した[19]。院長には大阪府社会課長の大谷繁次郎が就任した。専攻科は、看護婦や産婆が働きながら資格を取得する6か月の夜間課程で、男子も社会衛生関係従事者であれ

---

(18) 藤原九十郎「達成したい愚案」『乳幼児研究』9-1、1935年、p.4。
(19) 長部英三「大阪府立社会衛生院の創立と初期10年の私」『復刻・解説版 保健婦とともに』せせらぎ出版、2000年、p.258。

ば入学が認められ、入学者は4名に上った。小児保健所の保健婦や大阪市の健康相談所の看護婦の多くがここに入学した。2年課程の本科は高等女学校卒業が受験資格であり、看護、社会的疾病予防、栄養、社会的健康保護、伝染病予防、社会衛生、個人衛生などの学科と、赤十字病院大阪支部における看護実習が設けられた。本科はのちに保健婦養成校第1種のモデルとなった。一方、大阪市は社会衛生院の専攻科に入学できない訪問業務を行う看護婦には、藤原による都市衛生と保健婦の使命の講義、保良や小川による保健婦実習の指導、栄養価の高い料理の実習など3か月間の保健婦研修を大阪市立衛生試験所で実施した[20]。

1939年、大阪市保健部は、第5章で述べた衛生組合地域ごとの出産・死亡・乳児死亡の調査[21]に基づいて、中本、加島、傳高、今宮、西中島など30か所の衛生組合事務所の一部を借りて、市立育児相談所を設立した。社会衛生院1期生の多くは大阪市の育児相談所に就職した。翌年には、安立、浜口、瑞光、鷺洲などに10か所の育児相談所を増設した。育児相談所は4000所帯に1か所の割合で設置され、保健婦が2名配置され、来所・訪問による育児指導を行った。その上、26か所の育児相談所には産婆資格を持つ保健婦を加配して妊産婦の指導も実施した。1941年における育児相談所の来所の平均件数は1,695件で、訪問の平均件数は4,244件もあり、保健婦一人当たり2,165件の相談を行った[22]。この育児相談所の開設によって大阪市全域に乳児の育児衛生指導が行き渡るようになったのである。

1939年2月、天然痘流行の兆しに、保健部は種痘を東成区民14万人に接種した。9月神戸にコレラ患者が発生し、湾岸区域75万人に予防接種を実施した。これらの薬剤費は大阪市が、人件費などは地域の各衛生組合が負担した[23]。1926年からの大阪市の法定伝染病患者数は図6-1に示す通りである。

---

(20) 大阪市保健部「衛生及び栄養に関する講習会」『保健月報』1936年7月号、p.16。
(21) 大阪市保健部・大阪乳幼児保護協会『大阪市衛生組合地域別出産・死亡・乳児死亡調査』1937年。
(22) 大阪市保健局『保健統計』1942年、p.28。
(23) 大阪市保健部『保健月報』1939年2月、p.14、『同』10月号、p.15。

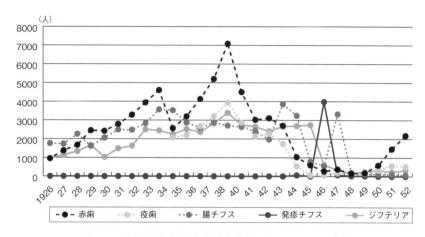

図 6-1 大阪市法定伝染病罹患者数（1926～1952年）

（出所）大阪市保健部『大阪市保健施設概要』1936年、p.91。大阪市保健局「保健統計」1942年、p.20。大阪市行政局「第41回大阪市統計書」1954年、pp.161-162。
（備考）1934年までの赤痢は疫痢を含む。

　1934年の室戸台風のあと、高潮被害地区住民に大阪市は腸チフスの予防注射を実施し、不十分ながら効果がみられた。毎年7月から9月にかけて赤痢、腸チフスが流行し、増え続けた。殺菌処理の不完全な屎尿を蔬菜の肥料にしたことと、屎尿汲取り業者が処分できない屎尿を河川に投棄したためである。1939年、酷暑のため赤痢患者が7,000余名に上った。大阪府・大阪市・水上警察は、8月に河川浄化週間を設け、業者を集め厳重に注意した[24]。

　1939年大阪市の赤痢による乳児の死亡は19名しかなく、むしろ例年40名前後のジフテリア死亡が68名（出生1,000あたり0.8）に上った。表6-4に示すように1939年の麻疹9.4パーミルと呼吸器疾患39.4パーミルが高く、大阪市の乳児死亡率は126.9パーミルであった。1940年は100を切って86.8パーミルと40.1パーミル低下し、初めて全国平均の90パーミルより

---

(24) 大江健一「本市の屎尿処理事業に就て」『保健月報』1939年9月号、p.4、pp.25-26。

表6-4 大阪市死因別乳児死亡率（1937～1941年）単位：パーミル

	先天性弱質	下痢	呼吸器疾患	脚気	脳膜炎	麻疹	その他	乳児死亡率
1937-38年平均	41.8	13.5	32.4	4.4	4.2	2.8	18.6	117.3
1939年	41.0	13.5	39.4	3.9	2.8	9.4	16.9	126.9
1940年	31.6	13.1	22.6	2.8	2.7	0.4	13.7	86.8
1941年	29.7	10.9	25.8	2.4	2.5	5.4	12.3	89.0

（出所）大阪市『第36回大阪市統計書』1939年～同『第40回大阪市統計書』1942年。
（備考）内閣統計局の都市の死因別統計は1936年で中断のため大阪市の資料を使用した。

も低くなった[25]。麻疹の流行がなく呼吸器疾患乳児死亡が減ったこともあるが、それまで乳児育児指導の行き届かなかった地域にも育児相談所の保健婦が活躍した影響が及んだのである。

第2節　戦時下の保健事業

1．大阪府の乳児死亡率と乳幼児母親保健指導員

　1938年、厚生省が設立され、国民健康保険が施行された。1939年、国民健康保険組合連合会、産業組合、社会事業協会が、看護婦や産婆を対象に数週間の保健婦養成の講習を始めた。たとえば、1939年に山形県の社会事業協会が聖路加出身の前川政子を招いて、農村の看護婦や産婆に保健婦養成のための1か月間公衆衛生講習を実施した[26]。前川はその後も農村を廻って保健婦の指導を続けた[27]。国民健康保険組合や産業組合の保健婦は、男性医師が軍に徴用されたため、農村地域の人々の健康維持の中心となって、乳児の育児指導を行った。それだけでなく、保健婦は役場の衛生事務、学校保健、

---

[25] 大阪市『第38回大阪市統計書』1940年、同『第39回大阪市統計書』1941年、pp.56-61。
[26] 加藤実「保健所史（戦前）―その2」『医学史研究』第23号、p.26。1938年制定の社会事業法に基づき保健婦養成補助金が支給された。
[27] 髙橋（前川）政子「規則発令前の保健婦養成」『医学史研究』42号、1974年、p.25。

表 6-5　大阪府の郡・市別乳児死亡率（1938 年）　　単位：パーミル

	堺市	岸和田市	三島郡	豊能郡	泉北郡	泉南郡	南河内郡	中河内郡	北河内郡	府平均
乳児死亡率	113.8 (‰)	196.1 (‰)	111.5	141.4	107.2	122.1	110.1	115.8	143.7	106.8

（出所）厚生省社会局『出産・出生・死産及乳児死亡統計』1941 年、pp.270-277。

　産業組合の農繁期の託児、共同炊事などの共同作業を担った。無医村では医療に従事し、困難な現場で活躍した[28]。1940 年、厚生省は産婆、看護婦だけでなく、高等女学校卒業生にも、講習受講後「巡回指導婦」になることができる「巡回指導婦並びに指導講習会補助要綱」を制定した[29]。これによって、道府県において 1 週間～ 6 か月の講習会が実施され、多くの巡回産婆[30]や看護婦が受講した。

　厚生省は、乳児死亡の実態把握と乳児死亡率の低減のための資料として、1938 年の全国の郡・市別の乳児死亡率を調査した。この調査における大阪府下の郡・市別乳児死亡率は表 6-5 に示した通りである。繊維産業が盛んな岸和田市は、岸和田紡績が朝鮮人女工を多数採用していて、大阪の市部で最高の乳児死亡率を示した[31]。20 年前の大阪府の調査（表 2-5、75 頁）では高位であった豊能郡は 60 パーミルしか低下せず、三島郡は 103 パーミル低下した。また、北河内郡の減少は 17 パーミルに過ぎず、大阪府郡部で乳児死亡率の最高値地域として新たに浮上した。北河内郡のうち、枚方町と乳児死亡率が悪化していた旭区に隣接した守口町の乳児死亡率が 160 パーミル前後と高かった。枚方町には倉敷紡績やワイシャツ製造の蝶矢シャツがあり、禁

---

(28) 中央社会事業協会社会事業研究所『社会保健婦』1940 年、p.4。
(29) 大国美智子『保健婦の歴史』医学書院、1973 年、p.89。
(30) 東京市政調査会『都市における妊産婦保護事業』1928 年、pp.68-69。人口過疎地では産婆の確保のため町村が公設産婆を設置し、公益法人が巡回産婆を置いた。分娩件数が少ない地域で巡回産婆は、育児指導・一般罹病看護指導を行い、実質的に訪問看護婦を兼ねていた。また、この事業には産婆の足留め料としての国庫補助金が支給された。
(31) 丸山博『社会医学研究Ⅰ　乳幼児死亡』医療図書出版社、1976 年。丸山博は岸和田市における乳児死亡の研究に取り組み、「事例の研究」にまとめた。。

野火薬庫に大阪陸軍造兵廠(砲兵工廠から改称)の砲弾工場である枚方製造所の建設のため朝鮮人が移り住んだ[32]。守口町には大阪市北区のメリヤス業者から輸出用メリヤスを下請けする零細な家内工業が多く、中小の繊維・縫製工場が広がり、また、1933年の松下電器産業の進出による工業化の影響が現れた[33]。

大阪府は1938年に府下で最初の大阪府立富田林保健所を開所させた。1939年、高木乙熊警察部衛生課長は、産婆81名を乳幼児母親保健指導員として採用した。乳幼児母親保健指導員は、人口2万人、約5町村を受け持ち、駐在所を拠点として住民を集め、衛生・栄養の啓発活動を行った。とくに、2歳までの乳幼児の家庭を毎月1回以上訪問し、育児・栄養指導を実施した。受持ち区域の衛生状態もさまざまで、地域の広さ、乳幼児数の多少で仕事量も違っていた。乳幼児母親保健指導員は乳児指導のため徒歩で訪問した。食糧、医療物資欠乏の結果、配給制度が導入され、粉ミルクは乳児数に応じてではなく保健指導員一人につき何缶という形で配給された。指導員は粉ミルクが不足する中で分配に苦労した[34]。1939年の大阪府の乳児死亡数は11,355人、乳児死亡率は114.3パーミル(死因内訳――先天性弱質39パーミル、呼吸器疾患32.5パーミル、下痢16.5パーミル)であった。大阪市の人口が大阪府の人口の3分の2を超えるので、その数値の影響が大きい。1940年の大阪府の出生数は前年より14,548人も増加したが、乳児死亡数は8,737人と2,618人減少し、乳児死亡率は76.7パーミルと100を切った[35]。乳児死亡率が37.6パーミルも低下したのは、乳幼児母親保健指導員が初めて設置され、適切な育児・栄養指導が開始されたからである。

---

(32) 京都橘女子大学女性歴史文化研究所『枚方の女性史:伝えたい想い』ドメス出版、1997年、p.67、pp.78-82。
(33) 守口市史編纂委員会『守口市史(本文編第4巻)』2000年、p.206、pp.412-416。
(34) 衛保会歴史部会「保健所創立期(3)乳幼児および母親指導員制度の誕生とその活動」『保健婦雑誌』43-10、1987年、pp.54-57。
(35) 内閣統計局『日本帝国人口動態統計』各年。死因の内訳は大阪府『大阪府統計書 昭和15年』p.109。

2．保健婦大会と保健婦規則

　保健婦については法規定もなく名称もさまざまであった。保良せきは保健婦を専門職として確立するには保健婦大会を開くべきであると考えて、朝日新聞社会事業団濱田光雄に提案した[36]。大阪朝日新聞をバックに濱田の活躍で、朝日新聞社会事業団は、厚生省・大阪府・大阪市の後援を得て、1940年2月「第1回全国社会保健婦大会」を大阪朝日会館で主催した。保健婦の最初の大会であったため、全国の保健婦の経験交流に終わった。

　1941年2月に厚生省の後援を受け、朝日新聞社会事業団・大阪府・大阪市は、大阪で「第2回全国保健婦大会」を主催した。まず、東京保健婦協会の井上なつゑ[37]が保健婦の資格について「高等女学校卒業後2～3年間の看護婦教育と、6か月～1年間の保健婦教育を受けること」の旨の提案をした。しかし、この条件を満たす保健業務従事者は全体の6.5%にすぎず、残りのほとんどは、産婆・看護婦が講習によって資格を得ていた。看護婦・産婆は高等小学校卒業後、病院あるいは産院付属養成所での1年間の学科履修後、看護婦試験あるいは産婆試験合格で資格を得た。2年目以降の実習内容の規定はなく、看護婦の見習いや実習は病院、医院任せで、そこで看護学を教えられなければ専門職とは言いがたかった。一方、産婆の実習には一応正常分娩を約60件取り上げるという基準があり、両者間には熟練度やキャリアに大きな違いがあった。しかし、産婆・看護婦は高等女学校に進学できる出身階層でないという差別が立ちはだかり、大会での発言をためらわせていた。そこで、大阪乳幼児保護協会の本多ちゑが「社会事業的な人格を重視し、現場で奮闘するにもかかわらず、公衆衛生の教育を十分受けられなかった保健婦が水準に達してないと洩れることにならないよう、現職の人を再教育して

---

(36) 毛利子来『現代日本小児保健史』ドメス出版、1972年、p.150。
(37) 大阪赤十字病院『大阪赤十字病院90年史』2000年、pp.291-293。京都佐伯助産婦学校から赤十字社大阪支部病院救護看護婦養成所、赤十字の語学制度で津田塾とイギリスに留学、1941年に日本保健婦協会初代会長。戦後、厚生省から看護制度審議会会長に任命された林塩も同養成所出身で、教官を務め、優秀な看護婦を養成した。1946年大阪赤十字病院に病院名を変えた。

ほしい」と述べた[38]。つぎに、山形県の前川政子も「問題は資格の高い保健婦を作ることにあるのではなくて、地区の中に飛込んで、共に苦しみ得る保健婦を育てることこそ当面の急務ではないか…」と発言し、後に「この時壇上から眺めた発言し得ぬ多くの人々の、もの悲しい瞳は長く印象に残った。こうした問題は、真に進学の自由と平等が獲得される社会においてこそ、初めて大きく唱え得ることだ」と述べている[39]。結局、厚生大臣宛の「保健婦の国家認定を求める建議」が採択され、保健婦資格については言及されず、厚生省に一任された。

　この少し前の1月、人口増加・死亡低減策である「人口政策確立要綱」が閣議で決定されたのである。井上が提案した保健婦資格や教育の基準を厚生省が認めるはずはなかった。厚生省衛生局は、短期間の講習を受けた看護婦や産婆が保健婦として医師が徴用された無医村でも働いている実態から、すでに講習による保健婦を基準にすることを決定していたのである。とはいえ、内務省の一方的な通達であった「産婆規則」「看護婦規則」に比べ、保健婦は大会開催によって保健指導の社会的な位置を明記し、看護婦との差別化を図った。専門職とされていなかった看護婦は、戦後、専門職として確立するために、結婚しても働き続けることができるように変えていくことから始めなければならなかった[40]。井上の提案はアメリカの公衆衛生看護婦資格に近づけようとするものであった。看護制度の改善は戦後に持ち越され、「保健婦助産婦看護婦法」「保健婦助産婦看護婦指定規則」の制定の議論につながった。社会衛生院で指導に当たっていた大阪帝国大学衛生学教室の丸山博は、看護婦教育の改革と保健婦教育について「保健婦の実践力が無医村において、薬学・医学を含めた知識を要求される状況の下では、それらに応えられる保健婦教育が必要であり、保健婦を国家試験に準ずる免許にしなければならな

---

(38) 大国美智子（前掲書）1973年、pp.173-175。
(39) 高橋（前川）政子「保健婦の半生」『医学史研究』4号、1962年、p.52。
(40) 江尻尚子「仲間とともに―医療労働者の生活と権利を守って④」『婦人通信』621、2010年、p.40。この原因は、大半の看護婦養成所の医師が看護学を教えなかったことにある。

い。更に、女子職業教育だけでなく女子教育の充実を図らなければならない」と述べている[41]。

　1941年7月に厚生省は保健婦規則を制定した。それによれば「保健婦は、その名称を使用して疾病予防の指導、母性又は乳幼児の保健衛生指導、傷病者の療養補導、その他日常生活上必要な保健衛生指導を行う女子をいい、18歳以上で地方長官の免許をうけたもの」とされた。保健婦規則の施行の時点で、看護婦または産婆の資格を有する者で、1年以上保健婦業務に従事する5,698名と、その資格を有しない者で、保健婦業務に従事していて地方長官の行う履歴審査によって認められた1,172名が保健婦資格に応募し、免許が与えられた。1941年7月、厚生省は「私立保健婦学校保健婦講習所指定規則」を公布し、施行した。この規則の第1種は、高等女学校卒業後の者が修業年限2年、保健婦試験科目と臨床看護実習、第2種は看護婦の資格を有する者が6か月修業、そして産婆を対象とした第3種があり、いずれも3か月の保健婦業務訓練を必要とした[42]。大阪市は、保健所、健康相談所、小児健康相談所、予防（性病）相談所、トラホーム診療所、育児相談所に働く看護婦すべてに保健婦資格を所持させることを決定し、第2種の大阪市立保健婦養成所を1942年6月新町保健所に開校した。所長は大阪市保健部長とされ、藤原九十郎が就任し、専任講師に小川忠子が着任した。藤原は一般衛生や優生学及び人口問題を、保良せきが保健婦業務を担当した。1期生は一般公募されず、神戸市立保健所の委託生と大阪市の前記の各相談所の看護婦の中から選ばれた[43]。

　1942年6月「国民保健指導方策要綱」が策定され、保健所が各種の保健指導施設を傘下に収め、国民保健指導網を作成することとされた[44]。役割を終えた大阪乳幼児保護協会は1942年度末に解散した。一方、1943年大阪市は、

---

(41) 丸山博＜意見＞「社会保健婦或は保健婦事業に就て」中央社会事業協会社会事業研究所『社会事業』25-2、1941年、p.9。
(42) 厚生省人口局『保健婦に就いて』1941年、pp.33-35。
(43) 大阪市厚生女学院『創立50年記念誌』1992年、pp.46-47。
(44) 厚生省20年史編集委員会編『厚生省20年史』1960年、pp.201-202。

第6章　公衆衛生体制の成立と占領下の保健事業

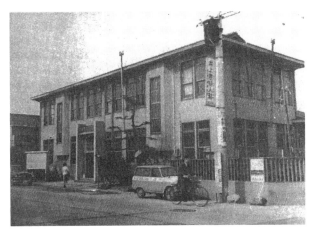

空襲の被災をまぬがれた阿倍野保健所

　北区の東に都島区、西に福島区、住吉区から阿倍野区と東住吉区を、大淀区は主に東淀川区から、旭区から城東区を、東成区から生野区を分区して、行政区を22区に編成替えをした。保健部は保健局となり、保健所を各行政区ごとに設置して、保健指導網と業務の能率化を計画した。更に、戦局が進むにつれ医師が前線に動員され、保健婦の需要はますます高まった。すでに未婚の18歳以上の女子は挺身隊として工場に動員されていたが、保健医療従事者は免除されていた。1942年、高等女学校卒業者は2か月間の女子保健指導員養成講習を受けると女子保健指導員の資格が与えられ、補助保健婦としての採用も可能となった。この受講には町会連合会長の推薦を要し、資産のある家の女性が働くことを恥とする風潮に対して[45]、その子女を就労に引き出す妥協策となり、400名が受講した[46]。1943年、医師の採用難を緩和するために大阪市は市長の斡旋で、卒業後大阪市に勤務することを条件に75名枠の大阪女子医学専門学校の学費給付医員依託制度を開始した。
　こうした状況のなか、栄養・洋裁関係の各種学校は戦争の進展による学校

---

(45) 藤原九十郎「戦力と女性」『戦時生活』第2号、1944年、p.12。
(46) 大阪市保健局『昭和十八年度 保健局事業概要』1944年、p.34。

統制令で廃止されることとなり、天王寺区の大阪家政学園は、1943年12月大阪厚生学園と改称して厚生部を設け、第1種2年課程の保健婦教育を始めた[47]。大阪市も新たな保健婦を養成するため、1944年4月に第1種の保健婦養成所を浪速保健所内に開校した。6月、独立校舎が西長堀に完成したので、保健婦養成所は第1種・第2種を合わせて大阪市立保健婦学校と改称し、移転した[48]。ところが、1945年3月の大阪大空襲で西長堀の保健婦学校は被災し、破壊された。

3．産婆法制定運動

産婆規則には、産婆の身分「産婆とは何か」について表記されていない。一方、1925年薬剤師法が成立し、薬剤師は国家資格となった。これに刺激を受け、大阪府の産婆は、産婆の身分を明確にしなければならないと、医師の原田智夫を中心に大阪産婆連盟（1927年大阪府産婆会に改称）を結成し、産婆法制定運動を開始した。

① 産婆が医師と同様に独立して営業を為し、妊産婦・胎児、新生児の生命にかかわる分娩を中心とする産科業務にかかわる者としての身分を確立する。
② 産婆の水準を全国一律にするため、産婆試験を地方長官の実施から国家試験に変える。
③ 医師会と同様に産婆会を公の法人として道府県に設置を義務付ける。

1925年7月、原ヒサヨ他10名が府下の産婆を代表して上京し、清瀬一郎代議士の案内で、内務省に若槻内相、鈴木参与官、山田衛生課長を訪ね、請

---

(47) 衛保会歴史部会「戦前・戦後の保健婦教育（その2）」『保健婦雑誌』44-3、1988年、pp.59-60。1939年大丸社長里見純吉が大丸洋裁研究所を開設し、家政学園に変更した。厚生学園の学園長は事業団退職後の濱田光雄が就任し、1948年で保健婦教育は終了した。
(48) 大阪市厚生女学院（前掲書）1992年、pp.48-49。

願書を提出した。これに対し内務省は調査を約束した。大阪産婆連盟は全国の産婆会に3項目の請願書を送付、署名を要請した。44通の請願書に3,999名が連署し、1926年1月に10通は各産婆会が、残りを大阪産婆連盟が衆議院・貴族院に提出した[49]。1926年2月、清瀬一郎を請願紹介者として①、②は衆議院で採択された。しかし、貴族院では成立しなかった。同年11月、大阪市産婆会の山本柳、川端類、久保千代が、内務省次官、衛生局長だけでなく大蔵省政務次官武内作平にも面会し、産婆法制定を陳情した。それだけでなく、東京の区産婆会の拓殖あい、岩崎直子を訪ね、産婆法制定のための連携を話し合った[50]。

　1927年に第1回全国産婆大会が東京で開かれ、大日本産婆会が設立された。1929年、大阪で第2回全国産婆大会が開催され、産婆学校受験資格を高等女学校卒業に変更することが論議された[51]。1931年、大日本産婆会は、産婆が分娩取扱いにおいてカンフル注射などの施術が可能となるように「産婆」を改めて「産師」とする産師法を成立させようと、全国六万の産婆に署名を呼びかけた。ところが、産師法は1931年、1933年、1935年と貴族院での審議未了で3度阻まれて実現しなかった。不成立の理由は、産科医団体が産婆の業務を正常分娩に限定していることを変更するつもりはなかったことと、医師が少ない地域の産婆は分娩時に異常産となった場合、母子救命上の緊急処置を産婆がしたために訴えられたことである。産婆は異常産を扱えないのであるが、最低限の救命処置の要望が強く、医師の多い都市の幹部と要求の重点が違っていたため、産婆の団結が不十分であったことが大きい。内務省は1935年に産婆による緊急時のカンフル注射を通達で認めた[52]。

　大阪の産婆は医療行政に敏感に反応し、最初に産婆の身分を確立させようとした。1935年、大阪市は本庄産院を改築し、鉄筋5階建ての扇町産院を

---

(49) 原田智夫『産婆法制定運動史』1932年、pp.27-30。
(50) 青木秀虎『大阪市産婆団体史』大阪市産婆会、1935年 p.190。
(51) 木村尚子『出産と生殖をめぐる攻防―産婆・助産婦団体と産科医の100年』大月書店、2013年、p.128。
(52) 木村尚子（前掲書）2013年、p.91。

完成させた。100床のうち有料が半分を占めた。大阪市産婆会役員会は、産院の有料分娩が産婆の取扱う正常分娩と競合するため、産院の分娩は無料分娩に限ることを扇町産院長へ請願した[53]。しかし、施設分娩の需要が有料でも大きく、大阪市は各産院の有料分娩割合を徐々に増やしていった。

4．人口増加策と体位向上施策

　人口増加策が進められた1941年に大阪市の保健部と産院の医師が「産婆の使命、結核、浮腫、乳幼児指導」という演題で、地域ごとに産婆を集め、巡回講習会を行った。大阪市は産婆を通じて妊婦に妊婦無料健康診断券を渡し、大阪市の保健所、産院、乳児院、健康相談所、育児相談所のいずれかで、血液検査など無料健康診断を受診させた[54]。この目的は流産・早産・死産、先天的弱質の発生防止であった。とくに梅毒、妊娠中毒症、結核、脚気、栄養に注意を払い、26か所の育児相談所に配置されていた産婆が、妊婦保健指導を行った。表6-6の健康診断結果にみられるように、12か月間に6,470人が受診したが、その多くは妊娠7～8か月の者であった。そこで、保健部は治療に間に合う妊娠2～3か月の健康診断受診費用を翌年から予算化した。更に、異常のある産婦の出産を介助した産婆には、そのようすを保健部指導課へ連絡するよう依頼した[55]。これらの努力の結果、大阪市の妊産婦死亡率（出産10万あたりの死亡数）も、1941年に初めて236と300を切り全国平均に近づいた（図2-6、93頁参照）。結局、1942年7月からは政府の妊娠登録制度によって、妊婦は3～4か月に初診を受け、役所に届出をして妊産婦手帳を受取り、保健所、育児相談所で保健指導を受けることとなった。これらの対策は出生率を引き上げる国策によるものとはいえ、十分に治療を受けられない29.6％を占める脚気や妊娠中毒症や梅毒の女性にはありがたいものであった。加えて、性病、とくに淋病の治療も徹底し始めたこともあ

---

(53) 青木秀虎（前掲書）1935年、pp.320-324.
(54) 大阪市保健部「巡回指導婦講習会開催」『保健月報』1941年10月、pp.32-34。
(55) 野須新一「大阪市妊婦健康診断実施成績に就て」『保健月報』1941年10月、pp.1-3。

表 6-6 大阪市妊産婦健康診断の成績（1941 年）

	脚気	妊娠中毒症	梅毒	結核	その他	健康	計
診断人数（人）	1,532	315	68	110	530	3,915	6,470
割合（％）	23.7	4.9	1.0	1.7	8.2	60.2	100.0

（出所）大阪市保健部『保健月報』1942 年 11 月号、p.7。

り[56]、大阪市の1941年の出生率は1940年の23.6パーミルから29.2パーミルに急上昇した（図5-4、222頁参照）。そこで、大阪市は旧港区役所を港産院に改装した。大阪市立産院の分娩のうち、助産料10円の有料分娩が3分の2を占めた。産院の救貧目的は薄れ、一般住民サービスに変化しつつあった。

　出征者が増え始め、大阪市はその家族など働く母親のために託児所を増設した。1933年、弘済会の吹田移転に伴い、大阪市は弘済会保育所を引き継ぎ、以後1940年までに38か所の託児所を開設した。民間保育所も併せ、保育所は60か所に増加した[57]。母親の職業の69％は内職で、残りが就労であった。内職を行う母親の過半数は労働者家族である[58]。新設の託児所の大半は内職者の多い工業地帯の新市地域に40か所も設置された[59]。大阪市立託児所は、保母3名に80名の3歳児以上が弁当持参で7時〜17時まで保育を受けていた。1943年から70か所の大阪市立幼稚園も9時以前2時以降の延長保育を始め、約4割の園児が利用した[60]。また、救護法を補完するものとして1937

---

(56) 大阪市保健指導研究会（前掲書）1970 年、p.66。大阪の主だった産科医が出生率上昇について「従来なら結婚後4〜5年間妊娠しない婦人が不妊治療に訪れた場合、淋病が多かったが、妊娠・出産を強要され結婚1年未満で不妊治療に来る婦人は淋病を免れて妊娠ができた」と述べた。
(57) 大阪市社会部庶務課『大阪市社会事業要覧 昭和十五年版』1940 年、pp.68-73。
(58) 大阪市社会部庶務課「本市における内職調査」『社会部報告 247 号』1940 年、p.106、p.116。
(59) 大阪市社会部庶務課「幼児生活環境調査」『社会部報告 256 号』1941 年、pp.13-18。
(60) 大阪市民生局『保育所のあゆみ』（民生局報告 140 号）1967 年、pp.204-208。

年に母子保護法が成立した⁽⁶¹⁾。

　戦時景気は大阪市の財政にどのように影響を与えたであろうか。1933年度を100とした場合、1937年度は、歳入総額は138、歳出総額は128であった。この5年間は常に歳入超過で、その歳入歳出の差の合計額は5,975万円もあった⁽⁶²⁾。1935年度の大阪市の純歳出4,654万円のうち保健部支出は415万円で8.9％であったが、1938年度は4,878万円のうち725万円で14.9％と倍増した⁽⁶³⁾。

　大阪市の住宅は、昭和になって土地区画整理組合・土地会社の開発により少しずつ改善されて、ようやく細民集住地区の住宅の改良に取り組む段階に入った。にもかかわらず、大阪の軍需・重化学工業の発展にともなって労働者が増え、過密で不衛生な労働者住宅が増設された。長期戦に応え、産業を支える労働者が生産を増強するためにも、彼らの住宅の質を考慮した対策が必要であると藤原は考えた。市民の食・住生活を改善することが、結核の唯一の治療法であるにもかかわらず、過密で不衛生な住宅では健康が損なわれ、憂慮すべき事態に陥る。不良住宅が簇生することは、藤原には許し難かったのである⁽⁶⁴⁾。大阪市保健部は活動目標を市民の健康、とくに労働者の健康の増進においた⁽⁶⁵⁾。

　大阪市保健部は、予算が大幅に伸びた1938年度に新規事業を盛り込んだ。その第一は、前述した保健所の開設と大阪市民病院の増設であった。1938年に大阪市は西九条に大阪北市民病院の建設工事を開始し、1940年に開院（大阪市民病院は大阪南市民病院と改称）し、1941年、西今里に南市民病院東診療所、市岡元町に北市民病院西診療所を開設した⁽⁶⁶⁾。

　第二に、1926年から1935年まで、大阪市の徴兵検査不合格者（丙種・丁種）

---

(61) 今井小の実『社会福祉思想としての母性保護論争―"差異"をめぐる運動史』ドメス出版、2005年、pp.319-322。
(62) 芝村篤樹『日本近代都市の成立―1920.30年代の大阪』松籟社、1998年、p.185。
(63) 大阪市役所「財政」『大阪市統計書 昭和13年』1939年、pp.13-16。
(64) 藤原九十郎「戦時下市民衛生の問題」『都市問題』31-2、1940年、p.18。
(65) 藤原九十郎「産業人の保健問題」『保健月報』1938年6月、pp.2-3。
(66) 大阪市衛生局『大阪市衛生事業小史』1968年、p.80。

は全国平均よりも約1割多かった[67]。藤原はこの原因を、中小零細工場における生産増強のための労働強化が筋骨薄弱な者を増やし、結核を誘発していることにあると考えた。1938年、体位向上施策として保健部は体力課を新設し、以下を体力課の業務とした[68]。

① 徴兵適齢19歳と20歳の者は年2回の壮丁予備検査を受け、家内工業従業員・商店員は健康診査を受ける[69]。異常のある受診者には市の医療機関における処置を義務付ける。
② 大企業は従業員の定期健康診査の結果を示す健康票を作成し、健康管理を指導する。
③ 全域にわたる体育運動を指導する。

この対策は下層の若者に疾病予防や初期治療の機会を与え、健康維持にとって画期的なものであったが、時局の流れから徴兵のための壮丁予備検査を先取りするものとなった。

新規事業の第三は結核・性病対策である。図2-1（第2章）にみられるように、結核死亡率は250を超えていたため結核療養所の増設に力が入れられ、850床の刀根山病院は350床の増床を決定した。更に、貝塚に第2の結核療養所の千石荘病院が、1939年12月に850床で開院した。他方、花柳病予防法の診療所設置施行猶予が1938年4月に解除され、初の一般性病患者向けの大阪市立予防相談所が豊崎に開設された。1940年5月の地方長官会議で、天皇から大阪府知事に「時局下産業従業者の風紀はどうか」との下問があったことや[70]、大阪市立衛生試験所のワッセルマン検査希望者4,473人のうち梅毒陽性反応者が11.3%という結果もあり[71]、一般性病患者を治療する予防

---

(67) 大阪市保健部『保健月報』1937年12月、p.4。
(68) 藤原九十郎「体力課の誕生と其の使命」『保健月報』1938年7月、pp.2-4。
(69) 藤原九十郎「本年度の新規事業」『保健月報』1938年5月、p.2。
(70) 藤原九十郎「戦時下市民衛生の問題」『都市問題』31-2、1940年、pp.10-11。
(71) 利齋潔「大阪市の性病施設について」『保健月報』1939年3月、p.1。

相談所は西今宮、四貫島、猪飼野(いかいの)、新世界に増設された。

5．壮丁予備検査

　1940年4月、厚生省は未成年の死亡を防ぎ、体力を向上させる目的で国民体力法を成立させ、9月に施行した。1941年、大阪市は体力検査の結果の悪かった者に、症状に応じて保健所と健康相談所において訓練、休養、治療を受けるよう指示した。戦局が切迫し、1942年国民体力法は改正され、体力検査対象者は、徴兵適齢者予備の17～19歳の男子の年齢が15歳からに、翌年には26歳までに拡がった(72)。体力検査項目は身体計測、荷物の運搬による運動機能測定、精神機能検査、疾病異常検診（ツベルクリン検査、トラホーム、性病、寄生虫、精神病、栄養障害、その他の疾病）であった。これらの検査の結果、

① 筋骨薄弱者は健民修錬所で生活改善の指導を受ける。
② 結核発症のおそれのある者は、職務を離れて、富田林、汐の宮、浜寺、白浜の健民修錬所で6週間、体力の錬成と勤労精神教育を受ける。
③ 軽症結核患者は、津守及び千里山健民修錬所で病状に応じて2か月間、運動と休養を合わせた生活修錬を受ける(73)。

　国民を戦力、労働力として優劣を判定する体力検査や検査の判別作業、保健指導を保健婦が担った。大正区は厚生省の健民特別指導地区43地区のうちのひとつに指定された。区民全員の衛生状況調査と生産年齢全員にX線間接撮影など体力調査が実施された。1943年、都島と大正に保健所が開設された。都島体力検診所の組織を改めた都島保健所は、健民修錬所(74)に送

---

(72) 1940年に優生思想による優生手術を認める国民優生法が成立した。
(73) 大阪市保健局『昭和十八年度　保健局事業概要』1944年、pp.45-51。p.352。
(74) 大阪市は1932年、結核などの虚弱児のために兵庫県津名郡淡路臨海保養所を開設した。

第6章　公衆衛生体制の成立と占領下の保健事業

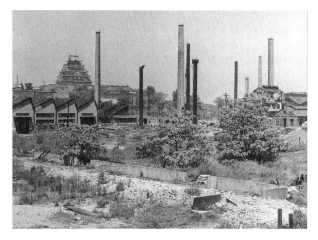

1945年8月14日の空襲で廃墟となった大阪砲兵工廠跡

るための虚弱児の検診や壮丁予備検診などを実施した。保健婦11名は受検者午前500名、午後500名も割当てられ、各方面から医師や看護婦の応援を受けても検診を終了できず、保健婦長が保健局に割当て人数の削減を交渉した。本来の保健所業務が手薄になっていったのである。その後も結核患者が労働者の中に増え続けたので、結核の管理は一段と強化された。1944年、保健所は結核患者名簿をつくり、保健婦は自宅療養患者の訪問指導を実施し、家族にBCGを接種した。更に、藤原は軍需工場の工具の健康管理のための保健婦勤労衛生班を組織した[75]。保健婦勤労衛生班は工場を巡回し、工具たちにツベルクリン検査、BCG接種、X線検査を実施し、初期感染者の発見に努め、生活指導を行うことで若者の就業の継続を推進した。

一方、若者にとっては就業がいつ出征に変わるかわからなかった。内心では出征よりも結核罹患を望むゆえ、検査を受けたくないと思う若者もいた[76]。1945年は6月までの空襲により保健局の39保健施設のうち24か所が全焼した。旭保健所の入吉深雪は「保健婦は非常要員として被災者救助に当

(75) 大阪市保健指導研究会（前掲書）1970年、pp.76-79。
(76) 福田真人『結核の文化史』名古屋大学出版会、1995年、p.339。

たることになっていた。夜半でも空襲があれば出勤しなければならなかった。そのため子どもを持った保健婦の苦労は大変で、子ども連れで出勤し、仕丁室に預けて救助作業に当たっていたが、あまりの辛さに転職した保健婦もある」と語った[77]。空襲のため職場を失った保健婦が巡回班に編成されて、敗戦間際の戦力増強に一定の役割を果たした。多くの軍需工場は空襲で被災し、8月15日もその前日の空襲による大阪陸軍造兵廠付近の被災者救助に当たる保健婦が多かった。

第3節　占領下の保健婦の活動

1．敗戦直後の大阪市民の栄養・衛生状態と保健婦

　敗戦に至る時期にも食料の配給が不十分であったが、敗戦後食料難はますます厳しくなった。大阪、名古屋、福岡などの都市居住者の1日の平均エネルギーは1946年2月が1,700カロリー、5月が最低の1,500カロリー、8月が約1,670カロリー、11月が2,000カロリーであった[78]。このうち配給による補填は35.9％しかなかった。4回にわたる栄養調査はGHQ（連合国最高司令官総司令部、以下GHQと記す）の指令によるもので、大阪市では保健婦を中心に区の職員、町会役員が、1,400世帯に家庭訪問をして聞き取りをした。住宅不足も同様に深刻で、64万戸の住宅のうち半分以上の34万戸が空襲によって焼失した。1946年1月大阪市民生局の社会調査によると、罹災世帯112,733世帯のうち7,827世帯25,960名が防空壕で生活していた[79]。こうした市民生活の中で白癬菌による皮膚病の「疥癬」が爆発的に流行した。軍復員者や疎開学童の中に疥癬患者が発生し、帰宅後、水も燃料も石鹸も不足する中での市民の銭湯利用が、流行の原因と考えられる。保健所の保健婦も治療、処置、予防指導に当たった。1945年、冬期に向かって戦

---

(77) 大阪市保健指導研究会（前掲書）1970年、pp.80-81。
(78) C.F. サムス『DDT革命―占領期の医療福祉政策を回想する』岩波書店、1986年、p.106。
(79) 大阪市保健指導研究会（前掲書）1970年、p.85、pp.98-100。

第 6 章　公衆衛生体制の成立と占領下の保健事業

災者の生活が極めて厳しくなる 12 月の 2 週間あるいは 12 月末から翌年の 3 月までの間、阿倍野、城東、西淀川塚本、東淀川、大正、此花の各保健所は、戦災者、引揚者、復員軍人、軍人遺家族を対象に臨時無料診療所を開設した(80)。1945 年 11 月に復員した此花保健所の荒井惇は、焼け残った海老江健康相談所から机、秤など日常業務に必要なものを分けてもらい、此花区役所に間借りして 12 月の臨時無料診療に参加した。一方 1945 年 9 月、戦後の混乱

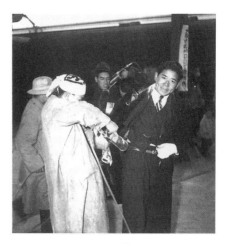

DDT の散布

の中、GHQ は伝染病についての覚書「公衆衛生に関する件」を発表し、伝染病の疑似患者の検診、隔離や、種痘など法定伝染病の予防注射の実施と昆虫の駆除を厚生省に提示した(81)。

　1946 年 1 月、生野警察署留置場の被疑者が発疹チフスを発症し、桃山病院に隔離後死亡した。その留置場で接触した者から 2 月に 1,000 人近く、3 月には 1 日 100 人ほどが罹患した。大阪市は桃山病院 1,000 床が満員なので、津守病院、大阪市立医学専門学校付属病院、北・扇町・今宮の各市民病院、赤十字大阪病院だけでなく馬場町の元 22 部隊の兵舎も収容所に充てた(82)。保健所の医師 1 名、保健婦 2 名が検診班を編成し、有熱患者や被疑者の検診と患者家族に血清ワクチン注射で処置をした。初期に GHQ は DDT しか支給せず、公衆衛生福祉局長サムスの視察後にチフスワクチンが支給され

---

(80) 大阪市保健局『保健月報』1946 年 1 月号、pp.18-19。
(81) 厚生省 20 年史編集委員会編『厚生省 20 年史』1960 年、p.340。
(82) 桃山病院は伝染病専門病院、桃山病院津守分院、大阪市立医学専門付属病院は元大阪南市民病院、扇町・今宮市民病院は、元産院を産科、内科、小児科の市民病院に編成した。

271

た[83]。発症1か月間にチフスワクチンの注射ができず、罹患を拡げた。4月末までに17,824人にワクチン注射を実施した。この年の流行では、全国の発疹チフス患者32,000余名のうち大阪市の患者が3,980名と12.5%を占めた（図6-1、254頁参照）。発疹チフス死亡者は594名であった[84]。更に1946年4月、検疫伝染病であるコレラが神奈川への引揚船で確認されたことから、直ちに大阪市の湾岸8行政区の保健所がその住民約55万人にコレラの予防注射を実施した[85]。引続き他の区の住民にも予防注射を行ったにもかかわらず、8月大阪駅構内で倒れていた密航者がコレラで死亡したため、43名の患者を出し、22名が死亡した。コレラ患者は水上生活者や大阪駅や天王寺駅構内での行路死亡者にみられた[86]。1947年に保健所は鉄道のターミナルに注射場を設け、GHQの指導でチフスワクチン注射を実施した[87]。その効果もあって、発疹チフスの発症者は1947年には70名に減少した。

　1945年、GHQの公衆衛生福祉局の指令を受けて11月、性病を診察した医師の届出は義務化された。強制的治療、娼婦の検診と健康証明書などの対策は保健所が担当とする花柳病予防法特例が制定された。1946年1月「日本における公娼廃止に関する件」の覚書がGHQから出され、娼妓の取締規則は廃止されたが、実際には街に立つ私娼が急激に増加した。むしろ、1946年に全国で24万人だった性病患者数は、翌年には40万人を超えた。そこで、1948年7月、性病予防法が制定された。医師の届出に基づく接触者調査、妊婦の性病検査、性病患者の強制治療・強制入院、都道府県による治療施設の設置と支払不能患者の費用負担、その半額の国庫負担など、かってない対

---

(83) 大阪市保健局『保健月報』1946年2月号、p.15。『同』1946年7月号、p.27。
(84) 大阪市保健指導研究会（前掲書）1970年、pp.92-95。
(85) 大阪市保健局『保健月報』1946年5,6月合併号、p.9。『保健月報』1946年9月号、pp.5-7。
(86) 大阪市衛生局『衛生統計年報 昭和24年』1950年、p.55。
(87) 杉山章子『公衆衛生』竹前栄治・中村隆英監修（GHQ日本占領史 第22巻）日本図書センター、1996年、p.189。日本に製薬技術を持つ業者がいたことと、外貨がないことからBCGなどのワクチン、スルファジアジン、ペニシリン、ストレプトマイシンを国産で量産し、チフスワクチンを輸入した。国立予防衛生研究所が生物学的製剤・抗生物質の管理をし、大きな役割を果たした。

策が組まれ、9月に施行された[88]。

　大阪市は生野、住吉両保健所に復員医師を配置して性病予防と治療を開始していたが、1946年7月、焼け残った浜口育児相談部を住吉保健所予防相談部に、元猪飼野健康相談部を生野保健所予防相談部として、性病の相談や治療を実施した。1947年4月、大阪市保健局は衛生局と改称し、桃山市民病院に中央性病診療所を設置して、GHQからペニシリンの配給を受けて、無料または低廉な費用で治療を開始した。同時に、衛生局内に直轄調査班を設け、中央性病診療所、保健所や診療所の調査員を訓練して接触者調査を行った。1948年6月から翌年1月までの13,705名の聞き取り調査では、半数は娼婦からの感染であった。客からは13％、外国人からは15％、不明16％であり、夫2％と妻0.9％であって夫婦間の感染は少ない。夫の場合の多くは不明と回答したのであろうか[89]。1950年1月、767名の聞き取り調査では、娼婦からの感染は36.3％、客からは29.7％、外国人からという項目はなくなり、夫10.7％、妻0.7％、不明19％になっている[90]。大阪市に届出られた性病の発生数は、1949年には18,131名であったが、翌年には10,195名、1951年6,967名、1952年5,033名と減少した[91]。接触者聞き取り調査に基づくペニシリンによる強制治療の効果は大きかった。

2．結核の蔓延

　1946年、再開していた18の保健所のうち、区役所や小学校を間借りしていた保健所7か所は十分な設備もなかったため、1946年10月に保健所は8ブロックに編成し直された[92]。1947年4月、GHQ公衆衛生福祉局は「保健所の拡充強化に関する件」を発した。これによって、9月に保健所法が改正され、翌年1月から施行された。1947年、新設された東淀川保健所を含めて、

---

(88) 厚生省20年史編集委員会編（前掲書）1960年、pp.345-347、p.366。
(89) 大阪市保健指導研究会（前掲書）1970年、pp.115-116。
(90) 大阪市衛生局『衛生統計月報 昭和25年1月』1950年、p.18。
(91) 大阪市行政局統計課『第41回 大阪市統計書』1954年、p.163。
(92) 大阪市保健指導研究会（前掲書）1970年、pp.90-91。

13行政区の保健所が業務を開始した。1951年には南保健所が開設され、1958年度末には22行政区すべてに保健所が設置された(93)。

　保健所の相談や集団検診あるいは保健婦の訪問で最も多い疾病は結核であった。1947年3月、厚生省の結核予防対策強化拡充計画を受けて、GHQ公衆衛生福祉局は「結核対策強化に関する覚書」を発表した。そして、医師が結核患者を診察した際、従来は肺結核・咽頭結核に限られていた届出義務が、すべての結核を対象にするよう伝染病届出規則が改められた。医師から連絡を受けた保健所は健康診断を行い、保健婦が家庭訪問をして対処法を指導することとなった。大阪市では戦前から結核対策に取り組んでいたが、1945年11月、疎開学童がほぼ復帰したため大阪市教育局が学童栄養調査を実施した。その結果、141,683名の学童の21.3％が栄養不良であることが判明し、1日1～2食の欠食者が25％もあった。その傾向は都市残留児に顕著で、虚弱児童が集団疎開に参加できず、縁故疎開ができなければ食糧状態の厳しい大阪市に残ったからであった(94)。保健所は栄養不良の学童の健康診断とともに全学童にツベルクリン検査を実施し、結核菌陰性の判定者にはBCG予防接種を、陽性判定者全員に血沈検査を、必要とする者にX線撮影を実施した(95)。更に1946年12月、保健所は11歳～20歳の一般市民に結核検診を実施し、25,791名にツベルクリン検査を、8,651名にBCGを接種した。1948年2月には16歳～24歳に年齢を上げ、結核検診を実施した。国が1949年7月に義務付けた結核の予防接種を大阪市は1942年から実施していたのである（250頁）(96)。また、結核検診後の処置としては、

　　① 要入院患者に対しては、学童は少年保養所、一般市民は刀根山療養

---

(93) 大阪市南保健所『十年のあゆみ』1962年、p.1。
(94) 大阪市史編纂所『新修大阪市史第7巻』1994年、pp.1049-1051。東住吉区田辺国民学校は縁故疎開、集団疎開、残留児童の各疾病、栄養、身長、体重を比較調査した。
(95) 大阪市保健指導研究会（前掲書）1970年、pp.102-105。
(96) 大阪市衛生局「BCGの乾燥ワクチン接種」『保健』1949年12月号、p.40。学童、生徒―ツベルクリン5円、BCG10円、一般市民―ツベルクリン10円、BCG20円。

所か貝塚千石荘への入院を斡旋し、退所患者や入院待ち患者の訪問
　　　指導を行う。
　②　要注意者には毎月検診を受けるよう指導する。
　③　BCG接種者やツベルクリン陽性転換者の発病防止のため結核に対
　　　する啓蒙・教育を行う。

とした。当時、保健所で早期発見された結核患者の治療には人工気肺治療が行われていたが、1949年からストレプトマイシンが輸入され始めた。特効薬の出現によって、結核の罹患者が回復するための決め手は十分な治療費を負担ができるか否かであった。1946年2月、国はGHQの指令で従来の慈善的救貧制度の救護法でなく、総合的な救済制度を検討した。その結果、9月に生活保護法が制定され、10月に施行された。大阪市ではこの時、26,252人が受給し、翌年5月に39,925人、1948年3月までおよそ35,000人が受給した。1951年10月に新結核予防法が施行され、医療費の公費助成が開始された[97]。

　1937年の大阪市の結核死亡率は262であり（表6-2）、結核患者の大半は自宅で死亡していたが、1952年の結核患者のうち北区、天王寺区、東区での病院入院者が多く、患者は病院で死亡した。この場合、病院の所在区に集計される発生地結核死亡率を、表6-7では北区、天王寺区、東区のみカッコ内に示した。結核罹患者が10万人あたり1,000人を超える区が22区中、19区もあった。罹患者のおよそ1割が死亡したことになる。結核死亡率が最も高い大淀区と城東区、生野区は、結核死亡率だけでなく粗死亡率も高かった。しかし、生活保護や医療費の公費助成を利用することでストレプトマイシンの使用が可能になると、治癒率は徐々に改善されていった。

　死因別死亡順位は、1950年の第1位の結核は死亡数が3,271人であったが、1952年には2,243人に激減し、第2位の癌および腫瘍の2,063人に接近した。1953年の第1位の癌が2,120人、第2位脳出血が2,036人、結核が1,933

---

(97) 小栗史朗ほか『保健婦の歩みと公衆衛生の歴史』医学書院、1985年、pp.54-55。

表6-7 大阪市行政区別結核罹患率、結核死亡率と粗死亡率（1952年）

結核罹患率、結核死亡率は人口10万あたり、粗死亡率はパーミル

	結核罹患率	結核死亡率	粗死亡率（‰）
大淀	1,630	152	8.68
港	1,163	120	6.08
北	1,585	118（202）	5.62
大正	1,265	118	5.96
城東	1,142	115	7.21
生野	953	113	6.60
住吉	1,198	110	6.89
東淀川	1,144	107	6.14
東住吉	1,168	107	6.54
西成	1,112	106	7.51
東成	1,503	103	6.20
阿倍野	1,068	99	5.87
此花	1,080	93	6.39
福島	1,337	88	5.86
浪速	786	85	5.91
西	1,316	82	4.55
旭	1,081	76	5.56
西淀川	1,297	75	6.27
天王寺	1,000	71（173）	6.30
都島	912	69	5.36
南	1,249	66	4.59
東	1,235	47（172）	3.92
大阪市	1,174	100	6.27

（出所）大阪市衛生局『大阪市衛生統計年報 昭和27年版』1953年、p.8、p.80。
（備考）（ ）内は死亡発生地の病院も含め集計された結核死亡率。

人と第3位になり、結核は克服され始めた[98]。

---

(98) 大阪市行政局統計課『第41回 大阪市統計書』1954年、p.58。

3．優生保護法と母子保健

　敗戦直後の日本の人口は 7,241 万人であったが、1949 年には 8,263 万人に増加した。海外在住日本人や兵士の帰国者は 625 万人であったが、日本を離れた在日外国人は約 120 万人であり、差し引き約 500 万人増加した。これに加えて、出生数は 1947 年 267.9 万人、1948 年 268.2 万人、1949 年 269.7 万人であり、死亡数を差し引いて 500 万人が増加した[99]。このような人口の急増は、当面の生活難だけでなく、将来の貧困問題、雇用問題なども引き起こしかねなかった。厚生省は 1946 年 1 月、学識経験者からなる人口問題懇話会を開催し、人口政策委員会を設置して審議し[100]、11 月「新人口政策基本方針に関する建議」を発表した。そこでは、出生調節に関する事項の 10 項目の中に、優生思想の普及徹底を図り、受胎調節に関する健全な宣伝と指導機関の養成と、希望子ども数以上の出産回数を避けることができるように乳児死亡率を引き下げるなどが含まれた。乳幼児死亡の減少方策では、乳幼児保健施設の拡充や母子栄養回復施策の徹底が挙げられた。国民の栄養状態が悪い背景には、ハイパーインフレションがあった[101]。1946 年の物価指数を 100 とすると、3 年後の 1949 年には食料品は 347、光熱費は 731、衣類は 875、住居費は 483 など、総合すると 463、約 5 倍の物価上昇に見舞われたのである。

　こうした状況下で、人工妊娠中絶の合法化を目的として 1947 年 8 月、優生保護法を社会党の福田昌子、太田典礼、加藤シズエが議員立法として衆議院に提出した。加藤は公衆衛生福祉局のサムスに優生保護法の事前了解を求めた。サムスは日本の将来を農業国に留めるのではなく、工業化によって国情を安定させた方が良いと考え、人口問題に何らかの対策が必要であると認めたが、マッカーサーが大統領選出馬の思惑から反対し、この法案は挫折し

---

(99) 厚生省 20 年史編集委員会編『厚生省 20 年史』1960 年、pp.453-454、pp.527-532。
(100) 杉田菜穂『〈優生〉・〈優境〉と社会政策―人口問題の日本的展開』法律文化社、2013 年、pp.94-96。戦時人口政策に批判的な北岡壽逸は委員となり、産児制限普及会を立ち上げた。
(101) 大阪市行政局統計課『第 41 回　大阪市統計書』1954 年、pp.106-109。

た⁽¹⁰²⁾。代わって翌年7月、保守系の谷口弥三郎が優生保護法を提出した。その内容は国民優生法の断種対象者、胎児が母体に危害を及ぼす恐れのある場合、そして強姦による妊娠の場合は妊娠の人工中絶を認めるが、施術は指定医に限るという条件で、この法案は可決成立した。更に1949年5月、優生保護法は、優生保護相談所で受胎調節に関する相談を受けることと、優生保護審査会の審査を受けることを条件にして、中絶の理由項目に経済的理由を加えるように改正された⁽¹⁰³⁾。同時に、都道府県には最低1か所の優生保護相談所（優生結婚相談所）の設置が義務付けられた。

　1949年、大阪では大阪府人口問題対策審議会が、大阪府衛生部を中心に準備され、大阪府の人口問題、特に産児調節問題に関する審議・調査を目的に研究調査・機構運営・避妊方法の各専門委員会の設置が計画された。7月に大阪市衛生局が13か所の保健所に、大阪府が20か所の保健所に、優生結婚相談所を設置した。33か所の優生結婚相談所は産児調節の組織体であるFamily Planning Association（家族計画協会、F.P.Aと略）連盟への参加を、労働組合や各種団体に呼びかけた。大阪府下157労働組合、41団体、大阪市内152労働組合、31団体が参加を表明した⁽¹⁰⁴⁾。このうち東成区、生野区の婦人会は、城東区も含めた女性737名に、子どもの希望数や避妊実行についての調査を実施した。各区の婦人団体は大阪市教育局の協力を得て、優生問題研究会を結成し、毎月定例会で講演や実地見学を行い、8月に優生移動展を開催した⁽¹⁰⁵⁾。12月、大阪府土田衛生部長を会長に、大阪市西衛生局長を副会長に、大阪府人口問題対策審議会が発足した⁽¹⁰⁶⁾。この背景には、内閣に人口問題審議会が6月に設置され、産児調節は人工妊娠中絶によらず受胎

---

(102) 大林道子『助産婦の戦後』勁草書房、1989年、p.173。マッカーサーはアメリカのカトリックの反中絶の主張を配慮した。
(103) ティアナ・ノーグレン著・塚本久美他訳『中絶と避妊の政治学―戦後日本のリプロダクション政策』青木書店、2008年、pp.78-79。
(104) 大阪府衛生部庶務課『各地区優生結婚相談所管内各種団体名簿』1949年。
(105) 大阪市衛生局『保健』1949年12月号、p.42。この年4月『保健月報』から改称した。
(106) 大阪府人口問題対策審議会発会式案内、F.P.A連盟に関するものは丸山博氏所蔵書類を使用した。

第6章　公衆衛生体制の成立と占領下の保健事業

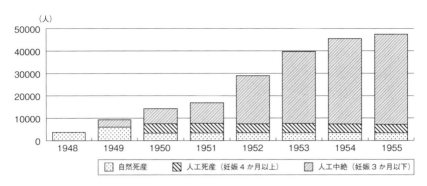

図6-2　妊娠3か月以下の人工中絶数、人工死産数、自然死産数（1948〜1955年）
（出所）大阪市衛生局『衛生統計年報 昭和24年』1950年〜同『同昭和31年』1956年。

調節によるべきであると、同審議会が10月に建議したことがあった。しかし、この建議は、新薬事法の下で避妊用の錠剤やゼリーが認可されたほかは具体化せず、1950年3月に人口問題審議会は廃止された[107]。

　1950年、大阪市の優生結婚相談所の相談は1,183件あり、そのうち受胎相談は449件あった。一方、人工妊娠中絶のため優生保護審査会で手続きを受けた者が10,924件もあった。医学的適用が9,731人で9割を占め、16人が適用を認められなかった。経済的理由による適用は1割を占めた。このうち妊娠4か月以上の4,197件の中絶は人工死産として届出された。大阪市の死産率が、1948年63.4パーミル、1949年89.4パーミル、1950年125.1パーミルと上昇したが、これは人工妊娠中絶が増加したからである。1950年の乳児死亡率は50.0パーミルであり、死産率は乳児死亡率の2.5倍に急増した。反対に、出生率は1948年32.4パーミル、1949年33.3パーミルから1950年26.8パーミルへと急減した[108]。1951年には全国に145か所の優生結婚相談所があり、まったく設置されていない県もあったが、このうち34か

---

(107) 厚生省20年史編集委員会編（前掲書）1960年、pp.534-536。
(108) 大阪市衛生局『衛生統計年報 昭和25年』1951年、p.2、pp.25-26、p.41、pp.86-88。

279

表 6-8　妊産婦死亡率（1949 〜 1955 年）出生 10 万あたり

年	1949	1950	1951	1952	1953	1954	1955
大阪市	126	135	140	169	199	191	137
全国平均	171	176	173	170	181	184	179

（出所）大阪市衛生局『衛生統計年報 昭和24年』1950年〜同『同昭和31年』1956年。
　　　　全国平均―大林道子『助産婦の戦後』勁草書房、1989年、p.276。
（備考）出生数を分母とすると、出産数よりも死産数が少ない分母となり、妊産婦死亡率は若干高くなる。

所は大阪府にあった[109]。大阪市の優生結婚相談所における1950年から5年間の受胎相談は年平均473件であった[110]。一方、1955年までの妊娠3か月以下の人工中絶数、人工死産数、自然死産数は図6-2に示すとおりであった。1952年に優生保護審査会の審査を廃止し、優生保護法指定医の判断のみの手続きで人工妊娠中絶ができるように優生保護法の第2次改定がなされたこともあって、人工妊娠中絶の件数がこの年から大幅に伸びた。

　表6-8は大阪市と全国平均の妊産婦死亡率（出生10万あたりの妊産婦死亡数）を示したものである。大阪市は各保健所で妊産婦検診を毎月実施した。1950年は46,508人の妊婦が受診した。このうち、異常のあるものは6,645名で14.3％を占め、梅毒が2,114名、妊娠中毒症が1,756名、結核が954名で、大阪市の妊婦の1割はこの三大疾病に罹患していた[111]。このような疾患を検診で発見し処置することで、全国平均よりも妊産婦死亡率は低く、1951年の妊産婦死亡数は70人であったが、翌年は81人になった。人工中絶によって1953年には93人と増え、30代以上が36人、20代が53人、男女合わせた20代の死因順位において6位に入るほど、妊産婦死亡数は増えた[112]。

---

(109) 荻野美穂『「家族計画」への道―近代日本の生殖をめぐる政治』岩波書店、2008年、p.169。
(110) 大阪市衛生局『衛生統計年報 昭和25年』1951年〜同『同昭和29年』1955年。
(111) 大阪市衛生局『衛生統計年報 昭和25年』1951年、p.85。
(112) 大阪市衛生局「年齢別・死因順位死亡数」『衛生統計年報 昭和28年』1954年、p.37。

第 6 章　公衆衛生体制の成立と占領下の保健事業

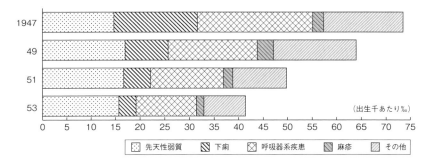

図 6-3　大阪市死因別乳児死亡率（1947 〜 1953 年）単位：パーミル

(出所) 大阪市衛生局『保健月報』1948 年 11 月号、p.37。大阪市衛生局『衛生統計年報 昭和 24 年』1950 年、p.42。同『同昭和 26 年』1952 年、p.37。同『同昭和 28 年』1954 年、p.46。

(備考) 1949 〜 51 年の出生数は大阪市『第 41 回大阪市統計書』1954 年、pp.11-12 の食糧管理法によって算出したものを使用した。

　戦前の全国の妊産婦死亡率は下がり続け（表 2-6、93 頁）、戦後は 1948 年 165 になったが、表 6-8 にように妊娠人工中絶が多い時期は 10 〜 15 ポイント高くなった。人工妊娠中絶を受けた後は再び妊娠しやすく、妊娠回数の多い女性が増えた。自宅分娩が多い当時、妊娠回数の多い妊婦の分娩中の異常に対応できる救急体制の整備が不十分なため妊産婦死亡が増えた。1958 年に施設分娩が 35％を超えると妊産婦死亡率は 155 になり、下がり始めた[113]。

　一方、保健所における乳幼児の相談には栄養相談が多かった。食料難で栄養不良が蔓延しており、母乳の不足した母親にとってはこの問題は切実であった。戦時中は妊産婦手帳を所持すれば配給があったが、それも途切れていた。ところが、1947 年 3 月 GHQ から乳児に乳製品の特別配給があり、ミルク缶を請求する母親は保健所が発行する母乳不足の証明書を必要とした。そこで、保健婦は母親の母乳不足量を判定し、配給ミルク必要量を証明した。1946 年、厚生省は妊娠届の徹底と母子の保健指導を強化するために、再び

---

(113)　大林道子『助産婦の戦後』勁草書房、1989 年、p.276。

妊産婦手帳の交付を開始した。この年11月、大阪府が乳幼児体力向上指導要項を公布し、それに基づいて大阪市立保健所は、1945年4月から1946年8月に出生した乳児の一斉検診を実施した。17,537名の受診児のうち、疾病異常は14.5%、栄養状態要注意児は13.4%を占めた[114]。こうした配慮を要する乳児に対して、保健婦は検診後に訪問して保健指導を実施した。また、保健婦は一斉検診に不参加の45%の乳児の家庭も訪問しなければならなかった。

　図6-3は大阪市の死因別乳児死亡率を示したものである。1945年の乳児死亡率は133.4パーミルと高かったが、1947年は食糧難の時期にもかかわらず73.5パーミルと59.9パーミルも低下した[115]。1953は年41.6パーミルとなり、31.9パーミルも減少した。その理由は結核や性病と同じように、乳児の疾病の治療にも抗生物質が使用されたからである[116]。

4．保健婦助産婦看護婦法の成立

　日本の医療界を医師中心の治療の思想から保健包括医療・看護の広い医療概念を普及させようと、GHQ公衆衛生福祉局は医療改革と同時に看護改革も厚生省に指示した。公衆衛生福祉局オルト看護課長が主宰して看護制度審議会が設置された。そこでは「看護の独自性、専門性」が議論された。1946年「保健師法」案の軸となる基本的な考え方は下記のようであった。

① 看護婦、保健婦及び助産婦を統合して保健師制度に統一する。
② 試験を国家試験にして、教育や免許制度の改良により看護職の資質を上げる。
③ 看護婦を医師から独立した専門職として確立する。

---

(114) 大阪市保健指導研究会（前掲書）1970年、pp.122-123。特別配給は3回あった。
(115) 大阪市衛生局『保健月報』1948年11月、pp.37-38。1945年の死因の内訳はない。
(116) 斎藤潔『小児死亡原因の分析』（日本小児科全書第Ⅳ編）金原出版、1954年、p.41。

同時に、すでに従事していた者に対しても国家試験受験準備と再教育がGHQから指示された。それを受けて大阪保健婦協会は、1947年3月～8月の毎水・土曜日、297時間の保健婦再教育を実施した。この講習は新制度の保健婦国家試験の受験準備でもあった。最大の懸案は保健婦ではなく、医療の中で看護を確立することと看護婦の処遇であった。大阪市衛生局の阪田一郎は、日本の看護事業が60年の歴史を持つにもかかわらず、職務内容が遅れた原因を、男尊女卑の思想、男女の教育の機会均等を欠くこととし、その改善のためには看護業務従事者の地位の向上、新教育制度の確立、現任従事者の応急的な再教育が必要と述べた[117]。再教育の中心は看護婦であり、大阪市衛生局は1948年秋の4カ月間、看護婦試験科目の看護婦再教育講習会を実施した[118]。

　ところが、保健師法は時期尚早とされ、1947年7月、看護婦学校の入学資格を高等学校卒業とし、3年以上の修業ののち、国家試験を合格した者は、厚生大臣から看護婦の免許を受ける「保健婦助産婦看護婦令」が国民医療法[119]の委任に基づく政令として公布された。その国民医療法が廃止されたため、保健婦助産婦看護婦令は1948年7月に保健婦助産婦看護婦法として成立した。保健婦助産婦看護婦法は、「甲種看護婦（保健婦助産婦看護婦令の看護婦学校卒業者）と乙種看護婦（中学校卒業、2年課程看護婦養成所を卒業後、知事の行う看護婦試験に合格し、知事の免許を受ける）とし、乙種看護婦は一部業務を制限する」とした点が変更されていた。しかし、2種類の看護婦制度に対して、従来の看護婦規則による看護婦免許の者から反発があり、1951年4月に次のように改正された[120]。

---

(117) 阪田一郎「助産婦看護婦保健婦の再教育について」『保健月報』1948年7月、pp.2-5。
(118) 大阪市衛生局「第2回看護婦再教育講習会」『保健月報』1948年11月、p.24。
(119) 国民医療法は1942年成立。国は医師と歯科医師に結核を撲滅し、国民体力の向上に関する国策を遂行させるため日本医師団を結成させた。また、日本医師団は医師の勤務地を指定した。
(120) 井上幸子「保健婦教育の変遷」『保健婦雑誌』医学書院、23-1、1967年、p.97。

① 甲種、乙種の区別を廃止し、看護婦とする。新たに准看護婦（乙種看護婦とほぼ同じ）を設ける。
② 保健婦、助産婦の教育は看護婦教育の中に含み、保健婦、助産婦の専門教育は6か月とする。
③ 旧看護婦規則により従事する看護婦は、教育と実務が13年以上の者は講習を受けることにより新法による免許を与える。

しかし、再度看護婦の強い要望をうけ、最後の③も同年11月、旧看護婦規則による看護婦免許の者は講習を受けなくても、新制度の看護婦の国家免許に切り替えられることとなった[121]。

保健婦、助産婦、甲種看護婦の議論は、看護を医療の一部門として確立し、看護婦の地位を上げるために、アメリカの看護婦教育に倣って看護婦学校受験資格を中学校卒業ではなく高等学校卒業とした。しかし、看護婦の既得権を守ろうとする動きは、女子の高等学校進学率の低さを背景に、従来の看護婦の方が使いやすいとする医師会と同調した。サムスは、准看護を認めるだけでなく、旧制度の看護婦助産婦保健婦に新制度の国家免許を無試験で認め、看護改革に影響を及ぼした[122]。

1951年8月、保健婦助産婦看護婦法が保健婦、助産婦を対象に施行された。翌年度から保健婦助産婦看護婦養成所指定規則による新制度の看護婦の有資格者を入学条件とする保健婦養成に切り替えることとなった。厚生省は全国を8ブロックに分け、1校ずつ保健婦養成所をつくる計画を立て、近畿ブロックは京都に設立されることが決定した。そこで、大阪市立厚生女学院（旧保健婦学校）も翌年4月から募集停止に至った。しかし、大阪市衛生局は保健婦の養成を中止すべきでないと、9月、新制度の保健婦養成所として厚生大臣に申請した。新制度の申請が京都と大阪市の他に鹿児島、埼玉、青森、岡山しかなかったことが幸いして、1952年1月、厚生省は大阪市の厚生女学院を新制度の養成所として認可した。この時、大阪府立厚生学院（旧社会

---
(121) 金子光『保健婦助産婦看護婦法の解説』日本医事新報社、1960年、p.30。
(122) C. F. サムス（前掲書）岩波書店、1986年、p.276。

第 6 章　公衆衛生体制の成立と占領下の保健事業

衛生院）と 1920 年に妊産婦保護のために設置された大阪市立助産婦養成所（旧大阪市立産院付属産婆養成所）は新制度への切替えをせず、翌年を最後に廃校となった[123]。当時、人工妊娠中絶によって出生率が低下しつつあり、助産婦は避妊を指導するための受胎調節実地指導員の依頼を受ける動きがあった[124]。全国でも新制度の助産婦学校は 11 校に激減した。大阪における旧制度の 11 校の助産婦養成所で残ったのは、聖バルナバ助産婦学院と大阪大学医学部付属助産婦学校であった。新制度の助産婦養成も、高等学校卒業後、看護婦養成 3 年、助産婦養成 1 年となるので、大学までの修学年限と同じになる。女子の教育水準が中学校卒業者よりも高等学校卒業者の方が多くなるのは 1965 年であり[125]、1951 年の当時では、受験対象者があまりにも少人数であることが、保健婦や助産婦の養成校廃校の理由であった。そのなかで、保健婦の発祥地である大阪市は、保健婦養成を継続することを当然と考え申請した。

まとめ

　大阪市乳児院は、乳児保育、小児科診療所、訪問育児指導だけでなく、乳児の病児保育も行う先進的な保育所であったが、下層の選ばれた乳児しか入所できなかった。1930 年代に幼児保育所は 60 か所になるが、乳児保育所は 2 か所の大阪市立乳児院のみであった。そこで混合栄養と育児法を教えられた働く母親はほんのわずかであった。一方、同乳児院の訪問指導については、当初必要とする層を選んではいたものの、やがてより広範囲な乳児に広げた。藤原九十郎保健部長は市民全体の健康を守るためには、公衆衛生による疾病予防を図ることが何より大切と考えた。この普遍主義にそった大阪市の乳児

---

(123) 大阪市「大阪市会厚生委員会会議録昭和 27 年 3 月」『大阪市会常任委員会会議録』p.650。
(124) 大阪市衛生局（前掲書）1968 年、p.135。
(125) 山下麻衣「戦後における看護婦の進路選択動機とその決定要因」『三田学会雑誌』99 巻 3 号、2006 年、p.63。

全員を対象とする育児相談所は大きく乳児死亡率を減らした。

　大阪市保健部は、妊婦無料健康診断によって周産期の母胎と出産の管理を行い、乳児死亡調査から育児相談所の設立地を決め、乳児の死亡低減の取り組みを広範に強力に進め、中小企業の青年従業員に疾病予防のための健康診断を実現した。保健婦業務は、徴兵検査不合格となった青年を兵士に育成するための修錬、とくに若者の結核対策が中心となった。女子保健指導講習を受講した400名のうち何名が実際に保健婦となったかわからないが、保健部は、有産者の女性には挺身隊逃れの道を開いた。看護婦の中には保健婦になったほうが戦地への派遣は避けられると考えた者もいたかもしれない。同じように、結核あるいは性病にかかってでも戦地に行きたくないと考えた若者がいても不思議ではない。しかし、保健部は男性には治療を受けさせ、徴兵逃れの道を塞いだ。女性の天性は子どもを産むこととし、貞操を強要される女性とそうでない娼妓に分け、男性には貞操を強要しなかった。男女の性の二重規範が、子どもを産む女性は兵士にはならず、そうでない男性は兵士になるという結果を招いた。

　敗戦の年の暮れから翌年にかけて、保健所の医師や保健婦は焼け残った保健施設を使って、戦災者、引揚者など最困窮者に健康診断を実施した。復員医師が性病治療のための診療所で診察を始め、栄養不良の学童に結核検診を実施した。まさに、敗戦後の焼け野原の中で、保健事業として最優先すべき仕事を主体的に遂行したことは特記すべきであろう。戦前からの公衆衛生の課題であった感染力の強い伝染病もワクチンで予防され、結核と性病だけでなく、乳児の疾病も抗生物質によって克服されつつあった。その背景に、結核の拡大を防ぐためには、その治療費を補助することが求められ、生活保護や公費助成制度がつくられたことも大きい。1949年の優生保護法の改正を受け、大阪府はF.P.A連盟への参加を労働組合や婦人団体に呼びかけ、人口問題対策審議会を結成し、33か所の保健所に受胎調節などの相談を行う優生結婚相談所を設置した。しかし、避妊指導は年500件ほどで、人工妊娠中絶はその70〜90倍の数に及び、避妊指導の効果は残念ながら薄かった。避妊を主張した政府の人口問題審議会が短命に終わったことが、大阪府人口問

題対策審議会の動きを弱体化させたのであろうか。

　保健婦助産婦看護婦法の議論も、看護を医療の一部門として確立し、看護婦の地位を上げるために看護婦の養成校入学の条件を高等小学校から高等学校に変えようとした。1950 年の日本の女子の教育水準とアメリカが要求する看護職の教育水準との隔たりがあまりにも大きく、准看護婦制度がつくられた。これは中学校が義務化された当時の女子の教育水準からは仕方のないことであったとはいえ、女性の職業教育の内容が十分でなく、職業自立が軽視されるなど、女性の地位の低さの一つの表れであった。一方、保良の影響を受けた大阪市の保健婦たちはその機会を活かして、熱心に再教育に取組み、資質向上を図った。大阪市も戦前から市民生活になくてはならないものとして保健婦を誕生させた伝統を踏まえ、新制度の保健婦学校を発足させた。

　その後、高度化していく医療に合わせて看護婦の職務は熟練が厳しく求められるようになった。このことが看護婦の地位を高め、保健婦を看護婦と差別化しようとした戦前とは全く違った状況を生んだ。男女の教育の機会均等も高等学校だけでなく、大学など高等教育にも徐々に普及した。大学教育にふさわしい看護婦・保健婦・助産婦教育に、日本の女子教育の水準が追いつくまで、50 年近くの時間を要したのである。看護職については、看護師、保健師、助産師と改められた経緯を見ると、女性の職業自立は達成されたと言えるであろう。専門性を高め、所得も比較的高く、結婚後も働き続けることができることが看護職の地位を高めたのである。

　一方、現在もなお看護職以外の女性の職業自立の位置づけは遅れている。前川政子は「真に進学の自由と平等が獲得される社会においてこそ、女性の職業自立は達成されるのであろう」と述べた。確かに、教育における男女の平等は、現在ほぼ達成されている。しかし、女性の職業自立は未だに達成されていない。既婚女性が働くのは当然とはなっていない。女性の経済的な地位の低さは、近年とみに子どもの貧困にみられるように、母子家庭に集中して表われている。母子家庭の母親が働いても女性一般の所得が低すぎるため貧困に陥るのである。この背景に、世帯単位での性別役割分業に基づく女性の家庭外での補助的労働、すなわち低賃金の通念があり、出産を担う女性は、

有利な熟練・専門職から排除されやすいことがある。職業自立の三要件、すなわち「所得、出産後も働き続けられる、専門性」はつながっている。

　性別役割分業が強固に残り、妊娠した時点でハラスメントが始まるように、子育て中の女性が働き続けることの難しさは、女性が受けた高等教育を社会において活かせない状況をつくっている。原因を乳児死亡との関連でみると、雇用労働の出発点となった大正期の女工だった母親たちが、その大阪市立乳児院のなかの乳児死亡低減対策の二つの方法のうち、女性が働き続けながら子育てするために最も必要とする乳児保育を選ばず、性別役割分業を是認し、栄養改善の料理をするため主婦となり、訪問看護婦の育児指導を受けることを選んだことにあるといえる。この母親たちに仕事と子育てを両立させる体力が十分でなかったことは事実である。それでももし、大阪市立堀川乳児院の三野裕が大阪市保健部長になり、育児相談所ではなく、同じ数の乳児保育所をつくり、女性が出産後も働き続ける環境整備がなされていたならば、性別役割分業は当たり前になりにくかったかもしれない。

終 章

1. 女子労働の強度の変化

　今、女性の労働と社会的な地位について、実証的な研究に裏付けされた認識が必要である。本稿では、主に女性労働がどのように乳児死亡に影響を与えてきたかをみてきた。1930年における農家の女性労働を、日本の植民地台湾、朝鮮と比較した中村哲は、「日本の農家の女性はほとんど農耕労働に従事したが、朝鮮では半分、台湾では3分の1程度である。小農経営の労働力で重要なのは、女性が屋外の農作業をどの程度するかということである。農家の女性労働は家事・育児などの家内労働、屋内でする農作業と家内工業が主であるが、さらに屋外の農作業に従事するようになるには、農業技術の進歩、社会の変化、特に女性の地位の変化が必要であり、道徳・価値観などにも関係する」と述べた[1]。ここには近世以来、日本の農村の女性が厳しい農作業を積極的に担ったことが大きく作用している。

　農家経営の大部分は土地を分散させないための夫婦二人での小経営である。経営における妻のサポートは表には出ないが大きなものがあった。親が後継者を選ぶとき、なによりも家存続のための農業経営能力が優先された。おそらく、明治末から大正にかけての時期も、そのことは変わらなかったに違い

---

[1] 中村哲「小農経営の比較史的検討—日本・韓国・台湾」堀和生・中村哲編『日本資本主義と台湾・朝鮮：帝国主義化の経済変動』2004年、京都大学学術出版会、p.80。

ない。1890年以降、奉公といわれる女工や女中や娼妓として働くため10代の前半に大阪に来た農家の娘は、奉公は一時的なものと思い、親の後継者選考に漏れたことに気付いた者は少ない。望郷の念とともに農業後継者として選ばれなかった無念さは、大阪に来た職工や日雇労働者、商店の丁稚など青少年たちこそ大きかったに違いない。徒弟や丁稚奉公に来た若者は、工業でも商業でも独立営業を許されて一人前となることができなければ、新たに家を持つことも、結婚もできなかった。親から家業と家産を受け継ぐ大阪生まれの者はともかく、日露戦争の後までは大阪へ移入した男女とも急性伝染病などで死亡する者が多く、男性の中で一人前になれるものは少なく、結婚できる数はわずかであった。大阪市の人口は自然増加ができず、仕事を求めて移入する者の数しか増えなかった。

　20世紀になると、それ以前に農村から移住した若者と少女は徐々に世帯を形成するようになるが、住み込みや寄宿舎の暮らしの間、ただ働くばかりで、育児や家事の知識・訓練を受ける機会がなかった。それにもかかわらず、事実婚に基づく不安定な世帯で新生児の世話をしたことが乳児死亡率を高めた。母親が未婚の場合もあった。紡績女工の厳しい労働と不安定な事実婚は非嫡出子の死産をもたらした。未婚期に住み込みで労働していた場所から移り、新世帯を形成した者には、出産、産褥期の母子を世話する祖母もなかった。孤立無援の状態で子どもを死なせる悲劇も少なくなかった。このような世帯でも、移入者たちの働く仕事の実質賃金が僅かずつ上昇し、安定してきた。

　女中は住み込みで料理などの家事をするのが主な仕事であるが、セクシャル・ハラスメントを受けることがありえた[2]。娼妓の仕事は売春である。親が年季奉公の契約をして、娘は働きに行かされるのであるが、娘が自分で仕事を選ぶことができるのであれば彼女は何を選ぶであろうか。紡績女工の勤務は深夜勤と日勤のシフトのある12時間拘束の11時間労働であった。作業工程は多様であるが、精紡と織布に多くの労働力が投入された。立ち仕事で

---

(2) 読売新聞昭和時代プロジェクト『昭和時代戦前・戦中』中央公論新社、2014年、p.195。

足がむくみ、静脈瘤が多かった。仕事のあと、足を上半身よりも挙げてむくみを取ることもあった。女工は綿埃の中で働くため結核に罹患しやすかった。糸が切れないように温度と湿度を高くした作業場では、夏になると脚気に罹患しやすく、冬期には作業場の外の通路は低温で、作業場との温度差から感冒など呼吸器疾患に罹患しやすかった。思春期には女工に生理不順、無月経症が多く、長く働く女工ほど貧血がひどくなった。また、紡績工場でも寄宿女工に裁縫と家事を教えるようになった。しかし、母乳の与え方と人工栄養のリスクについては教えなかった

　大きな商家の大人数の賄をする女中は大変な力仕事を行わなければならなかった。雇主とその家族の都合で労働時間は不定となり、労働強度もさまざまであった。乳児・幼児のいる家では労働強度は強くなる。しかし、姑あるいは母親に育児法を教えられる機会のない階層では、授乳を含め育児の仕方を見聞することができた女中は幸運であった。女中という仕事は女中と雇主との生活水準の格差が大きいゆえに成立する。従って、女中を送り出す側の生活水準が向上すると、女中を希望する女性は激減した。

2. 栄養の偏在の改善と生活水準

　大阪において職工見習いは一人前の職工になるために、工場を渡って修業を続けなければならなかった。ところが、20世紀になると重工業化が進展し、熟練工を求める工場が増え、渡り職工の賃金は急騰したため、彼らの賃金は結婚できる額になった。「大大阪」の死産の半分を非嫡出子が占めるのは、農村から移入した男女間の事実婚や別居婚のためであった。それが徐々に減って、届け出された結婚が増加した。故郷に残れなかった農村出身者はそれまでの下宿や住み込みの賄で麦飯を食べていたため、新婚の世帯をもつと白米の主食を求めた。農村では現金収入を得るため自分たちの食用米まで無理して販売していた。白米食は都市で世帯を持つことができた者にとって楽しみの一つであった。妻となった元女工のできる料理は炊飯と漬物くらいしかなかった。大阪市の脚気は1909年以降、急に増え始めた。その後の不作に

より米価が急騰し、白米は職工家族には手が届かなくなり、1912年に脚気は急減した。しかし、政府は朝鮮から精米した移入米を神戸港に輸送した。その米のほとんどは神戸・大阪で消費されたのである。また、日雇労働者の多い細民居住地でも脚気が多く、大阪府の人口は全国の5％であったにもかかわらず、脚気死亡者は20％近くを占めていた。しかも、そのうちの43％は乳児であった。

　男性の職工の下宿の食事は1日3食のうち1回は干物の魚がついていたが、紡績女工の食事内容は紡績会社・工場によってばらつきがあるものの週2～3回しか動物性蛋白質を取ることがなかった。成長期の10代の少女の食事はカロリー源だけでなく蛋白質も白米から摂取し、動物性蛋白質、脂質、チアミンが不足した。船場などの商業地域には、明治期にすでに野菜を魚介類、豆腐、大豆製品の蛋白質の旨味で調理した上質の和食があった。魚卸市場・青果卸市場も発展していた。第一次大戦の好景気に移入者の家族が増えるにつれて小売市場も増えた。しかし、卸売物価のわりに小売価格は高かった。1918年米騒動が起こり、大阪市は公設市場を多く設けて小売物価を下げた。商業従事者は大阪の本籍者が多く、商品を売るために主婦たちに調理の仕方を教えた。こうして、1920年代に職工・職人の実質賃金が上昇し、職工・職人の家族も廉価な青魚などを使った料理で徐々に栄養バランスの取れる食事ができるようになった。紡績工場の寄宿女工の食事も第一次大戦期の好景気に若干改善された。大阪における貧富の格差は食事内容の格差も生んでいたが、家庭惣菜料理の質の向上とともに、1920年代に平準化の傾向がみられ、下層の人々の栄養状態の改善が大きく進んだ[3]。それと同時に、大阪市立乳児院の訪問看護婦が乳児の栄養・育児指導を必要とする家庭を選んで巡回を始めたのである。脚気対策のために行われた栄養指導は、実質賃金の向上と軌を一にしていた。そのため、調理は主婦となった職工・職人の妻の主な仕事となった。

---

(3) 昭和女子大学食物学教室『近代日本食物史』近代文化研究所、1971年、p.631。

終章

3. 保健婦の誕生

　全国で最も早く活躍した保健婦は、1919年大阪市立児童相談所の訪問指導員であった。この前年はスペイン風邪の流行で大阪では1909年に次ぐ乳児死亡率のピークを迎えていた。大阪府が乳児死亡調査をした1910年代後半に母親になった者が紡績工場で働いていた1910年前半、彼女たちは授乳を含めて育児を見聞することも、教えられることもなかった。実際に女工が出産後の産褥中に授乳の仕方を教えるはずの母親は、来阪する運賃もなく、遠くの農村で農作業に励んでいた。紡績会社が医務室や診療所を工場内に置いたとき、産婆資格を持つ看護婦を雇い、衛生講話の中で、乳児の栄養としては母乳が最適なことや新生児への授乳の仕方を女工に教えることが求められた。初産の母親は乳児が2～3日乳首をうまく吸えないとすぐに母乳をコンデンスミルクに代えた。そのことが、結局、母乳を出なくさせてしまった。コンデンスミルクは糖分が多く、乳児の栄養としては不適切であり、粉乳には規格がなかった。品質が不統一で、乳児の月齢に応じた希釈法は難しかった。商業用の氷式冷蔵庫は普及しておらず、希釈のしやすい牛乳は保存が難しかった。また、台所や水道が共有の密集した居住地でミルクをつくる場合、母親は水を汲み、湯を沸かすために火を熾し、哺乳瓶を消毒するという手間と時間がかかり、深夜であろうと乳児は哺乳瓶をくわえるまで泣き続けたであろう。保温のための魔法瓶は高価であり、結局、乳児は栄養不良になることが多かった。その結果、乳児が下痢に罹り、重篤な場合には死亡した。こうした下痢による乳児死亡が死因の中で最も多かった。

　このような母親は工業地帯に多く居住した。労働者は工場の煤煙にもかかわらず、水田跡の湿地帯につくられた安普請の長屋を、工場に近いという理由で住居とした。1920年の細民居住地域と工業地帯の先天的な乳児死亡率の比較では、あまり差はなかった。細民居住地の乳児死因は後天的な疾病が多いために乳児死亡率、α-インデックスが高かったが、工業地帯の乳児死因は後天的な疾病が若干少ないため乳児死亡率が低くなり、α-インデック

スは大阪市の平均値よりも低く、生活水準の低かった明治期の数値に近かった。細民居住地と工業地帯の母胎の状態を比べると、細民居住地の方が悪いとは言えなかった。動物性蛋白質摂取量が紡績工場よりも細民地域の方が多かったためである。

　幼児死亡率も細民居住地と臨海工業地帯が高かった。細民居住地区は脳膜炎、臨海工業地帯は工場の煤煙の影響もあって、乳児と同様呼吸器疾患による幼児の死亡が多かった。そして、旧大阪三郷といわれる商業地域は、乳児死亡率も幼児死亡率も低かった。「大大阪」が地域別に貧富の格差の大きな都市であることを乳幼児死亡率は改めて示した。

　このような乳児のいる家庭を訪問し、栄養指導や育児の仕方などの相談を受けることが、保健婦の仕事であった。保健婦の栄養指導とは、母親への食事指導による脚気予防、「いわゆる脳膜炎」を防ぐための鉛分入りの白粉の使用禁止、そして母乳で育てられるように指導することである。それでも、母乳が不足する母親が必ずいた。その乳児のために保健婦は毎朝牛乳を配給した。大阪の取り組みは全国に先駆けて行われた。大阪市は公衆衛生事業に市の予算を使ったが、大阪府は可能な限り寄付に頼り、ボランティアに依存し、府の負担を減らした。たとえば、大阪府立保嬰館の乳児保育所を大阪乳幼児保護協会に委託し、幼児教室に替えた。一方、病児保育もしていた大阪市立堀川乳児院の三野裕は、随所に家を借り、小規模な乳児保育所をつくれば、乳児を預けやすくなり、乳児の健康管理は医師の巡回に委ねればよいという画期的な提案をしたが、実現しなかった。

　公衆衛生の課題としては、伝染病である結核と性病の予防があった。また、避妊も生活における貧困の連鎖を止める予防策であった。公衆衛生のこれらの課題は、一般に第二次大戦後、保健所によって担われたと考えられているが、大阪では、1930年代初めにすでに朝日新聞社会事業団公衆衛生訪問婦協会によって、地域住民を巻き込んだ生活改善運動として行われていた。1937年に保健所法が制定され、大阪市立保健所がつくられたことをきっかけに、公衆衛生訪問婦協会の実践が大阪市立保健所の方針として受け継がれ、大阪市一帯に拡げられた。戦後、公衆衛生における伝染病予防、疾病状況が

改善したのは、抗生物質の登場に負うところが大きかった。

　公衆衛生訪問婦協会の保健婦の月収は百円以上で、当時の女性の収入としては高給であった。女性が自立できる仕事に見合った給料を支給すべきであると、保良せきが朝日新聞社会事業団に要求し、理事の濱田光雄はこれを認めた。公衆衛生訪問婦協会が解散に至ったのは、1938年に社会事業法が成立して自主的な運営が困難になったためだけではなく、大阪朝日新聞社から月給百円に苦情が出たことも一因であった。一方で、保良は訪問婦が家事に煩わされないことを要求した。保良は、昼間の保育部では対応しきれない乳幼児を自宅で全寮制の保育をし、その保母を兼ねて女中を雇い、夫と研修中や下宿する訪問婦の協力を得て、乳幼児とともに長男を育てつつ働いた。こうした保良のライフスタイルは、子育てと職業自立の両立による女性の活躍のモデルとして示唆に富んでいる。

　1940年、保良は保健婦の法的な地位を確立するために、大阪朝日新聞社における濱田の力を借りて保健婦大会を実現させた。本稿では、それ以降、保健婦助産婦看護婦法に至るまで、養成課程の法制も含め、成立過程から看護系の職業がどのように規定されてきたかを検討した。

　助産婦は1942年の国民医療法以降の呼称である。助産婦は自由開業ができ、独立性が最も高く、開業時には分娩介助の十分な力量を持つため50〜60件の助産実習を課せられた。産婦は命がけで分娩するため同性である助産婦の仕事に対する評価は厳しく、熟練が要求された。助産婦と同じ養成学歴でも看護婦の仕事は医師の補助のみで、入院患者の看護は一般に付き添いの家族が行い、看護婦が看護を務めている病院はほんのわずかであった。GHQのサムスは、赤十字の看護婦のみを看護婦と認め、保良は3年課程の赤十字、慈恵、聖路加各病院で看護を学んだ者を正規看護婦と呼んだ。患者の67％は男性であり、看護婦は未婚でないと働きにくかった。しかし、保健婦は医師から独立して活動することが多く、熟練が要求され、地域の母子保健、公衆衛生の向上に一定の役割を果たした。女性の職業は、熟練が求められず未婚女性の華やかさが要求されるか、専門性の熟練度が要求されるために生涯働くことができるかで大きく違っていたのである。もし、戦前から看護婦に

看護の専門性と熟練度が求められていれば、保健婦という職業を成立させる必要性はなかったであろう[4]。

4. 受診可能な医療

　泉尾愛児園の田中藤太郎が長年の方面常務委員の経験から、忘れられないこととして結核などで斃れた人々の死顔を挙げたように、充分な医療を受けることは下層の人たちには難しいことであった。大阪府立高等医学校の学用無料診察しかなかった明治末、大阪毎日新聞慈善団を設立させた本山彦一は、医療を受けられない人が受診できるように巡回診療病院を始めた。一度も医師の診察を受けたことのない重症者が、その巡回会場で診察を受けて「これで安心して死ねる」と言った。生きている間は医師の診察を受けられず、医師を利用するのは死亡診断書のときだけの人が多い中で、生きて診察を受けることのできた幸運を語る言葉に、人権が無視され、手持ち金のない人の無念さが滲み出ている。「手持ちの金がその人の命の値段」という時代だったのだ。慈善団は1932年、事業開始から満20年を迎えた。軽費診療所、救療無料施設、小児保健所が設立され、貧困層の要望に応えるようになった医療状況を「慈善団は、巡回病院患者数53万5千余名、パイオニア的性格を終える」と述べている[5]。1927年に健康保険が実施され、それまで売薬に頼っていた労働者が医者を利用し始めた。初めての普通選挙で勢力拡大とともに住民の命を守ろうとして、無産政党が医師を雇い無産者診療所を開設した。無産者診療所の会員は罹患時に10銭で治療を受けることができた。早期に受療できる金額であったため、健康保険を利用できない乳幼児をはじめ多くの人々の疾病治療に効果があった。

　1930年、学用無料診療への投資家小川平助の寄付金をきっかけに、医療施設の少ない港区に大阪医科大学付属医院診療所の建設が計画され、毎日新

---

(4) 菅原京子「＜国家資格＞としての保健婦の終焉・Ⅰ」『現代社会文化研究』No.22、2001年、p.14
(5) 毎日新聞大阪社会事業団編『五十年史』1961年、pp.41-45。

聞社は泉尾の土地を大阪医科大学に寄付した。その泉尾診療所の開所に当って大阪医科大学が軽費診療を決定した。大阪市医師会は、会員の医師が患者を競い合う無産者診療所には健康保険指定取り消しの圧力をかけたが、多くの医師の母校である大阪医科大学にはなすすべがなく、診療費、薬価を減額した。診療科をいくつか持つ病院は、旧大阪三郷にあることが多く、救療無料施設は細民居住地域に多かった。無産者診療所を含め軽費診療所は旧大阪市の周辺部に偏り、新市地域にはなかった。新市地域は人口流入が増え、乳児も増え続けていた。早期受診の意義を考えるとき、その地域の医師会が治療費を引き下げるという治療費改定の影響は大きかった。

5. リプロダクティヴ・ヘルス＆ライツ

　1920年前後、大阪では労働者の妻も労働の場から離れ、多くが主婦となった。女性の労働量が減ったうえに、保健婦の栄養・育児指導もあり、乳児死亡が減少した。1920年代後半からオギノ式など避妊法の普及率が高くなり、大阪市の出生率は1939年まで減少を続けた。大阪市南部の細民居住地域では、乳児死亡率が減少しているにもかかわらず、避妊がなされなかったため、高い出生率が続いていた。細民居住地の社会事業にかかわる保健婦や保母は大阪社会事業連盟の婦人部会に集まり、避妊アンケートを取って避妊を普及させ、生活を改善させようとした。また、失敗した避妊についても議論に上っていた。1933年、田中藤太郎は大阪市立産児制限相談所の設置の意見書を大阪市会に提出した。1930年、田中は方面常務委員連合会において、方面世帯が日本産児制限協会優生相談所を利用した場合、利用料を無料にするという方面委員の証明書発行を提案したが、議長の大谷繁治郎社会課長はこの証明書については言及しないとした。このとき、数人の常務方面委員から方面委員判断は困るという意見が出たが、大谷は、言及すれば認めたことになるから、関知せずという結論を出した。そのとき田中は何も反論しなかった。にもかかわらず、3年後にこの意見書を再度提出したのである。

　話すのも書くのも苦手と自ら認める田中には、大阪市立産児制限相談所設

置への強い思いがあった。このころの方面委員が抱える案件に、乳幼児を抱えて夫に捨てられた母の処遇問題があった。他の方面委員は子どもを欲しがる人を探し、乳幼児を与える手配をした。しかし、田中は母と子が一緒に暮らせるようにと泉尾節婦館を設立した。子どもを棄てるという負の連鎖を止め、子どもの健やかな成長を願う田中は、当たり前の家庭をつくることが貧しい者ほど困難で、性の自律[6]と勤勉さを持たないと、たやすくできることではないことと、避妊が性の自律と勤勉さを身につけるための大きな助けになることを知っていた。女性が自らの生命だけでなく子どもの生命を守り、避妊によって人生をコントロールする力を主体的に持つことは、女性だけでなく社会にとっても何よりも大切なことであると、田中は考えたのであろう。しかし、大阪市会も3年前の方面常務委員連合会と同じ雰囲気だと感じ取った田中は、結局、この意見書を撤回した。

　ところが、1939年から人口増加策がとられ、そして、敗戦後にベビーブームが到来した。避妊はこの間中断していた。1949年、優生保護法に経済的理由を付帯する条件として、優生保護審査会の審査とともに、優生保護（結婚）相談所の設置があった。大阪府・大阪市は優生結婚相談所を各保健所に設置し、大阪府人口問題対策審議会を設立させ、家族計画のための組織F.P.A連盟への参加を労働組合などに呼びかけていた。しかし、優生結婚相談所の受胎相談は1950年からの5年間に年平均473件であるにもかかわらず、人工妊娠中絶は同期間に年平均が25,657件もあった。避妊の取組みがあったにもかかわらず、1950年以後の大量の人工妊娠中絶は防げなかった。1930年前後から大阪ではかなり広い範囲で避妊が行われていた。1949年に、大阪では初めての避妊対策、その指導が始められていた。それなのになぜ多くの女性は避妊を行わず、大量の人工妊娠中絶を行ったのか。1945年から1950年代の妊産婦死亡率を含めた母胎の出産状況についての考察は、今後の課題としたい。

　乳児の先天的な死亡に及ぼす性病の大きさから娼妓の問題に触れたい。戦

---

(6) 自律の中に虐待や暴力への衝動をコントロールする力が含まれる。

前、政府は性病については、公娼の検黴と私娼の性病治療をすれば事足りるとした。戦後GHQが指示した接触者調査で、私娼と客の間が67％、不明が20％、残りが夫婦間の感染という性病蔓延の実態が判明して、客とされた男性の買春こそが性病を蔓延させていた。この時期に抗生物質を使った強制治療を比較的低廉な費用で行ったことが、性病撲滅に大きな効果があった。1940年にはサルファ剤が使われ始めており、乳児の肺炎死亡を減らしたのではないかと斎藤潔は述べているが、このころはサルファ剤の量も少なく、性病治療に使われただけであった(7)。

　大阪市立衛生試験所がワッセルマン検査をしたとき、11.3％の梅毒陽性者がいた。当時の不妊が多い原因は淋病であると大阪市保健部は考えていたし、厚生省の娼妓の検査記録では大阪府の淋病罹患比率が他県の3倍以上もあった(8)。淋病は大阪市の出生率を低くすることに大きな影響力を持った。娼妓の遊廓は乙部、芸妓は甲部に分けられ、料金は大きく違う。甲部は商いやビジネスの交渉場所に使われることが多く、富裕でない男性は利用できなかった。明治期には安治川新地、曽根崎新地、難波新地が廃止されて廃娼の動きがあったにもかかわらず、大阪府は飛田遊廓を認め、娼妓のみの飛田は1916年に開業した。昭和になると娼妓はカフェの女給との競争が激しくなった。1931年、娼妓と芸妓の合計数が13,248人、カフェの女給が13,265人で、それ以後はカフェの女給の数が多くなった(9)。カフェにもビジネス街の喫茶店からビジネス街以外の地域のバーに近いカフェまでいろいろあった。先天的な死因で死亡した乳児の母親の中に私娼が一定数含まれていた。女中や女工がセクシャル・ハラスメントにあって、他に生きるすべがなく私娼になったという場合もあろう。

　国は戦争中、虚弱な男性であっても鍛錬して戦場に送った。国が女性を戦場に送らないのは子どもを産むからである。その上、男性には公娼の買春を

---

(7) 杉山章子『公衆衛生』竹前栄治・中村隆英監修（GHQ日本占領史 第22巻）日本図書センター、1996年、p.196。
(8) 厚生省予防局『花柳病予防ニ関スル調』1940年、pp.58-60。
(9) 大阪市「衛生」『大阪市統計書 昭和6年』1933年、pp.32-33。

認めるという男女の二重規範と合わせて、貞操が要求されて産む女性の他に、貞操と出産を否定された女性＝公娼を認めていた。貞操が要求されて、産む女性は良妻賢母になることが求められた。戦後、公娼制度は廃止され、良妻賢母にかわって性別役割分業が前面に出てきた。高度経済成長期に各階層間の格差が平準化され、女中のなり手がほとんどなくなった。同時に女性の専業主婦化が進み、男女間の労働量の差は開き、男性の労働量は増え、過労死は女性よりも多くなって、ジェンダー・ギャップはより大きく拡がった。近年は、男性の扶養を受けない母子の貧困が顕在化してきた。

6. 女性の経済的地位：雇用労働と出産・子育ての両立

なぜ大阪の労働者の妻たちは内職して主婦化し、雇用労働に従事しながら子育てするという道を選ばなかったのであろうか。その答えは三つある。第一に、紡績女工のころの隔週深夜労働と栄養が不足したため、出産時の母胎の状態が悪く、労働と子育てを両立させることが困難だったこと。第二に、母乳が乳児にとって最善の栄養であるとして母乳哺育をしただけでなく、家族のために、栄養に配慮した食事の準備をすることになったこと。第三に、女性の賃金が男性と比べてあまりにも低かったこと。これらは相互に関連しており、女性が働くことが当然視されている時期は女性の賃金は相対的に高く、働かないのが当然とされると低くなる。製造業において女性の賃金がピークになるのは明治末頃である[10]。それ以後女性の賃金が下がるのは、大正期に徐々に既婚女性は働かないのが当然とされるように変わったからであった。

これは、日本の農村で近世から続く農作業に従事する女性の姿とは全く反対である。都市の近代企業にとって女子雇用労働者は単なる労働力でしかなく、企業は彼女たちの出産・子育てに何ら責任を持たなかった。企業は、農

---

(10) 大川一司『物価』（長期経済統計8）東洋経済新報社、1967年、p.47。製造業の女性の賃金は、明治末のピークで男性の50%、大正期は46%くらい、昭和になると38%、農業では全期間、ほぼ70〜75%で推移した。

家・商家の小経営のように母親の労働と出産・子育てを同時に行うことを保障しないのである。当時の大阪市の既婚女性の有業者は商業が最も多かった。これは出産・子育てを同時に行えたからである。雇用労働の場合、労働時間の調整ができず、職住が一致しないために通勤しなければならない。紡績工場のように深夜勤や12時間の拘束を受けていては仕事と出産・育児は難しい。それでも工場内託児所に預けて働く者もあり、従業員のうちの1割を有夫の既婚女性が占め、1割は離・死別の女性が占めた。大阪では女子雇用工場労働者をつぎつぎに使い捨てにして母胎を損ない、乳児の4人に1人を死亡させることが明治末から大正期に実際に起こった。これを続けると、やがて労働力が枯渇する。この解決法としては、雇用労働者の子育て支援施設を充実させ、働き続けやすい労働条件と福利厚生を取り入れることである。また、雇用労働者である配偶者の賃金を上げて、出産後に女性労働者を退職させて主婦にすることであり、結局、女性労働者は主婦化したのであった。

　女性は働かないものであるという価値観を生んだのは良妻賢母教育であった。明治期末から、電話交換手や事務員が商業地域で働いていた。やがて、店員や鉄道などの改札係に広がり、職業婦人と呼ばれた。職業婦人のほとんどは高等小学校卒業生であり、明治期には自らの生活費だけではなく家族の生活費のために働く人も多かった。大正中ごろから、職業婦人の就職目的は生活費よりも良縁の紹介の機会を得ることに重点が移っていった。大正末から昭和にかけて大阪は都市景観を大きく変え、御堂筋の周りに近代的なビジネス街が建造され、そこで働く給料生活者も増えた。商業・サービス業の職場が増える時期でもあり、女子は雇用期間が短いこともあって、就職しやすかった。高等女学校生は良妻賢母教育を受け、女性の人生は結婚で決まると考え、良縁の機会を得るために就職した。出産時、母乳授乳の仕方を教える親も近くに暮らし、遠方の親も娘の世話をするために来阪する財力があった。当然、彼女たちの住む地域の乳児死亡率は低かった。女中を雇う家庭もあった。

　このような流れに逆らって、それでも働こうとする女性、働かざるを得ない女性が多くいる地域が細民居住地域であった。ここでの仕事は女工、行商

などの商業、日雇い、廃品回収、廃品分別などであった。そして、女性の就業率が低下したために賃金がますます下降する状況であった。しかし、これらの地域には幼児を預かる弘済会保育所や大阪市立託児所が設置され、惣菜を売る店もあり、労働と育児を両立させやすい環境が他の地域よりも整っていた。また、大阪市立乳児院では、朝6時と12時間後の夕6時の送迎時に母親が母乳を与え、その間は牛乳での哺育を行った。このように、雇用労働であっても、保育所が増設され、労働時間を柔軟にすれば、働き続けることはできた。母子家庭になるようなことがあっても、女性が働くことを当然とする価値観の社会で、女性の賃金が最低限の生活を保障する額であれば、両立の道は不可能ではなかった。明治期はまだまだ女性が働くことを当然視する価値観が中・下層には強かった。女性が雇用労働者として働き続けるためには、幼児だけでなく乳児の保育所が必要であった。

　大正期は分岐点であったが、昭和期は主婦が主流となった。健康保険は労働者本人のみ適用であった。1939年、給料生活者のための職員健康保険法は、子どもだけでなく、労働が可能な妻も扶養家族となり、保険料を払わなくても保険を利用できるという法律が公布された。妻の扶養は性別役割に基づいている。健康保険法も同様に改正され、翌年施行された。戦後、政府は配偶者控除という、妻を専業主婦にもつ夫に有利な税制を取り入れた。自営業者の妻は、国民健康保険料も国民年金保険料も支払っている。一方、国は1985年に厚生年金加入者の被扶養配偶者を第3号被保険者とし、専業主婦が保険料を支払わなくても年金を受け取れるように変えた。また、国民年金の遺族年金受給には、18歳未満の子どもを持つなど労働不可能な妻か否かの審査があり、受給額もそれほど多くない。他方、厚生年金の遺族年金は、このような審査はなく、専業主婦であれば死亡した夫の年金受給額の4分の3の額を受け取れるのである。このように国は税制と社会保障制度で専業主婦を優遇してきた。

　1997年には共働き世帯が専業主婦世帯を超えた。21世紀になり、労働者派遣法の適用業種が拡大され、非正規雇用が増え、結婚できる見通しの持てない人を増やした。これに加え、妊娠すると働き続けることが困難になり、

出産しにくい状況が続き、これが少子化を推し進め、年金制度の根幹を脅かしている。保険料を支払わない専業主婦に受診、受給を認める健康保険や年金の財源は限界にきている。

その上、専業主婦の優遇を制度化させる根拠である性別役割分業が、現在、出産しようと考える若い人の仕事と子育ての両立を困難にしている。専業主婦は富裕層が多いにもかかわらず、共働きの人、結婚できない人も含めた単身者、母親のみで子育てをするような働く人々が支払った保険料・税金を、専業主婦がただ受け取る逆累進の優遇策は現在も変わらない。低所得を原因とする女性の経済的な地位の低さは、母子家庭に集中して現れ、「6人に1人の子どもは貧困」という問題が表面化している。このままでは近い将来の労働人口が大幅に減少することが懸念され、女性が生涯にわたって働き続けるように改善された場合の労働人口と大きく違うことが、そう遠くない日本の社会の明暗を分けると議論され始めている。

女性の職業自立は、1941年の保健婦大会において前川政子が言ったように、教育の平等だけでは達成されない。保良せきが公衆衛生訪問婦協会で実践したように、女性も熟練を要する職種での仕事につき、父親に子育てと家事の機会を増やし、母親の労働を当然として認め、賃金も労働に見合ったものにしなければならない。近世の女性は農作業の厳しい労働をして女性の経済的な地位を300年かけて高めた。しかし、20世紀には、良妻賢母は外で働かないのが当然とする価値観が広がり、工場の雇用労働と子育ての両立はかなり難しかった。近代の女性の多くは雇用労働から撤退するという、近世の女性と反対の選択をしたのである。これが長期に性別役割分業を強固にさせ、女性の職業自立を阻害し、経済的な地位を低下させた。2015年、世界経済フォーラムは、日本女性の地位の低さをジェンダー・ギャップ指数で145カ国中101位とし、日本女性の経済活動への参加と機会については106位と評価している[11]。

---

(11) 日本経済新聞「男女平等ランキング、日本は101位 女性の活躍の道遠く」2015年11月19日刊。

乳児保護・食生活関連年表

	大阪（府・市）		食生活
	乳幼児保護	関　連	食生活
1878			
79		コレラ流行（10）	エビ・たこ販売禁止（d）
80 (明治13)	花渕国光・池田蜀才、棄児愛育社を開設（〜87年）（1）	大阪府屠畜規則公布（a）	
81		海魚問屋仲間規則を大阪府認可（d） 泉南郡坂口平三郎、玉ねぎの栽培を開始（14）	刑務所の主食は太政官布告により米6麦4に決定（a） 大阪川口氷室の三宅千種が日産11万トンの製氷機を発明（a） 缶詰生産盛ん（a）
82			
83		私立病院規則制定（1）	日韓通商条約により日本人漁夫の朝鮮出漁許可（a）
84	池上雪枝、大阪で不良児童を保護（2）		練乳発売開始（2）

(カッコ内の数字とアルファベットは、最下段の出典を指す)

全 国		
医　学	栄養学（生化学）	関　連
官立脚気病院設置、白米原因説の遠田澄庵、簇気説の今村了庵（二名は漢方医）、栄養障害説の小林恒、ビルツ毒説の佐々木東洋を治療委員に任じて医療による効果の審議を開始（k）	石黒忠悳陸軍軍医正、脚気の原因をピルツとする「脚気論」を著し、官舎の清掃を命じ、麦飯有効説を否定。のちに伝染説に変更（k） キューネ、酵素（Enzyme）を命名（i）	
		教育令公布
	エイクマン、鳥の白米病を玄米で治癒し、白米の毒を米糠による中和と考えた（i）	刑法公布、堕胎罪設ける
ベルツ、脚気は末梢神経に局限するミアスマ性の伝染病と記す（k）		
脚気病院を廃止し、東京大学医学部脚気教室を開設（k） ショイベ「日本の脚気」を発表、伝染説を主張（k）	高木兼寛海軍軍医総監　第1回航海実験　米飯による脚気続出（i） コッホ、結核菌発見（2）	
クレーデ、淋菌性結膜炎の新生児に硝酸銀溶液を点眼し、失明を防ぐことを発見（8）	クレーブス、ジフテリア菌発見（2）	大日本私立衛生会発足 医師免許規則制定
	海軍高木兼寛、第2回航海実験で洋食に近い食事により脚気患者出ないことを発見。蛋白質を増やし窒素：炭素＝1：15にする（i） 大阪陸軍病院堀内利国の提言で第4師団麦飯支給し、1891年までに全師団麦飯に変更。脚気は激減したが、石黒ら陸軍軍医本部は白米と脚気の関係を認めず、石黒はドイツ留学の森林太郎に兵食調査を依頼（o）	有志共立東京病院、近代看護婦教育開始

305

年			
1885	井上三登治、堺に愛育社を設立（1）	淀川堤防決壊、大洪水、麻疹・コレラ・天然痘の流行（4） 天王寺村に天王寺避病院設置（3）	北辰社、バターなど乳製品製造開始（a） クララ・ホイットニー（米人）、『手軽西洋料理』を皿城キン翻訳し発刊（a） 大阪府下の屠場数18か所（a） 大阪ミナミに鯨専門店西玉水開業（b） 51日間たこ、エビ、蟹、貝の販売禁止（d）
86		コレラ大流行（4） 腸チフス流行（9） 豊崎村に本庄避病院、川南村に千島避病院設置（3）	岩淵利助、札幌で瓶詰め殺菌牛乳発売（a） 白米を1等米〜6等米に分ける（a）
87	松山耕造、大阪私立産婆学校開設（2）	区部（大阪市）の伝染病避病舎、桃山病院を開設（3）	コレラ治癒に有効との噂により、玉ねぎが大阪で飛躍的に普及（8）
88		大阪慈恵病院開院（4）	大阪府着色料取締規則（8）
89	大阪市棄児養育規則、13歳まで補助（1） 大阪救児院開院、1905年に聖約翰（ヨハネ）学園と改称（1）	東京・京都・大阪市制特例公布（10） 大阪電灯会社、電力供給開始（d）	天満魚市場区域拡張許可（d）
90 (明治23)	大阪私立衛生会設立（d）	前年の凶作で米価騰貴、大阪で餓死者が出る（b） 大阪私立衛生会設立、コレラ流行（3）	雑喉場、朝鮮通漁物取り扱い開始（d） 木津魚市場公認（d）
91	大阪孤児院開院（1）		折りたたみ式卓袱台に特許認可、その後大流行（b）
92		砲兵工廠、大阪市と水道鉄管鋳造契約（4）	
93	大阪医学校付属産婆養成所設置（4）	西成郡、西区に赤痢流行（9）	「時事新報」に初めて惣菜料理記事を連載（a）
94	博愛社、大仁村で孤児事業開始（13）	大阪私立衛生会、紡績・マッチ工場の急増に伴い労働者の健康状態の低下を指摘（8）	
95		大阪市上水道供給事業開始（3） コレラ流行（3）	大阪の山城屋が錨印ソース発売（a）

緒方正規「脚気菌発見」演説会、追検査で脚気菌の存在は否定されるが、伝染説続く（k）	コッホ、ツベルクリンを創製（2）	内閣制度制定 麻疹流行
	森林太郎、白米中心の兵食の蛋白質、炭水化物を計算し、フォイトの栄養必要量の5／6（日本人体重勘案）基準を満たすと「日本兵食論大意」に記し、刊行（i）	小学校令（義務教育制）、中学校令、師範学校令公布
	田原良純、日本人の栄養調査、栄養必要量分析法発表（i）	博愛社、日本赤十字社と改称 岡山孤児院開院
弘田長、ドイツより帰国し、「児科必携」発刊（h）		市制・町村制公布
帝国医科大学小児科を設置（h）		大日本帝国憲法発布 薬品営業と薬品取扱規則公布
日本医学会設立（g）		水道条令公布
弘田長「脚気婦人の乳汁は小児に害あり」小児脚気を発表（o）		地方衛生会規則公布
		伝染病研究所設立
	帝国医科大学医化学講座開設、隈川宗雄教授（i）	天然痘流行
東京で1891年から治癒可能な脳膜炎が発症、伊東祐彦が「いわゆる脳膜炎」と名づける（g）		日清戦争 （～95）
	日清戦争、戦地における陸軍脚気患者37,328名、死亡者3,811名（k） レントゲン、X線を発見（j）	台湾植民地

年			
1896	加島敏郎、汎愛拓殖会設立（1）	大阪市上水道検査所設置（3）	
97		大阪衛生組合規則制定（3） 第1次大阪市域拡張（3）	
98	大阪医学校付属看護婦養成所設置（4）	淀川改修大工事に着手（4）	かまどの改良すすみ、コンロ・七輪の燃料に石油の使用始まる（a）
99		ペスト流行（4）	鳥井信治郎、大阪にて鳥井商店開業、葡萄酒製造開始（b）
1900 (明治33)		ペスト流行（4）	牛乳営業取締規則、飲食物その他の物品取締に関する法律施行、牛乳は硝子瓶利用（a） 練乳脂肪量8％以上、ショ糖量56％以下（f）
01			
02	大阪市衛生課設置（3） 大阪府が看護婦規則、医師薬剤師規則を制定（3）		圓明寺市場（黒門市場）認可、開業（d） 発動機付運搬船「厚生丸」38トン建造（d） 高木商店、アルミの鍋、弁当箱、食器など製造（a）
03		大阪で内国勧業博覧会開催（10） 大阪築港の大桟橋竣工（10）	内国勧業博覧会、鮮魚の貯蔵を冷蔵庫で実演（a） 大阪薬種問屋「今村弥」、カレー粉を発売（a）
04	小児科学会大阪地方会成立（g）	大阪市、ペスト予防のため鼠の買い上げを開始（10）	
05		ペスト流行（4）	
06	市立大阪衛生試験所設置、北豊吉所長（3） 大阪府立高等医学校病院産科、極貧層無料助産（〜15年）（1）	ペスト流行（4）	

帝国医科大学の小児科医中心に小児科研究会発足（h）		
	志賀潔、赤痢菌発見（2）	伝染病予防法公布
		産婆規則公布 「良妻賢母」を規範とする高等女学校令公布
第5回小児科研究会総会で弘田長、「治癒すべき脳膜炎について」講演（g）	高峰譲吉、ホルモン（アドレナリン）を初めて分離（i） ドイツのクラヴィッツの弟子ハメル、鉛中毒の赤血球は塩基性顆粒を持つことを発見（g）	下水道法、汚物掃除法公布 小学校無償化 赤痢流行
小児科学会、小児科研究会を改組して発足、会頭弘田長（h）	グリンス、糠の必須栄養に抗脚気性物質が存在すると主張（g）	漁業法公布
	内国勧業博覧会で東京の白粉業者が含鉛白粉の有害を訴え、その後東京では無鉛白粉に変更（g）	東北・北海道の凶作深刻
	「医海時報」などの新聞が、戦地における海軍には脚気がないにもかかわらず陸軍に多い理由は、麦飯採否による違いと報道（k） ワッセルマン、梅毒血清反応を創案（j）	日露戦争（～05） 肺結核予防令公布
	4月に陸軍も麦飯採用に変えたが、脚気患者20～25万人、脚気による死者27,800余名（k）	遠洋漁業奨励法改正 塩専売法公布
		医師法、歯科医師法公布

1907	大阪婦人矯風会、中の島に大阪婦人ホーム創設（1）	大阪市営渡船事業開始（4） ペスト流行（9）	料理本『毎日のお惣菜料理法』『年中惣菜料理』刊行（a） 冷蔵漁船「有魚丸」174トン建造（d） 田村市郎、トロール漁業創業（d）
08			池田菊苗がグルタミン酸塩から「味の素」製造（a） 冷蔵貨車、焼津～大阪間、鮮魚輸送開始（d）
09	下寺町に岡山孤児院付属愛染橋保育所開設（1） 赤十字大阪支部病院開設（1）	北の大火、防災のため建築取締規則制定（4） 新淀川竣工（4）	ノールウェー式捕鯨による乱獲を防ぐため鯨取締規則公布（a）
10 (明治43)		ポリオ流行（～12年）(h)	木津川大阪市営屠場開設（3）
11	恩賜財団濟生会設立（1） 大阪毎日新聞慈善団巡回診療開始（1）		九条魚市場認可（d） 全国の魚の8～9割は加工品に、残りが鮮魚（a）
12 (大正元)	弘済会、大阪市役所内に設立される（7）	米価未曾有の高騰、堂島米市場臨時休業（b） 八木亭二郎、魔法瓶を製造し、八木魔法瓶製造所設立（11）	ガスコンロが49都市で普及（a） この年、牛の飼育約140万頭、豚30万頭。牛乳50万トンと鶏卵9億個の消費（a） ネスレ社、横浜に日本支店開設（b）
13	弘済会保育部、九条保育所設置（7）	木津難波魚青物市場開業（d） 寶船市場認可（d）	移入米の関税廃止、朝鮮米大量に移入され始める（a） 東京市衛生試験所長遠山椿吉、脚気予防に半搗米を推奨（a）
14	大阪毎日新聞慈善団嘱託産婆による無料助産開始（1） 泉尾愛児園開設（1）		水産物漁獲高200万トン（a） 高等小学校の家事教授要目「食物」4時間のうち3時間は漬物の授業（a） 国産初の粉乳製造（2）
15			井上正賀『脚気病食物療法』を出版、白米を過食せず副食を調和させる（a）
16		大阪府、大阪アルカリ会社の亜硫酸ガスが乳児、小学生の呼吸器に害を与えるので除外設備を命ずる（8）	田中宏『田中式豚料理百種』出版（a） 乾卵商会、粉乳ラクトーゲン輸入発売（2）

高洲謙一郎、ドイツより帰国、脚気乳児の赤血球には塩基性顆粒はないが「いわゆる脳膜炎」の乳児には多くの発現を確認（g）	フレーザー、米糠のアルコールエキス中に抗脚気性物質が存在することを証明（i）	小学校令改正、義務年限6年に堕胎に関する法律を公布
陸軍医務局長森林太郎を会長に臨時脚気病調査会発足、エイクマンの動物白米病追検査、囚人の食事検査など実施（k）		流行性脳脊髄膜炎流行
	秦佐八郎とエールニッヒが梅毒治療薬サンバルサン創製（j）	種痘法公布
第1回極東熱帯病学会マニラで開催、搗精不十分な白米は脚気を予防すると決議（o）	鈴木梅太郎、米糠からアベリ酸（抗脚気作用）を分離（o）	韓国植民地
	フンク、米糠から抗脚気成分を分離（o）	工場法公布、1916年施行
	フンク、微量必須栄養素をビタミンと呼ぶことを提案（o）	産婆講習所指定規則制定
	鈴木梅太郎、米糠から抗脚気成分を精製し、オリザニンと命名する（o）	東北・北海道大凶作
臨時脚気病調査会、糠エキスは動物白米病には有効であるが、人間の場合は食事療法でなくても治り、脚気に糠エキスの効否不定と発表し、結論持ち越した（o）		第一次世界大戦勃発（〜18年）
		米価調節令公布
		保健衛生調査会設置

年			
1917	石井記念愛染園設立（1）	大阪府屠畜規則公布（a） 大阪市立刀根山療養所設立（3）	和光堂、育児用粉乳「キノミール」発売（a）
18	大阪府方面委員設置（3） 泉尾愛児園内に節婦館設置（1）	市川兄弟商会魔法瓶の内瓶製造、象印の創業（11）	大阪市、公設小売市場4月に4か所、9月に3か所設置（b） 公設簡易食堂4か所設置（b）
19	大阪市立児童相談所設置（1） 指導員、乳児の母親への育児訪問指導を開始（1）	流行性脳脊髄膜炎流行（9）	小麦の生産、国内供給高、明治以来最大に（a） ジャガイモ、西洋料理の普及にあわせて増加し180万トン、大豆油生産高4万トン（a）
20 (大正9)	大阪市立（本庄）産院設置（3）		森永ドライミルク製造開始（a）
21	大阪市立（堀川）乳児院、天王寺産院設置（3）	大阪市立市民館開館、館内に大阪児童愛護連盟を設立、赤ちゃん審査会を開催（1）	米価を安定させるため、米穀法・米穀需要調整特別会計法発布（a）
22	大阪市立衛生試験所、「粉末乳のビタミンB含有量に就いて」をはじめ市民の食事栄養価調査を開始（3）	衛生組合を学区単位に改組（3）	国立栄養研究所の「経済栄養献立」を全国版新聞にほぼ毎日掲載（a） 日本人の一人当り平均鮮魚摂取量25.5g、塩乾魚16.9g、肉3.8g、肉が少ないと陸軍糧秣廠発表（a）
23	大阪毎日新聞慈善団、各方面に嘱託産婆1名ずつ配置（1） 赤十字大阪支部病院、篤志看護婦産科小児科相談所設置（1）	菊池武範、菊池製作所で魔法瓶製造（タイガー魔法瓶）	アメリカGE社の電気冷蔵庫を輸入（a） 天満魚市場と裏街市場の合併を大阪府認可（d）
24	阿波堀産院、今宮乳児院を設置（3） 大阪市衛生課は保健部に改組（3）		冷凍魚初めて販売（a）

母乳授乳児の疾病、脚気と「いわゆる脳膜炎」の論議盛ん（〜24年）（h）		米騒動 インフルエンザ流行
島薗順次郎、脚気の原因をビタミン欠乏と日本内科学会総会で報告、ビタミン欠乏説主流になる（o）	ドラモンド、脂溶性をA、水溶性をB、抗壊血病因子をCとし、ビタミンA, B, Cと呼ぶことを提案（i）	農商務省畜産奨励規則公布 結核予防法施行 トラホーム予防法施行 精神病院法公布
	内務省国立栄養研究所設立、佐伯矩所長（c）	保健衛生調査会児童保健問題答申 第1回国勢調査実施 インフルエンザ流行
田口勝太、臨時脚気病調査会総会で白米のみの食餌実験で脚気の原因はビタミン欠乏と主張（o）		健康保険法公布 女教師の産前産後休養規定制定
臨時脚気病予防調査会においてビタミンB欠乏食実験、ビタミン欠乏説確立（a） 平井毓太郎「いわゆる脳膜炎の予防及び治療に就いて」を児科雑誌に発表（g）		関東大震災 中央卸売市場法成立 腸チフス流行
	荻野久作、排卵期に関するオギノ式の「荻野学説」を発表（j）	日本脳炎流行

年			
1925	大阪市民病院開院（3） 女子薬剤師全国大会で乳児用粉乳の成分の標準化を決議、内務大臣に要請（16）	第2次大阪市域拡張（3） 大阪市立衛生試験所の検査、大半の葉類野菜から回虫の卵を発見（a）	佐伯栄養学校開校（a） 大日本乳製品が金太郎印粉ミルクを発売（a） 初のラジオ料理番組開始（b）
26 (昭和元)	天王寺産院、今宮に移転（3） 大阪府立保嬰館設立（3）		19道府県57校の虚弱児8,001余名を対象に学校給食を開始（a）
1927	大阪乳幼児保護協会発足（3）		
28	大阪乳幼児保護協会、市岡、バルナバ、鶴橋に小児保健所設置（1）	大阪市立衛生試験所、栄養研究部など調査の専門部を置く（3）	極東牛乳と明治牛乳が明治粉ミルク発売 卓袱台が家庭に普及する（a）
29	大阪乳幼児保護協会、長柄、西野田、浪速、保嬰館に小児保健所設置（1）		
30 (昭和5)	大阪乳幼児保護協会、西九条に小児保健所設置（1） 朝日新聞社会事業団公衆衛生訪問婦協会、万歳町で開所（6）	大阪市医師会、治療費改定値下げ（3） 大阪市水道局、上水道の塩素滅菌開始（a） 日本産児制限協会設立（2）	米大豊作（a） 東京芝浦電気が国産の冷蔵庫を発売（a） 野菜・果実・畜肉の冷凍食品販売を開始（b） 大阪府の和牛3万500頭、乳牛3,647頭［156戸の専業者が搾乳・販売］、豚1万頭、鶏13万5千羽（e）
31	赤十字大阪支部病院社会保健婦活動開始（15） 大阪毎日新聞慈善団、猪飼野に善隣館小児保健所開設（1）	大阪市中央卸売市場開業（d）	大阪・京都の残飯を用い11万頭の豚の飼育を企画し、大阪で日本養豚株式会社が創業（a）
32	朝日新聞社会事業団公衆衛生訪問婦協会、四貫島セツルメント、愛染園、淀川善隣館に出張所設置（6）	結核予防の健康相談所設置（資金はラジオ納付金より）（2）	

第6回極東熱帯病学会、島薗順次郎「脚気の原因について」ビタミン欠乏症と特別講演（o）		
	ヤンセンとドナトが抗脚気ビタミンを結晶の形で単離（i）	保健衛生調査会、小児保健所指針策定
	米国医学研究会議が抗脚気ビタミンをビタミン B_1 と命名（i）	健康保険法実施 花柳病予防法公布
	フレミングが抗生物質ペニシリンを発見（j）	
今井荒男が日本で初めてBCG接種を実施（2）		工場法改正（女子の深夜業禁止）実施 世界大恐慌
		有害避妊用器具取締規則公布
島薗順次郎、脚気予備徴候の潜在的ビタミン欠乏症は妊娠・産褥・疲労・生活状態の変化・温湿な気候の影響で脚気が顕在化したものと発表（o）		東北・北海道の冷害・凶作深刻
		救護法施行

1933			米穀統制法、米穀法廃止して公布（c） 牛乳営業取締規則、粉乳の脂肪量20％以上、糖量51％以下と改正（f）
34	累徳小児保健所・小児診療所、寺田町に設置（5）	室戸台風、高潮被害地域に腸チフス予防注射実施（4）	
35	大阪市保健部・大阪乳幼児保護協会、衛生組合ごとに「出産、死亡、乳児死亡」調査（12） 博愛社小児保健所開所（13）		
36	泉尾小児保健所設置（5）		
37	西成小児保健所・小児診療所設置（5） 大阪府、軍事援護遺家族嘱託員制度実施（8）	大阪府立社会衛生院設立、院長大谷繁次郎（2）	「白米食をやめましょう」白米食廃止運動実施委員会発足（c）
38	大阪市立阿倍野保健所開所（3） 大阪府、富田林保健所開設（n）	大阪市、住吉母子寮開設（10）	
39	大阪市立育児相談所、衛生組合事務所を借りて30か所設立（3） 大阪府乳幼児母親保健指導員設置（2）	結核対策の小児健康相談所設置（2） 結核療養の大阪市立貝塚千石荘病院開院（3）	米の配給制（米穀配給統制法・米穀搗精等制限令公布）白米禁止（c）
40 (昭和15)	大阪市立育児相談所10か所増設（3） 大阪北市民病院開院（3）	全国社会保健婦大会開催（2）	臨時米穀配給統制規則が牛乳および乳製品配給統制規則、鶏卵配給統制規則へと拡大（c）

香川昇三、ビタミンB_1の結晶を使い脚気がビタミンB_1欠乏症であることを確認（i） 唐沢光徳らを発起人として小児保健研究会発足（2）		人口問題研究会発足 児童虐待防止法、少年教護法公布
		恩賜財団愛育会設立
小児保健研究会を中心に第1回保健事業関係者懇談会開催（2）	ドイツのドーマックが抗生物質サルファー剤を発見（1）	
		日中戦争開始 保健所法、母子保護法公布
小児科学会、人工栄養の議論盛ん（2）	サルファ剤（スルファンアミド剤）を性病治療剤として生産開始（m）	厚生省設置 国家総動員法施行 国民健康保険法、社会事業法公布
		第2次世界大戦勃発 職員健康保険法公布、対象を被保険者と扶養家族にする
小児科学会、新生児問題（早産児の保育法）登場（2） 小児科学会、牛乳業界、農林省、厚生省の協議により、育児用乳製品は練乳より粉乳に転換すべきことを確認（2）		国民体力法、国民優生法公布 健康保険法、扶養家族も含むと改正、職員健康保険法実施

1941	大阪市保健部妊産婦無料健康診断、受診者のうち24%が脚気（12）	第2回全国保健婦大会開催（2）	牛乳営業取締規則―調製粉乳を脂肪量16.5%以上、水分5%以下、指定または大臣許可のもの以外は混合しないを追加（f）米穀割当配給制（一人2合4勺、鮮魚食肉も配給）を実施（c）

出典　（1）　木村武夫『大阪府社会事業史』大阪府社会福祉協会、1958年
　　　（2）　毛利子来『現代小児保健史』ドメス出版、1972年
　　　（3）　大阪市衛生局『大阪市衛生事業小史』1968年
　　　（4）　大阪市史編纂所『新修大阪市史第10編年表』1996年
　　　（5）　大阪乳幼児保護協会『大阪乳幼児保護協会要覧』1937年
　　　（6）　朝日新聞社会事業団『朝日新聞社会事業団公衆衛生訪問婦協会第5周年事業報告』1936年
　　　（7）　澤賢二『弘済会六十年の歩み』1974年、
　　　（8）　下川耿史『近代明治大正編子ども史年表』河出書房新社、2002年
　　　（9）　大阪市保健部『大阪市防疫紀要』1927年
　　　（10）　NHK大阪放送局編『近代大阪年表』日本放送出版協会、1983年
　　　（11）　全国魔法瓶工業組合『日本の魔法瓶』1982年
　　　（12）　大阪市保健部『大阪市保健月報』1935年創刊
　　　（13）　渡里洋亮『博愛社が来た道』博愛社、2010年
　　　（14）　岸和田市『岸和田市史第4巻』2005年
　　　（15）　日本赤十字社大阪支部「昭和十一年事業概要」1936年
　　　（16）　和辻ぢう「乳児保護の問題」大阪朝日新聞『婦人』2-3、1925年

				太平洋戦争開始 人口政策確立要綱、保健婦規則制定

（a）小菅桂子『近代日本食文化年表』雄山閣出版、1997年
（b）江原絢子ほか『日本の食文化史年表』吉川弘文館、2011年
（c）江原絢子ほか『日本食物史』吉川弘文館、2009年
（d）酒井亮介『雑喉場魚市場史』成山堂書店、2008年
（e）上島幸子ほか『聞き書大阪の食事』農山漁村文化協会、1992年
（f）高井俊夫『乳児栄養学：乳の組成と乳児栄養』朝倉書店、1968年
（g）深瀬泰旦『小児科学の史的変遷』恩文閣出版、2010年
（h）珠玖捨男『日本小児科医史』南山堂、1964年
（i）松田誠『高木兼寛の医学―東京慈恵会医科大学の源流』東京慈恵会医科大学、2007年
（j）友部謙一「〈人体計測・市場・疾病の社会経済史〉とその一事例研究―空間分析を用いた大正期群馬「花柳病」分析序論」『三田学会雑誌』99-3、2006年
（k）山下政三『明治期における脚気の歴史』東京大学出版会、1988年
（l）南山堂『南山堂医学大辞典 第19版』2006年
（m）竹前栄治他監修、杉山章子『公衆衛生』（GHQ日本占領史第22巻）日本図書センター、1996年
（n）高橋政子『写真で見る日本近代看護の歴史』医学書院、1984年
（o）山下政三『脚気の歴史 ビタミンの発見』思文閣出版、1995年

写 真 出 典

(カバー表写真) 大阪市立乳児院保育室 —— 大阪社会事業連盟『社会事業研究』第10巻9号口絵、1922年

(カバー裏写真) 実費診療所大阪支部病院の分娩室 —— 社団法人実費診療所『社団法人実費診療所の歴史及事業』第三巻、創立第二十五周年記念口絵、1935年

唯一の無料診療、大阪府医学校の玄関 (34頁) —— 大阪府『大阪慈恵事業の栞』救済事業研究会、1917年

初期の大阪紡績会社内部 (38頁) —— 東洋紡績 (株) 提供

石井記念愛染園愛染幼稚園 (49頁) —— 大阪市民生局『保育所のあゆみ (1909～1945)』報告140号、1967年

高野山麓の博愛社里子村 (59頁) —— 渡里洋亮『博愛社が来た道』博愛社、2010年

泉尾愛児園 (62頁) —— 大阪府『大阪慈恵事業の栞』救済事業研究会、1917年

煙を上げる工場と職工住居が混在する市街地 (71頁) —— 大阪市『写真で見る大阪市100年』財団法人大阪都市協会、1989年

大阪市立阿波堀産院とその沐浴室 (98頁) —— 大阪市『写真で見る大阪市100年』財団法人大阪都市協会、1989年

大阪毎日新聞慈善団巡回病院 (101頁) —— 毎日新聞大阪社会事業団『五十年史』口絵、1961年

内鮮協和会の泉尾共同宿泊所寝室 (103頁) —— 大阪社会事業連盟『社会事業研究』第12巻9号口絵、1924年

大阪市立刀根山療養所 (104頁) —— 大阪市『写真で見る大阪市100年』財団法人大阪都市協会、1989年

職人家族の食卓風景 (113頁) —— 大阪市立市民館『大正11年度 市民館事業写真帳』大阪市社会福祉研修・情報センター提供

大阪市民病院正面玄関に向かう看護婦 (137頁) —— 大阪市『写真で見る大阪市100年』財団法人大阪都市協会、1989年

大阪市本庄公設市場 (139頁) —— 大阪市『写真で見る大阪市100年』財団法人大阪都市協会、1989年

大阪市立中央職業紹介所の求職女性 (142頁) —— 大阪市『写真で見る大阪市100年』財団法人大阪都市協会、1989年

大阪市立市民館の長保会 (143頁) —— 大阪市立市民館『大正11年度 市民館事業写

写　真　出　典

真帳』大阪市社会福祉研修・情報センター提供

大阪市立堀川乳児院（145頁）──大阪市『写真で見る大阪市100年』財団法人大阪都市協会、1989年

当時の哺乳器（170頁）──井上秀子『分娩と育児』文光社、1926年

博愛社乳児園（178頁）──渡里洋亮『博愛社が来た道』博愛社、2010年

大賀小児保健所（港区市岡、181頁）──大阪府社会課『大阪府社会事業要覧』大阪社会事業聯盟、1934年

乳幼児保護週間の健康相談（今宮乳児院、186頁）──毎日新聞大阪社会事業団『五十年史』口絵、1961年

大毎保育学園、視診の様子（188頁）──聖和短期大学キリスト教教育・保育研究センター所蔵

不良住宅（大正区、206頁）──大阪市社会部『本市に於ける不良住宅地区図集』1938年、報告236号、口絵

公衆衛生訪問婦と協会保育部の子どもたち（225頁）──べっしょ・ちえこ『生れしながらの──わが国保健事業の母　保良せき伝』日本看護協会出版部、1980年

四貫島セツルメント（226頁）──『輝け、命』四貫島セツルメント創立80周年記念、2005年

無産者産婆会・優生児相談所（239頁）──大阪社会労働運動史編集委員会『大阪社会労働運動史　戦前篇下』大阪社会運動史協会、1988年（朝日新聞社）

優良児に囲まれた藤原九十郎保健部長（252頁）──大阪市保健指導研究会提供

空襲の被災をまぬがれた阿倍野保健所（261頁）──大阪市保健指導研究会『大阪市における保健婦活動とその背景』1960年

1945年8月14日の空襲で廃墟となった大阪砲兵工廠跡（269頁）──大阪市『写真で見る大阪市100年』財団法人大阪都市協会、1989年

DDTの散布（271頁）──大阪市『写真で見る大阪市100年』財団法人大阪都市協会、1989年

あとがき

　私が乳児死亡の研究を始めたのは、1976年の新聞記事の検索がきっかけだった。大阪女性史年表をつくるため、明治から昭和戦前期までの新聞を大阪女性史研究会のメンバーで分担し、私は1925〜1927年までを受け持った。その頃の大阪市は全国の都市の中では最も高い乳児死亡率であり、産業都市「大大阪」の不名誉として、乳幼児保護運動を始めようとしていた。

　1983年、ユニセフの「子供健康革命」の記事を読み、乳児死亡率が世界では最優先課題であることを知った。それまでの細々とした研究を「大正期大阪における乳児死亡について」にまとめ、大阪府立盲学校の『研究紀要』（1985年2月刊）に掲載した。その後、戦前から乳児死亡の研究をされた大阪大学衛生学教室の丸山博元教授に偶然、お目にかかった。先生は「私の書いたものをきちんと読んでください」と、おっしゃった。当時の私には、先生の著作が手に入らなかったのである。

　勉強のできる環境を求めて、定年2年前の2007年に教員を退職し、大阪市立大学経済学研究科に入学し、玉井金五教授の下で修士論文「戦間期大阪における乳児死亡について」をまとめた。玉井教授と論文副査の大島真理夫教授と脇村孝平教授には研究について適切なご助言をいただいた。また、文学研究科の広川禎秀名誉教授の高所からのご助言と、松岡弘之氏が大阪社会事業連盟の雑誌『社会事業研究』を薦めてくださったことによって、私は当時の大阪の乳児死亡と社会事業の状況を理解し始めた。

　2010年から大阪大学経済学研究科の博士後期課程で、友部謙一教授の厳しく温かいご指導を受けた。友部教授は前工業化期の日本の農家経済の研究に実績を上げられ、農家の女性の激しい農作業が母胎に与える影響の大きさから乳児死亡、妊産婦死亡を研究されていた。2011年には台北での第1回東アジア環境史学会に友部教授と共同で報告させていただいた。大阪の乳児脚気をテーマとした「戦間期大阪の乳児死亡と脚気：母親の食生活が乳児に

与える影響」(Infant mortality and beriberi in Osaka city between the world wars: the Impact of the mother's diet on infant health)は、中央研究院台湾史研究所の劉（Ts'ui-jung Liu）先生が編集した *Environmental History in East Asia: Interdisciplinary perspectives*（『東アジアの環境史：学際的視点から』）の掲載論文数点の一つに選ばれ、2013年12月にイギリスの Routledge 社から刊行された。

　2013年は、私にとって非常に実りの多い年となった。2月に大阪歴史学会の『ヒストリア』に「戦間期における大阪の乳児死亡について」が掲載された。すでに2011年1月に大阪市史料調査会の『大阪の歴史』に「戦前の大阪市保健事業と藤原九十郎」が掲載されていた。私は博士論文審査のため、それまでに書き溜めた論文をもとに作成し提出した。この時、経済学研究科の阿部武司教授（現、国士舘大学）には、研究の不十分な点へのご指摘はもとより、論文作成に関する配慮点などさまざまなご助言をいただいた。同研究科の山本千映教授には、乳児死亡と生活水準の関係を正確に示すよう、厳しくご指導していただいた。そして、沢井実教授、廣田誠教授、鳩澤歩教授にさまざまなコメントをいただいた。博士論文『「大大阪」の工業化・都市化と乳児死亡：20世紀前半の大阪市とその周辺の生活変化』が3年8か月で完成できたのは、大阪大学経済学研究科経済史の先生方の厳しいご指導の賜物である。

　2013年5月には東京大学での第82回社会経済史学会全国大会の自由論題で「工業化と周産期死亡──大阪市の母と子1900年～1926年──」を報告した。そのとき乳児死亡に関する問題点をご指摘いただいた安元稔駒澤大学名誉教授には、その後、学会での発表のつど、問題の方向をどのように考えなければならないかを教えていただき、本当にお世話になった。11月の博士課程の修了のときに 38th Annual meeting Social Science History Association（第38回社会科学史学会）シカゴ大会に参加し、「大阪市の貧しい労働者の乳児を救った人々」(Urban Laboring Poor against Infant Mortality at Osaka City of the Early 20th Century: Who Saved Babies?')を友部教授とともに、花島誠人氏と連名で発表した。花島氏は現在、防災科学技術研

究所研究員であり、地図作りなどお世話になった。シカゴ大会でお目にかかり、その直後の12月に日本人口学会関西地域部会や社会経済史学会近畿部会で報告した時に司会をされた浜野潔関西大学教授が、その月に亡くなられた。研究途次の不慮の無念さは如何ばかりであろうか。ご冥福をお祈りする。

　大阪市立大学経済学研究科では2010年から3年間、重点研究「健康格差と都市の社会経済構造」が実施され、私は歴史班の研究員となった。毎月のように研究会がなされ、一例として、猪飼周平一橋大学教授が『病院の世紀の理論』を発刊された直後で講演されるなど、熱っぽい刺激的な研究会であった。私は、2010年大阪市立大学史資料室『大阪市立大学史紀要』に「大阪市における保健婦養成事業の展開――大阪市立大学医学部看護学科の前身、大阪市厚生女学院の形成期を中心に――」、2013年大阪市立大学経済学会『経済学雑誌』に「戦前大阪のリプロダクティヴ・ヘルス＆ライツ――産児調節運動を中心に――」を掲載した。現在の杉田菜穂准教授や瀬戸口明久京都大学准教授にも、当時この研究会でご助言をいただきお世話になった。

　2014年は4月に10th Edition European Social Science History Conference（第10回欧州社会科学史学会）ウィーン大会において、友部教授と「乳児死亡率を下げるには何が一番大切か――大阪の事例」（What's the Most Important was to Reduce the Infant Mortality Rate: a Scheme at Osaka City of the Early 20th Century）を共同で報告した。シカゴにおける報告のあと、論文の掲載依頼がニューヨークのDavid社の雑誌Sociology Studyからあった。それを、ウィーンの発表の内容も加味して、Sociology Studyに'How Infant Mortality Was Reduced in the Early Twentieth Century in Osaka'（「20世紀前半の大阪市ではどのようにして乳児死亡率を減らしたか」）として改稿し掲載した。このような国際学会やその後の雑誌や本の掲載、本書の著作についても友部教授の支えがあって実現した。

　5月に同志社大学での第83回社会経済史学会全国大会の自由論題で「乳児の下痢による死亡と母乳栄養――1910年代・1920年代の大阪市の乳児死亡率低減の取り組み――」を報告した。この中で、鐘淵紡績淀川工場産婦名簿を資料として使用した。資料を発掘された神戸大学の桑原哲也名誉教授か

あとがき

ら鐘淵紡績の経営についてお話を伺うことができたが、先生はこの年に亡くなられた。貴重な資料としては、産婦名簿の他に丸山博先生の次女の山崎万里氏を通じて丸山先生の所蔵資料を管理されていた藤森弘医師から譲り受けた中に、戦後の大阪府が避妊対策に取り組む機関であるF.P.A連盟（家族計画協会）の手書き資料があった。

2015年3月、日本人口学会関西地域部会で「1930年代の大阪市の不良住宅と乳児死亡」を報告した。神戸大学中沢港教授や岡山大学の沢山美果子研究員、帝塚山大学の川口洋教授からご助言を受けた。5月、早稲田大学での第84回社会経済史学会全国大会の自由論題で「20世紀前半の乳児死亡率の高い都市とその特徴——乳児死亡死因比較から——」を報告した。ウィーンにおける報告のあと、友部教授へMellen社から出版依頼があり、私は「近代の日本の都市の乳児死亡について」を分担共同執筆することになったために大阪以外の都市の乳児死亡を調べて報告した。この時、専修大学の永島剛教授のあたたかい励ましや千本暁子阪南大学教授から女性労働についてご助言をいただいた。さまざまな方からコメントをいただいたにもかかわらず、十分に活かされなかったことは、ひとえに力不足な筆者の責任である。

本書出版に当たって、祖母と母の話をしたい。私の祖母である為は千葉県の出身である。14歳で東京の学生の下宿に女中奉公に出た。為はそこで早稲田の学生であった祖父の保二と知り合って結婚した。祖父は大阪の親からこの結婚は身分違いであるとして勘当された。母は1923年生まれだが、母の出産のために祖母為は亡くなり、祖父は母の名を勝子とした。母を亡くした乳児はほとんど死ぬ時代であったが、祖父は新中間層であったため、私の母は乳母の乳で育てられた。その乳母が含鉛白粉をつけていて、1923年の夏に母は「いわゆる脳膜炎」を発症したが、生き残った。祖父が自分の後妻の姉の息子、つまり私の父重雄を母の夫に決め、20歳で母は結婚し、内職をしながら主婦を続け、6回目の妊娠で死産した。母は乳児のころはかろうじて生き延びたが、私の父は母の「いわゆる脳膜炎」の後遺症が気に入らず、死産後入院もさせず、母は3日後に亡くなった。

この数年間の研究生活の中で、私が最も緊張したのは2011年の東アジア環境史学会での報告であった。当日の朝、母は夢のなかで言った、「何も心配ないよ。死んだ子らが恵美子の声を借りて話したいって」。母は私を産んで10年もしないうちに亡くなったが、母が乳児であった大正期末の死んだ乳児の「なぜ、私ら乳児が死ななければならなかったか」という声を、この学会の分科会参加者（そして、乳児死亡の話を聞こうとするすべての人）に届けるようにと言った。おそらく、資料の行間の意味を読む努力をし、当時の状況を構築する作業が、私の深層心理に影響したのだろう。

　一方、当時の母親たちの心情に思いをはせることを繰り返すうちに、一つの疑問が起こった。少女のころ大阪に働きに来た女性は、別居婚で非嫡出子の死産を繰り返す状況が日露戦争と電力化によって変化し、事実婚であっても夫と同居して世帯を持つことができるようになった。それでも仕事と賃金が不安定な間は破綻する夫婦も多かった。第一次大戦の好景気のあと、1920年代の物価の低下で彼らの多くの家族経済は安定したが、大阪の乳児死亡率は依然高かった。昭和になると乳児死亡率は大きく下がり、子どもは3人までで、それ以降は避妊し、食費を削ってでも子どもには高等小学校を卒業させようとした。20世紀の最初の40年間に、子どもは胎児のまま流されるのではなく、発育不全で生まれてすぐに死ぬのでもなく、脚気や肺炎や下痢に罹患して死ぬのでもなく、初めての誕生日を迎えるまで育つようになっていったようすを、両親の生活状態と母親の労働実態を中心にみてきた。そして、両親の生活実態の変化を支えたものが工業化であった。砲兵工廠を工業化の出発点としている大阪の母親は、生活水準が上がるきっかけは戦争にあることを感じていたのではないか。従って、これほど苦労してたどりついた生活水準を、昭和恐慌の中でも下げたくなかったのであろう。大阪の人たちは、戦争は仕方のないものとして肯定していたのではないだろうかという疑問である。

　大阪市保健部は、乳児死亡調査だけでなく1937年乳児発育健康調査を実施し、どのように大阪市の乳児が育っているかを調べた。この調査は、大阪市の乳児の家庭がすでに乳児の居場所となり、大阪市民・労働者の家族経済

が成立していることを示した。乳児が生き残れるように、少しでも豊かな生活をしようとするこれらの人々の努力に加え、行政が取り組んだ乳児死亡低減の公衆衛生政策があった。しかし私は、生活水準を上げる努力と生活のことを最優先する考えが、戦争にからめとられやすいことを教訓としなければならないと、考える。

　最後に、私の草稿に意見をくださった安元稔教授、岩橋昭先生、塚崎昌之先生、友人の山田裕美さん、片岡峰子さん、正路怜子さん、亀井大樹さんにお礼を申し上げる。当時の乳児死亡率の高かった地域を、一緒にフィールドワークした故大久保紀子さんはじめ多くの友人に感謝したい。英語の先生である大阪市立大学の山本慎平特任助教、松本圭司先生、大阪市社会福祉研修・情報センターの右田紀久惠元センター長と河元義和さん、大阪市立大学学術情報総合センターの職員のみなさんにはお世話になった。グラフや表は私が作成した。わかりやすさの点で不十分な点があったのを、地図も含めて印刷の遊文舎のご尽力をいただいた。大阪大学出版会の落合祥尭さんの叱咤激励に心よりお礼を申し上げる。

　本書は日本学術振興会（JSPS）より平成27年度科学研究費（研究成果公開促進費）の助成を受けた（課題番号15HP5227）。

　本書を祖母の為、母の勝子と初誕生を迎えられなかったたくさんの乳児たちに捧げる。

　　2015年12月13日

樋上惠美子

人名索引

・あ 行・

東政子	229
安達將聰	178, 195, 248
阿部利雄	245
荒井惇	271
飯島近治	232
伊賀光屋	90, 159
池上四郎	160, 161
石井十次	50
石黒忠悳	110
石田吉子	252
石本静枝（加藤シズエ）	231, 277
磯辺正雄	114
伊藤繁	17, 18, 151
伊東祐彦	124
伊藤花子	187
稲葉良太郎	67
乾卯兵衛	182
井上なつゑ	258, 259
井上松代	95
井原興襴子	240, 243
入吉深雪	269
岩井登喜子	217
岩井彌次	235
岩崎盈子	229, 231
植村俊平	63
上村雄	175, 176
ウッズ, ロバート	12, 19
江崎貞子	182
エールリッヒ, パウル	87
大井伊助	62
大賀彊二	182
大久保直穆	75, 124, 178, 180, 181
大越信吾	193, 194
太田典礼	277
大月豊	125

大林宗嗣	229
大原孫三郎	50
大谷繁次郎	229, 230, 231, 233, 252, 297
小川惟熙	173
小河滋次郎	94, 178, 224
小川忠子	228, 251, 253, 260
小川平助	235, 296
沖野忠雄	44
荻野久作	223
長部英三	252
オルト, G. K.	282

・か 行・

賀川豊彦	180
片岡直方	63
柏原長弘	232, 240
加藤時次郎	102
釜口政吉	208
唐沢光徳	124
川上貫一	178, 224, 229, 232
北村六右衛門	62
鬼頭宏	2
国澤武雄	75, 76
クニュトソン事務次長	151, 152
クラヴィッツ, エルネスト	125
黒須節子	182
小岩井浄	232, 243
小橋実之助	230
小林（鈴鹿）平子	217, 218, 220, 221

・さ 行・

佐伯矩	138
斎藤修	4, 14
斎藤潔	17, 299
佐伯祐正	229, 232

329

阪田一郎	283	中村哲	3, 289
サムス，C. F.	271, 277, 284, 295	生江孝之	180
三田谷啓	141	二階堂保則	6, 67, 111, 112
志賀志那人	143, 144, 232		
柴原浦子	221, 229, 232, 233, 238, 243		
島薗順次郎	111, 114		

・は 行・

スコット，スーザン	12, 151	秦佐八郎	87
菅沼巌雄	187	濱田光雄	224, 258, 295
菅沼静子	187	ハメル，カール	125
鈴木梅四郎	49, 102, 262	林市蔵	178
鈴木梅太郎	109, 111	ハンター，E. H	37
関一	160, 161, 199, 200, 242	平井毓太郎	125, 126, 147
		平林甚輔	208
		広島英夫	251

・た 行・

		弘田長	110, 122, 124, 125
高木乙熊	257	福田昌子	277
高木兼寛	111	藤原九十郎	25, 138, 197, 198, 202, 228,
高洲謙一郎	125		242, 245, 246, 250-253,
高野岩三郎	88		260, 266, 267, 269, 285
瀧山良一	200	ファンドラー，M.	15
田口勝太	111	ブルジョア＝ピシャ，J.	19
蛸島ふく	231	古畑銀次郎	234
田中藤三郎	60, 63, 65	細井和喜蔵	80, 82
田中藤太郎	60, 61, 63, 65, 66, 102, 103,	保良せき	224, 225-228, 230, 246, 253,
	104, 230, 232-235, 243, 296-298		258, 260, 287, 295, 303
田辺納	233	本多ちゑ	258
谷口清一	180		
谷口弥三郎	278		

・ま 行・

田淵まさ代	248		
田万明子	238-240, 243	前川（高橋）政子	255, 259, 287, 303
田万清臣	238, 240	馬島僴	235
ダンカン，C. J.	12, 151	マッカーサー，ダグラス	277
戸辺操	251	丸山博	8, 19, 259
冨田エイ	50, 241	水野清司	19
冨田象吉	50, 224, 229, 230, 232, 241, 243	三野裕	144, 145, 288, 294
友部謙一	2, 21	三好賢照	60
鳥井信治郎	136	村越一哲	15
		本山彦一	94, 296
		桃谷順一	187

・な 行・

長尾欣彌	182

・や 行・

谷沢弘毅	177
山口玄洞	136
山口正	232
山野平一	200
山本柳	263
吉田源治郎	227, 230, 232
余田忠吾	99, 116, 230, 234

事 項 索 引

・あ 行・

愛育社	58, 175
愛生会玉造診療所	235, 238, 240
愛染橋病院	241
愛染橋保育所	50
朝日新聞社会事業団	187, 224, 228, 258, 295
──── 公衆衛生訪問婦協会	224-228, 251, 294, 295, 303
α（アルファ）インデックス	8, 19, 78, 79, 151, 166, 189, 293
育児指導	94, 141, 149, 190, 213, 225, 253, 255, 285, 288, 292, 297
──── 相談	67, 142, 177, 182, 186, 253
──── 知識	128, 171, 230
育児用牛乳配給所	67
石井記念愛染園（愛染園）	50, 221, 224, 227, 229, 232
泉尾愛児園	60, 63, 65, 66, 103, 104, 187, 231, 232, 235, 296
泉尾節婦館	61, 66, 104, 230, 298
医療費の公費助成	275
衛生組合	202, 203, 205, 208, 212, 242, 243, 245, 252, 253
──── 状態	24, 79, 95, 123, 126, 134, 135, 148, 251, 257, 270
──── 知識	131, 179
栄養管理	152
──── 指導	24, 138, 141, 142, 145, 146, 149, 212, 217, 227, 249, 257, 292, 294, 297
──── 状態	2, 4, 12, 14, 19, 23, 24, 28, 98, 106, 116, 277, 282, 292
──── 調査	168, 270, 274
──── 法	25, 131, 151, 169, 178, 189
F.P.A（エフピ-エ-）連盟	278, 286, 298
M（エム）字型就業構造	163
エンゲル係数	159
大阪（府）医学校（府立高等医学校）	35, 94, 125, 296
大阪医科大学（大阪帝国大学医学部）	101, 135, 136, 259, 297
──── 付属医院泉尾診療所	235, 236, 241, 243, 296
──── 付属産婆養成所（助産婦学校）	35, 98, 285
大阪港（築港）	44, 45, 62
大阪産婆連盟	262, 263
大阪市医師会	101, 180, 235, 238, 241, 242, 244, 297
大阪慈恵病院	35, 103, 137, 248
大阪市保健指導研究会	251
大阪市民病院	

331

136, 180, 235, 236, 266, 271	
―― 付属診療所　　　　236, 243, 266	
大阪社会事業連盟	
24, 145, 178, 187, 224	
―― 婦人部会　　229-231, 243, 297	
大阪市立育児相談所　252, 253, 255, 260,	
264, 273, 286, 288	
―― 衛生試験所	
136, 138, 140, 197, 253, 267, 299	
―― 健康相談所	
249, 250, 253, 260, 264, 268, 271	
―― 産院　　　　　　95-99, 116, 144,	
229, 230, 234, 263-265	
―― 産院付属産婆養成所　　98, 285	
―― 児童相談所　　141, 142, 245, 293	
――（北）市民館	
143, 144, 182, 183, 232	
―― 託児所　　　　　　61, 265, 302	
―― 刀根山療養所 104, 247, 248, 267	
―― 乳児院　　　　24, 144-147, 149,	
175, 184, 187, 213, 229, 264,	
285, 288, 292, 294, 302	
―― 保健所	
228, 250-252, 260-262, 264,	
266, 268-275, 280-282, 286, 294	
―― 保健婦養成所（学校）	
260, 262, 284	
―― 幼稚園　　　　　　　　　265	
―― 予防相談所　　　　　260, 267	
大阪鉄工所　　　　　　　　　　37	
大阪乳幼児保護協会　24, 177, 178-181,	
183, 186, 187, 190, 193, 202, 217,	
226, 242, 243, 252, 258, 260, 294	
―― 小児保健所　　　　　　24, 177,	
180-183, 186, 187, 190, 193,	
194, 212, 217, 218, 220, 221, 252	
大阪汎愛拓殖会　　　　　　58, 175	
大阪府人口問題対策審議会 278, 286, 298	
大阪府立社会衛生院　　　　252, 284	
大阪紡績　　38-41, 60, 63, 64, 65, 167	
大阪毎日新聞慈善団	

　　　　23, 92, 94-96, 101, 106, 296
―― 共栄（善隣）館小児保健所 187
大原社会問題研究所　　50, 229, 252
岡山孤児院　　　　　　　　　50
沖縄出身者　　　　　　　　　102
オギノ式　　　　　　　　224, 297
恩賜財団済生会　101, 104, 135, 225, 236

・か　行・

家計　　　　　88, 90, 91, 159, 165, 184
貸座敷（席貸業）　　　　　　48, 69
貸間（間借り）
　　　　　51, 89, 91, 95, 174, 271, 273
家族経済　1, 21, 23, 88, 91, 99, 106, 107,
　　　　143, 149, 190, 216, 220, 242
脚気罹患率　　　　　111, 112, 114, 118,
カード（方面）世帯　　100, 104, 206
家内工業　　　64, 183, 211, 257, 267, 289
鐘淵紡績　　　　39, 41, 71, 82, 171-174
花柳病予防法　　　　　223, 251, 267, 272
簡易保険健康相談所　　　　　　137
含鉛白粉　　　　　　125-127, 147-149
看護婦養成　　35, 180, 228, 248, 283, 285
棄児・孤児　　　　　　　　58, 175
貴族院　　　　　　　　　161, 263
木賃宿　　　　　　46, 64, 95, 183, 184
木津川飛行場　　　　　　　103, 208
給食　　　　　　　　　　50, 61, 234
救療→無料診療
共済組合　　　　　　　　71, 173, 174
共同上水道　　　　　　　　139, 196
共同便所　　　　　　　　　　196
寄留（者）　　　20, 21, 27, 53, 60, 64,
　　　　　155, 156, 158, 189, 222
芸妓　　　　　　　48, 69, 86, 87, 299
経口補水塩　　　　　　　　152, 213
経済的地位　25, 166, 190, 287, 300, 303
軽費診療　　　100, 102, 137, 138, 186, 187,
　　　　194, 235-238, 241, 243, 296, 297
結核死亡率

	74, 224, 246, 247, 249, 250, 267, 275
検案書（簿）	14, 15, 76
健康診断	61, 67, 186, 264, 274, 286
健康相談所	137
健康保険（法）	99, 118, 119, 140, 174, 187, 219, 237, 238, 248, 296, 297, 302, 303
建築線指定	199
公害	154, 203, 211
合計特殊出生率	2, 221
弘済会	50, 58, 137, 175, 232
──── 保育所	50, 60, 61, 95, 183, 265, 302
公衆衛生	23, 25, 194, 224, 225, 227, 245, 246, 248, 250, 255, 258, 259, 271, 285, 286, 294
工場内保育所（託児所）	39, 168, 301
工場法	59, 71, 105, 118, 119, 171
工場労働者最低年齢法	246
厚生省	16, 245, 255, 256, 258-260, 268, 271, 274, 277, 281, 282, 284, 299
公設市場	138, 139, 149, 292
耕地（整理）組合	161, 198-200
光徳寺善隣館	229, 232
小売市場	54, 139, 149, 292
国際赤十字連盟	248
国勢調査	20, 68, 162, 163, 222
国民健康保険	255, 302
──── 組合	255
国民体力法	268
孤児院	50, 58, 66, 100, 103
戸籍整理	104
米騒動	52, 99, 130, 139, 149, 292
雇用労働	4, 6, 22, 25, 162, 163, 288, 300-303
婚姻率	52, 53
献立	43, 65, 119, 129-132, 138, 140

・さ 行・

済生会→恩賜財団済生会

再生産（出産・子育て）	1, 5, 6, 23, 65, 72, 300, 301
裁縫教育	167
雑喉場	29, 53, 139
里子	58, 66, 100, 175, 177, 180, 226
産院	67, 114, 258
産業組合	255, 256
産児	93, 94, 96, 98
産児制限（調節）	99, 221, 229, 234, 243, 278
産児制限相談所	230, 232, 234, 297
産婆法制定運動	262
市営住宅	200-202
GHQ	270, 271, 272, 283, 299
──── 公衆衛生福祉局	271, 273, 274, 277, 282
四恩学園	232
市街地建築物法	161, 199
四貫島セツルメント	227, 230
死産証	14, 15
死産率	2, 12, 14, 15, 17, 19, 27, 28, 56, 105, 106, 132, 217, 279
事実婚	6, 20, 55, 85, 105, 131, 290, 291
私娼	86, 87, 106, 251, 272, 299
市場経済	3
施設分娩	16, 264, 281
実質賃金	4, 6, 24, 52, 87, 88, 99, 100, 105, 106, 140, 149, 187, 196, 290, 292
実費診療所大阪支部	102, 237
疾病手当	248
死亡診断書	14, 17, 18, 35, 134, 296
社会事業協会	255
舎監	167
就学届	181
就学猶予	181, 234
周産期死亡率	15-17, 68, 92, 100, 105, 106, 173, 191
住宅会社	61
住宅開発	198, 200
出産（産前・産後）休暇	59, 71, 171-174, 191

333

熟練工	43, 44, 51, 52, 164, 291
主婦化	107, 153, 162, 163, 166, 300, 301
巡回産婆	23, 67, 230, 234, 256
巡回指導婦	256
娼妓	48, 69, 86, 272, 290, 298, 299
小児科学会	124
小児健康相談所	249, 260
小児保健所	178, 179, 186, 229, 231, 243, 250, 252, 253, 296
消費単位	159
女給	126, 184, 240, 299
職員	68, 69, 112, 141, 142, 213, 231, 233, 270, 302
食事改善	43
職住一致	162
嘱託産婆	94, 95
食糧需要単位	159
女子教育	163, 165, 166, 260, 287
所得税	51, 61, 62, 157
所得分布	107
女中	5, 6, 53, 55, 86, 95, 141, 162, 290, 291, 295, 299-301
私立保健婦学校保健婦講習所指定規則	260
新結核予防法	275
人口食糧問題調査会	232
人口政策確立要綱	259
人工妊娠中絶	16, 65, 106, 116, 233, 277-281, 285, 286, 298
人口問題審議会	278, 279, 286
新生児死亡率	3-6, 8, 14, 15, 17-19, 56, 78-80, 83, 84, 107, 149, 166, 211, 212, 243
新中間層	55, 165, 166, 190
深夜業（勤・労働）	39, 42, 58, 64, 65, 71, 72, 168, 171, 173, 174, 246, 247
新淀川開削	45
スペイン風邪	18, 73, 127, 131, 134, 293
住友伸銅場	44, 52
生育環境	79, 202, 213
生活改善	24, 166, 218, 227, 243, 250, 268, 294
生活水準	5, 11, 12, 16, 21, 23, 25, 47, 79, 99, 100, 106, 107, 110, 127, 129, 149, 159, 190, 291, 294
生活保護（法）	275, 286
生産年齢	2, 4, 22, 83, 130, 268
性病予防法	272
性別役割分業	287, 288, 300, 303
生命力微弱（虚弱）	3, 8, 11
聖約翰学園	175, 186
聖路加（女子専門学校）	251, 255, 295
セクシャル・ハラスメント	290, 299
世帯形成	6, 23, 29, 46, 51, 53, 54, 57, 90, 105, 110, 127
世帯年収	96, 136, 184, 235, 236
接触者調査	272, 273, 299
施療券	101, 136, 237
専業主婦	163, 166, 190, 300, 302, 303
全国産婆大会	263
（全国社会）保健婦大会	246, 258, 303
惣菜（料理）	149, 292, 302
壮丁予備検査	267, 268
造幣局	35-37

・た　行・

第一次（世界）大戦	6, 52, 64, 65, 82, 87, 88, 105, 154
第一次編入	20, 31, 64
第二次編入	20
大日本産婆会	263
大日本紡績	82, 167, 168
大毎保育学園	187
堕胎	2, 57, 233, 243
知的障害児	141
中間層	165, 166, 181, 190
中分類	9
昼夜保育	175, 177
朝鮮人	90, 103, 119, 136, 199, 206, 208, 210, 211, 220, 243, 256, 257
徴兵合格率	67

直系家族	1, 21, 22, 91, 92
ツベルクリン反応（検査）	
	249, 250, 268, 269, 274
出来高払	56, 71, 105
丁稚	29, 30, 48, 162, 290
伝染病予防法	202
動物性蛋白質	43, 65, 74, 129, 138,
	140, 171, 292, 294
東洋紡績	60, 82, 168
都市計画用途地域	199-201, 242
土地会社	62, 195, 200, 266
土地区画整理組合	161, 198-200, 266
徒弟	30, 37, 43, 89, 141, 290
トラホーム	
	130, 136, 206, 240, 251, 260, 268

・な 行・

内職	6, 59, 65, 88, 89, 91, 99, 149,
	162, 177, 183, 190, 250, 265, 300
内鮮協和会	103, 136
二重規範	286, 300
日露戦争	6, 37, 43, 51, 52, 64, 87, 290
日清戦争	37, 43, 167, 195
日本産児制限協会	230, 232, 233, 243
―― 優生相談所	
	221, 232, 233, 238, 243, 297
日本生命済生会診療所	137
日本赤十字社	229, 248, 295
―― 大阪支部（赤十字病院）	
	75, 101, 124, 177, 178, 183,
	186, 193, 237, 248, 253, 271
日本放送協会ラジオ納付金	248
乳児保育所	
	68, 88, 144, 145, 157, 285, 288, 294
乳幼児死亡率	17, 180, 190, 294
乳幼児母親保健指導員	255, 257
乳幼児保護週間	180, 183, 187, 190
妊産婦死亡率	17, 23, 68, 92, 93, 98-100,
	106, 128, 148, 264, 280, 281, 298
妊産婦手帳	264, 281, 282

妊娠中毒症	12, 28, 85, 93, 97-99,
	105-107, 116, 173, 264, 280
妊娠登録制度	264
妊孕力	2, 30
年季契約（奉公）	30, 40, 290
納税者	157, 163
軒切り	162

・は 行・

配水鉄管の敷設	43
配当金	39, 174
博愛社	58, 175, 177, 230
長谷川愛児園	182
発育健康調査	
	212, 213, 216, 223, 242, 243,
BCG（ビー.シー.ジイ）予防接種（注射）	
	250, 269, 274
非嫡出子	2, 20, 48, 54-57, 65, 66, 85,
	100, 105, 128, 131, 166, 290, 291
避妊（受胎調節）	25, 195, 216, 221-223,
	226, 229-235, 243, 277-280, 285, 286,
	294, 297, 298
避妊実態調査	229
貧血	72, 125, 171, 188, 189, 291
不良住宅	202, 205, 206, 210,
	212, 218, 220, 243, 266
不良住宅居住者率	
	205, 208, 211, 212, 217, 243
平民病院大阪分院	102
傍系成員	1, 21, 22
砲兵工廠	37, 44, 51, 79, 154, 257, 270
方面委員	24, 94, 95, 100-103,
	106, 136, 178, 179, 181, 186,
	205, 226, 233, 297, 298
方面常務委員（連合会）	233, 296-298
訪問看護婦（指導員）	23, 141, 146, 147,
	149, 217, 246, 288, 292
保嬰館	145, 175-177, 182, 294
保健衛生調査会	67, 250
保健所（法）	25, 137, 227, 245,

335

　　　　　　　　　　246, 257, 278, 294, 298
保健婦規則　　　　　25, 246, 258, 260
保健婦助産婦看護婦法
　　　　　25, 246, 259, 282-284, 287, 295
保健婦助産婦看護婦養成所指定規則 284
母子家庭　　　　60, 65, 180, 287, 302, 303
募集人　　　　　　　5, 40, 65, 166, 167
母乳（分泌）不足
　　　　　24, 169, 171, 183, 188, 189, 281
母乳哺育　　7, 24, 95, 109, 124, 128, 152,
　　　168, 169, 171, 173, 175, 213, 215, 300
母乳率　　　　　213, 215, 216, 242, 243
本業なき従属者　　　　　20, 22, 68, 69
本籍（者）　20, 27, 53, 155, 157, 189, 292

・ま　行・

見習工　　　　　　　　　43, 51, 89, 291
無月経症　　　　　　　　　41, 72, 291
無産者産婆会　　　　　　　238-240, 243
無産者診療所
　　　　　　195, 235, 237, 238, 240, 296, 297
無産者病院　　　　　　238, 240, 241, 243
無産政党　　　　　　　　　195, 224, 296
無産婦人同盟大阪支部　　　　　　　238
無料診療（救療）　35, 97, 100, 101, 135,
　　　　　　　136, 179, 187, 235, 236, 271, 296
室戸台風　　　　　　　　　　　　　254

・や　行・

優生保護審査会　　　　　　　278-280, 298
優生保護（結婚）相談所
　　　　　　　　278, 279, 280, 286, 298
優生保護法　　　277, 278, 280, 286, 298
ユニセフ　　　　　　　151, 152, 213, 216
幼児死亡率　　　　　　　　133-136, 294
予防接種　　　　41, 213, 215, 216, 253, 274

・ら　行・

ランバス女学院　　　　　　　　142, 187
罹患率 28, 86, 99, 105, 112, 118, 126, 130
離乳食　　　　　　　　　　　　134, 251
リプロダクティヴ・ヘルス＆ライツ
　　　　　　　　　　25, 231, 240, 297
良妻賢母　　164, 166, 190, 300, 301, 303
臨時脚気病調査会　　　　　　　　　111
隣保館　　　　　　　　　　　　　　103
累徳学園　　　　　　　　　　　　　187
労働下宿　　　　　　　　　　　　　206
労働量の減少　　　　　　100, 107, 297
労務者　　　　　　　　　　　　68, 69

・わ　行・

ワクチン　　　　　　　152, 271, 272, 286
ワッセルマン検査　　　　　180, 267, 299

【著者紹介】
樋上惠美子（ひがみ　えみこ）
　1948年　大阪市生まれ
　2009年　大阪市立大学経済学研究科前期博士課程修了
　2013年　大阪大学経済学研究科博士後期課程修了
　　　　　博士（経済学）

（論文）「戦前の大阪市保健事業と藤原九十郎」（大阪市史編纂所『大阪の歴史』76、2011年）
"How infant mortality was reduced in the early twentieth century in Osaka," *Sociology Study*, Vol.4, No.5, May 2014. David Publishing. NY（友部謙一と共同執筆）他。

近代大阪の乳児死亡と社会事業

2016年2月29日　初版第1刷発行　　　　［検印廃止］

　　著　者　樋上惠美子

　　発行所　大阪大学出版会
　　　　　　代表者　三成賢次
　　　　　　〒565-0871　吹田市山田丘2-7
　　　　　　　　　　　　大阪大学ウエストフロント
　　　　　　TEL：06-6877-1614
　　　　　　FAX：06-6877-1617
　　　　　　URL：http://www.osaka-up.or.jp

　　印刷・製本所　　（株）遊文舎

ⒸEmiko HIGAMI 2016　　　　　　　　　Printed in Japan
ISBN978-4-87259-511-6 C3036

Ⓡ〈日本複製権センター委託出版物〉
本書を無断で複写複製（コピー）することは、著作権法上の例外を除き、禁じられています。本書をコピーされる場合は、事前に日本複製権センター（JRRC）の許諾を受けてください。